◎白话彩插典藏版◎

图 解

U0359042

金匮要略

中国首部杂病学专著

王羽嘉◎编著

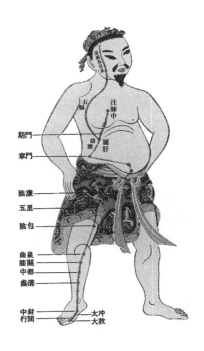

吉林科学技术出版社

认识中国首部杂病学专著

　　《金匮要略》是我国第一部以内科杂病为主的临床医学专著，由东汉张仲景撰于3世纪初。《金匮要略》和《伤寒论》同出于《伤寒杂病论》，原著于流传过程中散失，经后人整理编纂而分为二。《伤寒论》和《金匮要略》是中医重要的两部著作，其之于中医学犹如牛顿定律之于物理学或欧几里得原理之于几何学。迄今为止，这两部著作不仅依然作为中医院校的教材，也是中医行医者和中医研究者的必备参考书。

　　《金匮要略》的著者张仲景（约150～154—约215～219年），名机，字仲景，东汉南阳郡涅阳人。他从小喜好医学，立志做一名医者，经过多年的刻苦钻研和临床实践，终于成为中国医学史上一位杰出的医学家，并写下了千古名著《伤寒杂病论》。这部巨著最突出的贡献在于它确立了中医治疗的基本原则——辨证论治的原则，被后世医者奉为典范，张仲景也因此被誉为"医圣"。

　　《金匮要略》是我国医学宝库中一颗璀璨的明珠，也是张仲景"辨证论治"理论的代表作。脏腑辨证是《金匮要略》的灵魂，《金匮要略》论治杂病，正是以脏腑辨证为主，强调了疾病深浅轻重的不同层次。脏腑辨证是根据脏腑的阴阳、气血、虚实、寒热与变化，对疾病所反映的临床症状、体征等进行分析归纳，从而推断出疾病部位、性质、正邪盛衰情况的一种辨证方法，包括心与小肠病辨证、肺与大肠病辨证、脾与胃病辨证、肝与胆病辨证、肾与膀胱病辨证及脏腑兼病辨证，是中医辨证理论的重要组成部分。

　　《金匮要略》的内容极其丰富，体现了张仲景的"天人相应，整体观念"的医学理论，充分反映了我国传统医学的特点。全书3卷25篇，重点论述了内科病证和急性热病之外的各科、各类疾病的理、法、方、药等；还设有妇科病证的专篇论述，病种包括经、带、胎、产、杂病，辨证论治严谨，治法、剂型多样，已具备中医妇产科学的雏形，为后世妇产科学的发展奠定了基础。《金匮要略》以疾病分篇，论述每种病的不同症状和不同阶段的治疗，以及"同病异治"和"异病

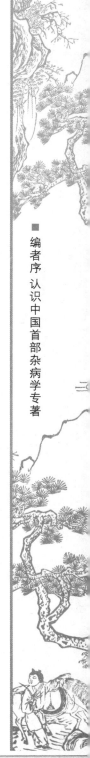

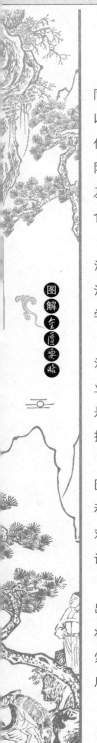

同治"的临床实践，便于后世医者分析比较和学习掌握。《金匮要略》总结了东汉以前的丰富诊疗经验，将疾病的病因归纳为三大类，并将体虚感受外邪、从经络传入脏腑列于病因的首位。书中还重视四诊合参，以脏腑经络为辨证重点，结合阴阳五行、卫气营血等理论。在论治方面，重视预防和早期治疗，提倡"治未病"及在治病时的整体观。此外，书中另有脏腑经络病脉、养生理论及饮食卫生、饮食禁忌等论述。

《金匮要略》共收录方剂262首，其中大部分确有不错的疗效，如大柴胡汤、泻心汤、大建中汤、黄芪建中汤等方，均已广泛应用于临床。由于所载方剂具有治疗明确、配伍严密、药味精练的特点，被后世誉为"众方之祖"，成为后世方剂学发展的重要依据。

《金匮要略》除汤、丸、散剂内服和针灸治疗外，还载述了温熨、烙法、浴法、药摩、鼻内用药、吹耳、灌耳、浸足等外治法，为临床治疗学和保健卫生事业做出了不可磨灭的贡献。除此之外，书中还记载了许多对猝死的急救法，特别是对自缢，生动地记述了如何用人工呼吸配合药疗、按摩、吹耳外治等综合治疗措施进行抢救，操作流程已符合现代医学的要求。

如前所述，《金匮要略》理、法、方、药悉具，内容精要，价值珍贵，对后世医学的发展有着重大的贡献和深远的影响。然而，它原文深奥，义理深邃，篇名和部分病名特殊，名词术语、行文习惯与现代不同，为初学者带来一定困难。针对这一现状，我们选择了一种最便于读者理解的"图解"形式的编辑手法，来解读这部千古医著。

本书以在历史上影响最大的元代邓珍刊本为底本，参考诸多名家的注解，译出流畅优美的白话文，并针对每段译文做出中医学简释；用图像、流程表、表格将抽象的概念形象化、复杂的问题条理化；还在本书末尾附上《金匮要略》方剂索引，以备读者查阅。当然，书中欠妥之处还有待读者给予斧正，以便我们在日后的工作中改正。

张仲景原序

余每览越人入虢之诊，望齐侯之色，未尝不慨然叹其才秀也。怪当今居世之士，曾不留神医药，精究方术，上以疗君亲之疾，下以救贫贱之厄，中以保身长全，以养其生。但竞逐荣势，企踵权豪，孜孜汲汲，惟名利是务，崇饰其末，忽弃其本，华其外，而悴其内，皮之不存，毛将安附焉？卒然遭邪风之气，婴非常之疾，患及祸至，而方震栗，降志屈节，钦望巫祝，告穷归天，束手受败。赍百年之寿命，持至贵之重器，委付凡医，恣其所措，咄嗟呜呼！厥身已毙，神明消灭，变为异物，幽潜重泉，徒为啼泣，痛夫！举世昏迷，莫能觉悟，不惜其命，若是轻生，彼何荣势之云哉？而进不能爱人知人，退不能爱身知己，遇灾值祸，身居厄地，蒙蒙昧昧，蠢若游魂。哀乎！趋世之士，驰竞浮华，不固根本，忘躯徇物，危若冰谷，至于是也！

余宗族素多，向余二百。建安纪年以来，犹未十稔，其死亡者，三分有二，伤寒十居其七。感往昔之沦丧，伤横夭之莫救，乃勤求古训，博采众方，撰用《素问》《九卷》《八十一难》《阴阳大论》《胎胪药录》，并《平脉辨证》，为《伤寒杂病论》合十六卷，虽未能尽愈诸病，庶可以见病知源，若能寻余所集，思过半矣。

夫天布五行，以运万类；人禀五常，以有五脏。经络府俞，阴阳会通，玄冥幽微，变化难极。自非才高识妙，岂能探其理致哉？上古有神农、黄帝、岐伯、伯高、雷公、少俞、少师、仲文，中世有长桑、扁鹊，汉有公乘阳庆及仓公。下此以往，未之闻也。

观今之医，不念思求经旨，以演其所知；各承家技，终始顺旧。省疾问病，务在口给；相对斯须，便处汤药。按寸不及尺，握手不及足，人迎趺阳，三部不参，动数发息，不满五十。短期未知决诊，九候曾无仿佛，明堂阙庭，尽不见察，所谓窥管而已。夫欲视死别生，实为难矣！

孔子云："生而知之者上，学则亚之，多闻博识，知之次也。"余宿尚方术，请事斯语。

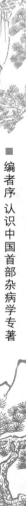

编者序 认识中国首部杂病学专著

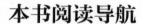

本书阅读导航

小节序号
小序号清晰地指明该文在本章本节下的排列序号。

⑥ 独特的辨证体系：

《金匮要略》的影响

《金匮要略》是我国现存最早的一部诊治杂病的专著，不仅确立了"辨证论治"的思想，其关于妇科的诊治也已具中医妇产科学的雏形。

❀ 内容丰富

　　《金匮要略》中最宝贵的内容在于，对不同病证的主要证候都做出极为详细的分析，同时又配合脉诊，确立了"辨证论治"的思想。其中脏腑经络先后病脉证是全书的理论基础，主要以脏腑经络学说为基础，阐述各类证候的发生变化及其与脏腑经络的关系。后续篇章分别论述痉湿暍病、百合狐惑阴阳毒病、疟病、中风历节病、妊娠病、产后病、妇人杂病等二十余种病证，其中以内科杂病为主，兼及外科、妇科病。在病因方面，《金匮要略》也有独到的见解，对后世病因学说有直接启示。

　　《金匮要略》记载妇人病三篇，论述妇人妊娠、产后、杂病，内容丰富。病种包括经、带、胎、产、杂病，对妇产科病的辨证论治严谨，治法、方剂多样，已具中医妇产科学的雏形，为后世妇产科学的发展奠定了基础。

❀ 影响深远

　　《金匮要略》是我国现存最早的一部诊治杂病的专著，是张仲景创造"辨证论治"理论的代表作。历代医家对此书推崇备至，称之为"方书之祖，医方之经"，并将其作为治疗杂病的典范。

　　《金匮要略》的灵魂在于，它确立了中医学重要的理论支柱之一——"辨证论治"思想，在中医学发展过程中，当之无愧为"点睛之笔"。"辨证论治"观点的形成，彻底否定了仅凭症状来判断疾病性质和治疗方法的主观诊断法，奠定了后世中医的理论基础。

　　几千年来，中医长盛不衰，傲立于世界医林的根本，正是通过望、闻、问、切四诊综合分析疾病的性质，因人、因时、因证来选方用药，符合变化的病情和不同体质的病人，才能达到药到病除的目的。也可以说，《金匮要略》乃至整部《伤寒杂病论》，正是针对当时医者不能根据病情准确用药而著述的"纠偏"之书，其中还有针对误治后所出现的问题进行纠正性治疗的条文。

正文
通俗易懂的文字，让你轻松阅读。

12

4

图解标题

针对内文所探讨的重点图解分析，帮助读者深入领悟。

《金匮要略》中的脏腑辨证思想

《金匮要略》是张仲景"辨证论治"思想的代表作，确立了脏腑论治的中医诊治原则。脏腑论治是中医辨证理论的重要组成部分，包括脏病辨证、腑病辨证、脏腑兼病辨证三部分。

腑病辨证

腑病辨证指对小肠、胆、胃、大肠、膀胱、三焦进行辨析归纳而判断病因、病机及疾病部位、性质等。由于脏腑之间具有表里关系，在生理、病理上也相互影响，因此常将六腑病变归纳在五脏病之中，以便于理解。

脏病辨证

脏病辨证指通过对心、肝、脾、肺、肾五脏的辨析来推究病因、病机、疾病部位等。脏病辨证在实际运用中往往并非单独出现，而是以五脏为中心，配合六腑，联系五体、五官、九窍等，进行整体辨证。

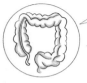

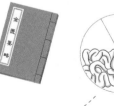

金匮要略

插图

把较难懂的抽象概念运用具象图画表示，让读者尽可能形象直观地理解原意。

篇章序号

标明该文所属篇章，方便读者阅读。

脏腑兼病

身体各脏腑之间，在生理上存在着密切的关系。当某一脏或某一腑发生病变时，不仅表现出本脏腑的证候，而且很可能导致其他脏器发生病变。凡是同时出现两个及以上脏器的病变，即为脏腑兼病。

《金匮要略》的其他成就

妇产科病辨证论治	已具中医妇产科学的雏形，为后世妇产科学的发展奠定了基础
开创中医治疗八法	即汗法、吐法、下法、和法、温法、清法、消法、补法，成为历代立法制方的依据
最早的人工呼吸	创建了俯卧压背法、仰卧压胸法等人工呼吸急救法

图表

将隐晦、生涩的叙述，以清楚的图表方式呈现。此方式是本书的精华所在。

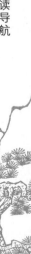

目 录

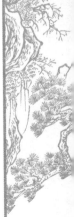

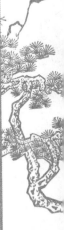

第四章　风寒劳弊：内科疾病（下）

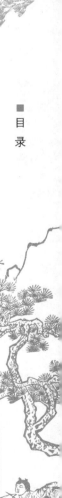

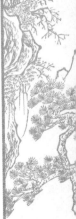

三、妇人杂病

| 第八章 | **食疗养生：杂方、食物禁忌** |

| 第九章 | **站在圣人的肩膀上：《金匮要略》中的思想** |

附录

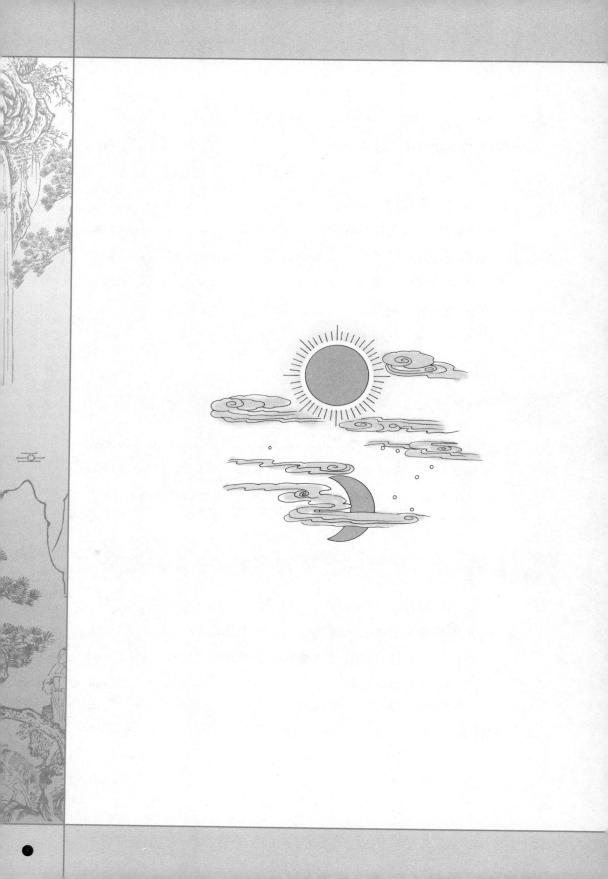

第一章

圣人医书：张仲景与《金匮要略》

　　张仲景提出了"辨证论治"的思想，对后世中医学发展起到了重要作用。他所著的《金匮要略》共25篇，记载方剂262首，是我国现存最早的杂病学专著，它把理论基础和临床治疗相结合，具有很强的实用价值，书中的许多方剂都有很好的疗效，对后世临床治疗的发展起到了重要作用。《金匮要略》还奠定了杂病的理论基础和临床规范，被誉为中国医学的四大经典著作之一。

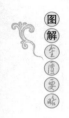

❶ 中华民族的宝贵遗产：

中医

中医有数千年的历史，是中华民族在长期的生产和生活中总结出的一套宝贵经验，它对认识生命、维护健康有着重大的意义。

🔥 中医学概述

中医是中国传统医学的总称，是古人研究人体与疾病的一门科学，主要包括阴阳、五行、运气、藏象、经络等基础理论及病因、病机、诊法、辨证、治则治法、预防、养生等基本内容。

中医学理论体系有两个基本特点：一是整体观念，二是辨证施治。整体观念指中医认为，人体是一个不可分割的整体，贯通全身的经络把身体的各个部位紧密联系在一起，各种脏腑之间密切相关；辨证施治是中医认识疾病和治疗疾病的基本原则，是中医学对疾病的一种特殊的研究和处理方法。

🔥 中医的历史

中医发源于几千年前的黄河流域，在漫长的传承过程中，经过了无数人的创新和发展，才形成了现在我们看到的中医体系。

神农尝百草的传说反映了古人认识自然、征服疾病的愿望，也生动地描绘出中医创立初期人们对药物的艰苦探索过程。在三千多年前的《诗经》中，就有了关于药物的记载。《黄帝内经》是现存最早的中医理论典籍，也是如今我们认识到的许多中医理念的渊源。《神农本草经》的问世，则标志着中国药学的诞生。

到了汉朝，中医理论突飞猛进，出现了"外科之祖"华佗、"医圣"张仲景等医学大家，张仲景的《伤寒论》和《金匮要略》被后世医家奉为经典。魏晋南北朝时期，名医王叔和所著的《脉经》，成为脉诊法的奠基之作；皇甫谧的《针灸甲乙经》是我国现存最早的针灸学专著。隋唐时期是中国的盛世，中医学在当时也有了很大的发展。孙思邈的《千金要方》及唐朝官方主修的世界首部药典性本草——《唐本草》，都大大促进了中药学的发展。

唐宋以后的中医学主要发展的是针灸、温病、本草等，随着西医的传入，中医学也展现出了新的面貌，但是从根本上说，它始终没有脱离《黄帝内经》提出的理论。

中医的理论基础

中医的理论基础是哲学上的阴阳和五行理论，如果阴阳平衡，那么人体就能保持健康；如果阴阳失调，人体则会产生各种疾病。

中医中的阴阳

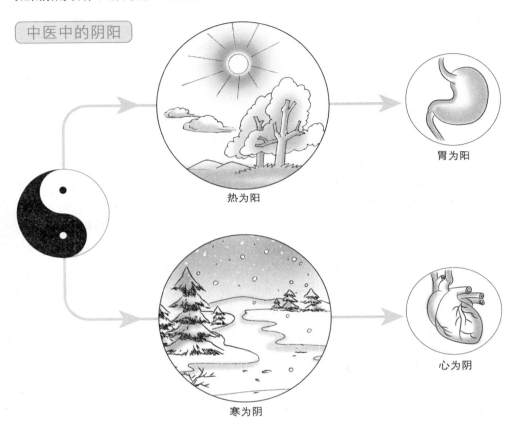

热为阳

胃为阳

寒为阴

心为阴

人体中的五行

五行学说将人体的五脏分别归属于五行，以五行的特性来说明五脏的生理功能。如木性舒展、升发，肝有疏泄的功能；火性温热，心阳有温煦的功能；土性受纳、化生，脾有运化水谷、生养气血的功能；金性收敛，肺有肃降的功能；水性滋润，肾有主水、藏精的功能。

五行	五脏	五腑
木	肝	胆
火	心	小肠
土	脾	胃
金	肺	大肠
水	肾	膀胱

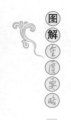

② 中国首部杂病学专著：

《金匮要略》

《金匮要略》是我国现存最早的杂病学专著，是张仲景创造辨证理论的代表作，后世医家对其推崇备至，称之为"方书之祖，医方之经"。

释义"金匮要略"

《金匮要略》是东汉医学家张仲景所著《伤寒杂病论》中的杂病部分。所谓"杂"，指驳杂不纯、众多的意思；伤寒杂病，则指除了伤寒之外，还夹杂着众多的内科、外科、妇科等病证。《金匮要略》是我国现存最早的杂病学专著，其理论基础和临床治疗相结合，具有很强的实用价值，书中的许多方剂都有很好的疗效，对后世临床治疗的发展起到了重要作用。《金匮要略》还奠定了杂病的理论基础和临床规范，被誉为中国医学的四大经典著作之一。

关于"金匮"的含义，由于古人习惯将贵重的东西放在"金匮"中储藏，所以"金匮"表示极其珍贵之意；而"要略"二字，则是简明扼要的意思。这是由于东汉末年至魏晋期间，战祸不断，人们经常迁徙避难，因而文书保存很不容易。虽然经过西晋王叔和的整理，但《金匮要略》已经不是张仲景原著的全貌，而是经过删减之后，留存下来的最为宝贵的部分。

《金匮要略》的内容

《金匮要略》共25篇，记载方剂262首，不仅重视单味药物在剂量大小及炮制方法等方面的运用，更注重灵活配伍不同药物以加强疗效；书中对于药剂的煎煮方法，分为先煎、后下、冲服、分煎、去渣再煎等；对于煎药的用水来源，细分为清水、长流水、泉水、浆水、甘澜水、醋水、酒水合煎等；还尤其注意服药的方法，分为一次服完、一天两次、一天三次、日夜连续服等。

在治疗方法上，《金匮要略》确立了麻、桂等汤剂的汗法，承气汤的下法，理中汤的温法，瓜蒂汤的吐法，柴胡汤的和法，鳖甲煎丸的消法，白虎汤的清法，小建中汤的补法，开创了中医八法的诊治原则。因此，两千多年来，《金匮要略》成为历代制方的基础，被后世推崇为"方书之祖"。

"金匮要略"的含义

　　《金匮要略》源于《伤寒杂病论》中的杂病部分，然而为何《伤寒杂病论》会演变为《伤寒论》和《金匮要略》，而不是《伤寒论》和《杂病论》呢？《金匮要略》的名字有什么特殊含义呢？

何为"金匮"

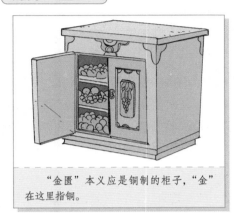

"金匮"本义应是铜制的柜子，"金"在这里指铜。

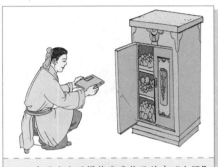

由于古人习惯将贵重物品放在"金匮"中贮存，因此"金匮"表示极为珍贵之意。

何为"要略"

　　汉代末年，战乱不断，百姓经常迁徙避难，文书保存不易。

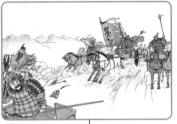

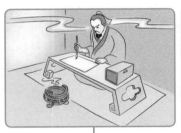

　　当时刚出现纸张，竹简仍广泛使用，印刷术尚未发明，文书的传播依靠手抄。

　　故而经过西晋王叔和整编后的《金匮要略》不再是张仲景原著的全貌，而是删减后所保存的最宝贵的部分。

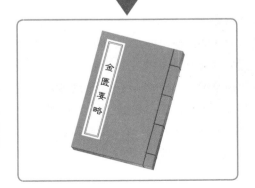

　　《金匮要略》共二十五篇，第一篇为总则，第二至十七篇为内科病，第十八篇为外科病，第十九篇为杂病，第二十至二十二篇为妇产科病，第二十三篇为杂疗方，第二十四至二十五篇为饮食禁忌。

第
一
章

圣
人
医
书
：
张
仲
景
与
《
金
匮
要
略
》

5

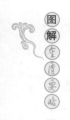
❸ 仁心仁德的大医学家：

医圣张仲景

张仲景因其高尚的医德和在医学上的贡献，被后世誉为"医圣"，他确立了中医学重要的理论支柱之一——"辨证论治"思想，奠定了后世中药临床学的理论基础。

🔥 生平简介

张仲景，名机，东汉南阳郡涅阳人。他出生于没落的官僚家庭，其父亲是个读书人，在朝廷做官。特殊的家庭环境，使他从小就有机会接触到众多典籍，他也笃实好学，博览群书，尤其酷爱医学典籍。浓厚的兴趣和后来多年的艰苦探索，使他终于成为一位杰出的医学家，被后世誉为"医圣"。

🔥 乱世立志

张仲景生活的东汉末年，政治黑暗，战祸连连，黎民百姓饱受战乱之苦，加上疫病流行，很多人死于非命。看到如此惨景，张仲景更坚定了行医救人的信念。

在医学的探求方法上，张仲景提倡"勤求古训"，仔细研读了《素问》《灵枢》《难经》《阴阳大论》《胎胪药录》等古代医书，认真学习和总结前人的理论经验。另外，他广泛搜集古今治病的有效方药，并对民间针刺、灸烙、温熨、坐药、洗浴、药摩、润导、灌耳、吹耳、浸足、舌下含药等多种具体治法一一加以研究，广积资料。

🔥 独创医术

东汉末年，中医尚未形成完整的临床诊治体系，临床治疗显得杂乱无章，张仲景根据自己多年的探索研究和诊治经验，提出了"辨证论治"的思想，这一思想对后世中医学的发展起到了重要的作用。"辨证"不仅仅是辨表面的症状，还要通过多方面的诊断（望、闻、问、切）和医生的分析（辨证分析）得出证候特点，然后才能开出治疗处方。这种"透过现象看本质"的诊断方法，正是建立在精深的医理和严密的辨证分析的基础之上的，它彻底否定了仅凭症状判断疾病性质和治疗方法的主观诊断法，奠定了后世中医的理论基础。

公元205年，张仲景着手撰写《伤寒杂病论》，10年后，这部系统概括了"辨证论治"理论的划时代巨著问世，经后人整理成为《伤寒论》和《金匮要略》两本书。

人工呼吸的开创者

　　张仲景作为一代神医，除了确立"辨证论治"中医基本原则广为后世称颂外，还开创了许多中医诊治方法，人工呼吸的急救法便是其中最令人惊叹称奇的一种。

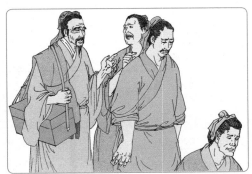

❶ 张仲景某次外出，遇见一群人围着一个躺在地上的人叹息不已。上前一打听，知道那人因贫困得无法生活而上吊自杀，被人救下来时已经不能动弹了。

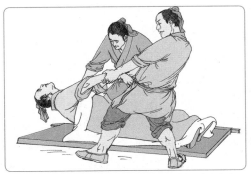

❷ 张仲景赶忙把那人放在床板上，找来棉被为他保暖，同时叫两个身强力壮的年轻人蹲在他旁边，一面按摩胸部，一面抬起双臂，一起一落地进行活动。

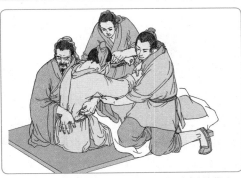

❸ 张仲景则叉开双脚蹲在床板上，用手掌抵住那人的腰部和腹部，随着手臂的一起一落而一松一压。

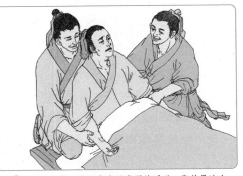

❹ 不一会儿，那人竟有了微弱的呼吸。张仲景让大家不要停止，继续做下去，很快那个人就清醒了过来。

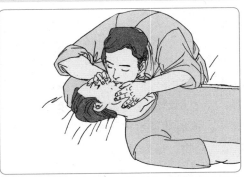

❺ 此图是现代急救中广泛使用的人工呼吸法。

相关链接

人工呼吸

　　人工呼吸指运用人为的方法，使呼吸骤停者获得被动式呼吸，从而维持最基础的生命。人工呼吸方法很多，有口对口吹气法、俯卧压背法、仰卧压胸法，其中以口对口吹气式人工呼吸最为方便和有效。

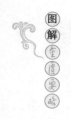

❹ 医中之圣，方书之祖：

张仲景与《金匮要略》

张仲景是东汉末年杰出的医学家，有"医圣"之称。张仲景的传世名著《金匮要略》是古代最重要的医书之一，脏腑经络辨证是《金匮要略》的独创。

"医圣"的精神

张仲景之所以能够著成《伤寒杂病论》这部经典医著，首先在于其具有不务名利、仁心仁德的高尚医德，这是勤奋治学的思想基础。然后就是他"勤求古训，博采众方"的求学精神。张仲景刻苦钻研《素问》《九卷》《难经》《阴阳大论》等古代医典，吸取了汉代之前的大量医学成就。《伤寒杂病论》与"马王堆汉墓帛书"有着亲缘关系，与《神农本草经》一脉相承，其雏形是商相伊尹的《汤液经法》。最后，他注重实际，遍访名医的求实学风也是促其成功的重要因素。拥有丰富的实践经验，再将丰富的医学史料创新发展，具有划时代意义、指导中医实践的《伤寒杂病论》才得以问世。

《金匮要略》的意义

《金匮要略》是我国医学宝库中一颗璀璨的明珠，也是我国现存最早的一部诊治杂病的专著，是张仲景"辨证论治"理论的代表作。它奠定了杂病的理论基础和临床规范，具有很高的指导意义和实用价值，对后世临床医学的发展产生了深远影响，古今医家对此书都推崇备至，称之为"方书之祖，医方之经"，并将其作为治疗杂病的典范。

《金匮要略》不仅在国内历代注解者、研究者众多，在国外也有着广泛而深入的影响。日本不仅收藏和刻刊了多种版本的《金匮要略》，由日本再传回中国的现存版本也有六十多种；且《金匮要略》较好的版本也多收藏于日本，日本医学家研究《金匮要略》而有专著流传到中国的，已有十余种；关于将《伤寒论》《金匮要略》合著重编，日本名家的专著流传到中国的也有近二十种。在日本现代医学昌盛的今天，日本学者仍然给予《金匮要略》的研究以特殊的重视，许多医学家在临床医疗中，依然非常重视该书原方的应用，并取得了很好的效果，运用书中成方制造的药物，也为日本医学界所信赖。

医圣张仲景

张仲景简介

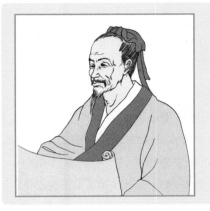

人物：	张仲景
尊称：	医圣
时代：	东汉末年
代表作：	《伤寒杂病论》
贡献：	确立了"辨证论治"的中医学基本思想，完善了六经辨证理论和脏腑辨证理论，并提出许多十分有效的方剂，对中医的发展产生了巨大的影响。

其他中医著名典籍

中医历史源远流长，在漫长的发展过程中，涌现了无数中医学名著，这些医著无可否认地成为中医学不断发展的奠基石。

典籍	作者	简介
《黄帝内经》	托黄帝之名	现存最早的一部中医学典籍，确立了中医的理论基础
《难经》	扁鹊	论述人体脏腑功能形态、诊法脉象、经脉针法等
《神农本草经》	托神农之名	现存最早的药物学专著，本草理论的第一次系统总结
《伤寒论》	张仲景	中医辨证论治的经典之著，确立了六经辨证理论
《脉经》	王叔和	现存最早的脉学专著，针灸的理论基础
《针灸甲乙经》	皇甫谧	系统论述针灸学的专著
《雷公炮炙论》	雷敩	最早的中医炮制学专著
《诸病源候论》	巢元方	首部论述以内科为主的各科疾病病因和证候的专著
《唐本草》	李绩、苏敬等	唐王朝颁布的药典，也是世界上第一部药典
《千金方》	孙思邈	集唐代以前诊治经验之大成
《本草纲目》	李时珍	本草学巨著，集16世纪以前药学成就之大成

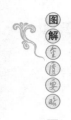

⑤ 珠联而璧合：

《金匮要略》与《伤寒论》的关系

《金匮要略》与《伤寒论》原为一书，即《伤寒杂病论》。西晋时王叔和将《伤寒论》单独编辑成书，北宋时则将杂病部分另行编集，称为《金匮要略》。

🔥 两部医著的问世

公元 3 世纪初，汉代医学家张仲景凝聚毕生心血，著成《伤寒杂病论》一书。然而当时社会动荡，战乱不断，且纸张尚未大量使用，印刷术还没发明，书籍的传播只能依靠手抄，因而流传起来非常艰难。

张仲景去世后，失去了作者庇护的《伤寒杂病论》开始了它在人世间的颠簸之旅。到晋朝时，一位名叫王叔和的太医令偶然间翻阅了这本书。虽已是断编残简，却令王叔和兴奋难耐。于是他全力搜集《伤寒杂病论》的各种抄本，最终找全了关于伤寒的部分，并加以整理，命名为《伤寒论》。然而《伤寒杂病论》中的杂病部分却没了踪迹。

一直到宋代，一位名叫王洙的翰林学士在翰林院的书库中发现了一本被虫蛀的竹简，书名为《金匮玉函要略方论》。交由林亿等人阅读后发现内容与《伤寒论》相似，经过对照后，确定是张仲景所著，于是更名为《金匮要略》刊行于世。

🔥 二者的区别

《伤寒论》与《金匮要略》虽然同出一源，但存在一定区别：《伤寒论》以论述外感病的证治为主，即所谓六经辨证；《金匮要略》则以论述内伤杂病的证治为主，即所谓脏腑辨证。外感病发病急促，传变较快；内伤杂病则发病缓慢，传变较慢。因而，《伤寒论》在治疗外感病时，通常以祛邪为主而兼顾正气；《金匮要略》在治疗内伤杂病时，则以扶助正气为主而兼顾祛邪。

🔥 二者的联系

《伤寒论》与《金匮要略》两书的内容互为羽翼，可视为姊妹篇。比如《金匮要略》中有些条文冠以"太阳病"，便不再详述，因为《伤寒论》中已有论述。有些条文则在两书中重复互见，根据统计，《金匮要略》中约有42条与《伤寒论》原文相同，很多诊治方法也相互使用。因此，在学习《金匮要略》时，应以《伤寒论》为参考，如此可收到事半功倍的效果。

《金匮要略》的形成

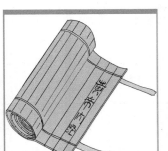

《黄帝内经》是中医理论的总纲。

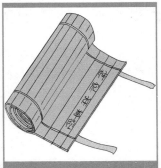

《神农本草经》提出了最早的药学思想。

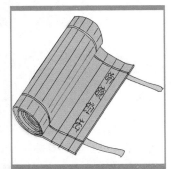

《汤液经法》是《伤寒杂病论》的蓝本。

《伤寒杂病论》不是张仲景凭空写出来的，《黄帝内经》等几部著作所反映的思想已经为它做好了铺垫。当然，张仲景自己的努力和创造也是十分重要的。

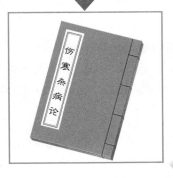

与同时代的另一位名医华佗的著作的命运相似，《伤寒杂病论》在张仲景去世之后逐渐散失了，幸运的是，《伤寒杂病论》在后来又得以重见天日。

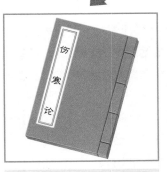

晋代名医王叔和整理了关于外感伤寒病的部分，将其命名为《伤寒论》。有人认为，《伤寒论》中掺杂了大量王叔和自己的思想，而《伤寒杂病论》的原貌已经无法看到了。

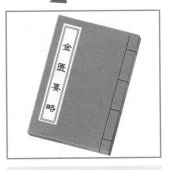

直到北宋时期，《伤寒杂病论》的另一部分才被发现，经整理后，才有了我们今天看到的《金匮要略》。然而，它已不是张仲景所著全貌，而是经删减后存留下来的最宝贵的一部分。

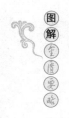

❻ 独特的辨证体系：

《金匮要略》的影响

《金匮要略》是我国现存最早的一部诊治杂病的专著，不仅确立了"辨证论治"的思想，其关于妇科的诊治也已具中医妇产科学的雏形。

内容丰富

《金匮要略》中最宝贵的内容在于，对不同病证的主要证候都做出极为详细的分析，同时又配合脉诊，确立了"辨证论治"的思想。其中脏腑经络先后病脉证是全书的理论基础，主要以脏腑经络学说为基础，阐述各类证候的发生变化及其与脏腑经络的关系。后续篇章分别论述痉湿暍病、百合狐惑阴阳毒病、疟病、中风历节病、妊娠病、产后病、妇人杂病等二十余种病证，其中以内科杂病为主，兼及外科、妇科病。在病因方面，《金匮要略》也有独到的见解，对后世病因学说有直接启示。

《金匮要略》记载妇人病三篇，论述妇人妊娠、产后、杂病，内容丰富。病种包括经、带、胎、产、杂病，对妇产科病的辨证论治严谨，治法、方剂多样，已具中医妇产科学的雏形，为后世妇产科学的发展奠定了基础。

影响深远

《金匮要略》是我国现存最早的一部诊治杂病的专著，是张仲景创造"辨证论治"理论的代表作。历代医家对此书推崇备至，称之为"方书之祖，医方之经"，并将其作为治疗杂病的典范。

《金匮要略》的灵魂在于，它确立了中医学重要的理论支柱之一——"辨证论治"思想，在中医学发展过程中，当之无愧为"点睛之笔"。"辨证论治"观点的形成，彻底否定了仅凭症状来判断疾病性质和治疗方法的主观诊断法，奠定了后世中医的理论基础。

几千年来，中医长盛不衰，傲立于世界医林的根本，正是通过望、闻、问、切四诊综合分析疾病的性质，因人、因时、因证来选方用药，符合变化的病情和不同体质的病人，才能达到药到病除的目的。也可以说，《金匮要略》乃至整部《伤寒杂病论》，正是针对当时医者不能根据病情准确用药而著述的"纠偏"之书，其中还有针对误治后所出现的问题进行纠正性治疗的条文。

《金匮要略》中的脏腑辨证思想

　　《金匮要略》是张仲景"辨证论治"思想的代表作，确立了脏腑论治的中医诊治原则。脏腑论治是中医辨证理论的重要组成部分，包括脏病辨证、腑病辨证、脏腑兼病辨证三部分。

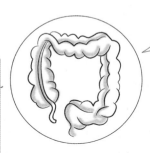

腑病辨证

　　腑病辨证指对小肠、胆、胃、大肠、膀胱、三焦进行辨析归纳而判断病因、病机及疾病部位、性质等。由于脏腑之间具有表里关系，在生理、病理上也相互影响，因此常将六腑病变归纳在五脏病之中，以便于理解。

脏病辨证

　　脏病辨证指通过对心、肝、脾、肺、肾五脏的辨析来推究病因、病机、疾病部位等。脏病辨证在实际运用中往往并非单独出现，而是以五脏为中心，配合六腑，联系五体、五官、九窍等，进行整体辨证。

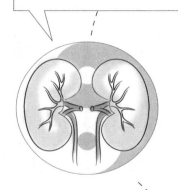

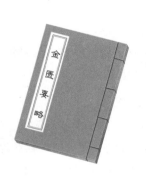

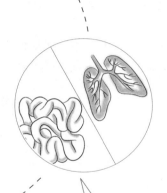

脏腑兼病

　　身体各脏腑之间，在生理上存在着密切的关系。当某一脏或某一腑发生病变时，不仅表现出本脏腑的证候，而且很可能导致其他脏器发生病变。凡是同时出现两个及以上脏器的病变，即为脏腑兼病。

《金匮要略》的其他成就

❶ 妇产科病辨证论治 —— 已具中医妇产科学的雏形，为后世妇产科学的发展奠定了基础

❷ 开创中医治疗八法 —— 即汗法、吐法、下法、和法、温法、清法、消法、补法，成为历代立法制方的依据

❸ 最早的人工呼吸 —— 创建了俯卧压背法、仰卧压胸法等人工呼吸急救法

第一章　圣人医书：张仲景与《金匮要略》

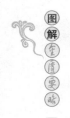

⑦ 不断分离、整合的结果:

《金匮要略》的五种主要版本

《金匮要略》最早由宋代林亿整编刊行,然而此祖本早已亡佚,现存的各种版本都是由元代、明代的五种版本派生而来的。

北宋的翰林学士王洙发现《金匮玉函要略方论》后,由林亿等人校订成《金匮要略方论》,这便是《金匮要略》的祖本。然而此本很快就散失了,现存的仅限于元代以后的各种版本。根据调查,《金匮要略》现存的各种版本都是由元代、明代的五种版本派生而来,这五种版本分别为:

元代邓珍刊本

这是《金匮要略》现存最古的影印复刻的版本,现藏于北京大学图书馆。邓珍本较多地保存了现行各版本难以见到的宋版的旧貌,可以推断其底本为南宋刊本或金末元初的仿南宋刊本。

明代无名氏刊本

该版具有通行各版所没有的宋版旧貌,尤其是在版式上,宋版色彩较为浓重。在所有版本中,只有这一版本与宋版最为相似,但文中的误字、脱文、俗字也最多。因此,此版仅在《金匮要略》的书志研究和校勘方面具有一定意义。

明代俞桥刊本

此版与明代的无名氏本有相同点,但也有不少不同之处,因而可以推测这两个版本的祖本可能是金、明初的刊本或抄本。这个版本的误字、脱文虽然没有无名氏本那么多,却也不胜枚举。

明代徐熔校刊本

该版本目前流传较广,在中日两国都有一定数量的留存。仔细推敲其版式、字句可以看出,这个版本的底本是元代的邓珍本和明代的无名氏本及俞桥本的整合。虽然粗看文意不明的地方不多,但该版随意更改、省略的情况较常见,且误刻也不少。

明代赵开美校刊本

该版可能是以元代邓珍本为底本进行翻刻的,进一步细看,有少数字句与无名氏版本相同。不过基本没有臆改和省略,非常忠实地承袭了以上二版的字句,误刻很少,颇具研究价值。

《金匮要略》的流行版本

　　现行《金匮要略》的祖本是北宋治平三年（1066年）校刊的"大字本"，其后，国子监又奉命刊行了"小字本"。然而两者很快就散失了，现存的各种版本都是由元代、明代的五种版本派生而来的，整理如下：

版本	作者	参考底本	优点	缺点
元 邓珍刊本	邓珍	南宋刊本或金末元初的仿南宋刊本	较多保存了宋版的旧貌，误字、脱文很少，是现存各版本中最好的善本	与张仲景原著多少有些偏离
明 无名氏刊本	明代某医者或文学、医学爱好者，已不可考。	金、明初的刊本或抄本	较多保存了宋版旧貌，特别是版式上，宋版色彩浓郁	误字、脱文、俗字最多
明 俞桥刊本	俞桥	金、明初的刊本或抄本	宋版旧貌保存较好	误字、脱文较多
明 徐熔校刊本	徐熔	元代邓珍刊本和明代无名氏及俞桥刊本的整合	字句明了，较好保存了宋版旧貌	随意更改、省略的情况较常见，误刻也较多
明 赵开美校刊本	赵开美	元代邓珍刊本和明代无名氏刊本	忠实承袭了底本的字句，误刻较少	由于流传原因，与张仲景原著有一定差别

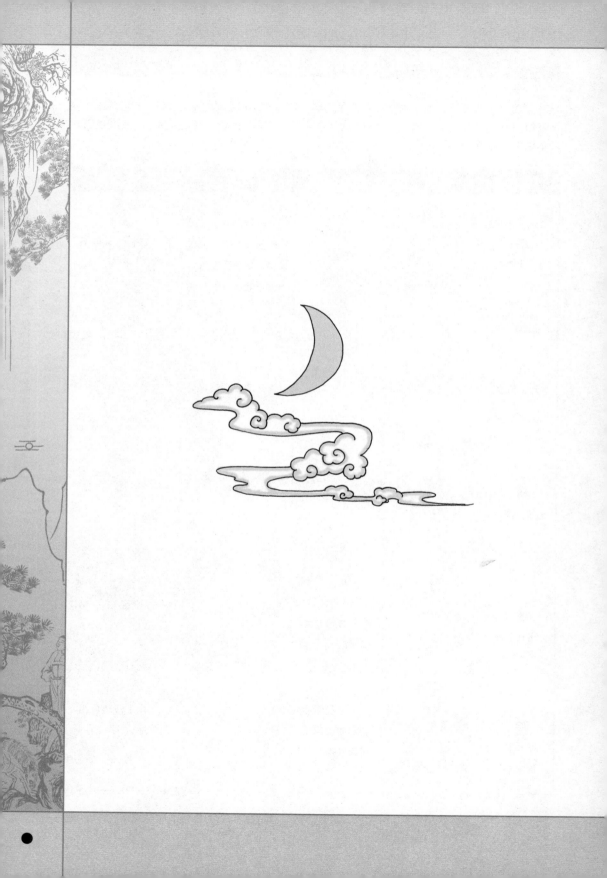

第二章

说在前面：总纲

　　本章作为全书的纲领，从三个方面展开，即发病、诊断和治则，首尾相贯。发病方面强调"正虚邪实，邪正相争"和"有阳无阴，阴阳失调"；诊断方面强调"四诊合参，把握虚实"；治则方面包含表里治则、标本治则、审因论治、治未病原则等。本章之后所展开叙述的具体病证部分都与此相呼应。

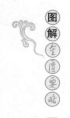
① 人与自然密切相关：

疾病产生的原因

疾病产生的原因有三：一是经络受邪后直入脏腑；二是邪滞体表，经络壅塞；三是因房事、金刃、兽虫等造成的伤害。

【译文】 人体的生长，必须禀受自然界中的金、木、水、火、土五种物质。自然界的气候能孕化万物，也可以伤害万物，如同水可载舟也能覆舟一样。如果人体的五脏真气充盈，营卫通调，就不会生病；如果人体受到邪气的侵袭，则会导致疾病，甚至死亡。所有疾病成因，可归纳为三类：一是经络先感受邪气，然后传入脏腑而形成疾病，属于内因；二是外邪侵袭皮肤，阻碍四肢及九窍的气血运行而导致疾病，属于外因；三是房事不节、金刃、兽虫引起的疾病，属于非内外因。按照这种方法来归纳，就可以概括所有的病因了。

如果平时注意养生，防止外邪侵袭经络，便能保持强健。如果不慎感受外邪，则应当在外邪尚未传入脏腑时及时治疗。刚开始感觉四肢沉重不适时，就立即采用导引、吐纳、针灸、膏摩等方法治疗，避免病邪引起九窍闭塞不通。同时，还要注意避免刀剑的伤害，避免禽兽的伤害。房事要有节制，衣着适中，饮食调和，保护身体不要遭受虚损，如此病邪便无法侵犯人体的腠理。所谓腠，即人体三焦元气的通路，是血气灌注的地方；所谓理，即人体皮肤之间与腑的纹理。

【简释】 自然界正常的气候能生长万物，不正常的气候能损害万物，对人体也不例外。不过，人对自然并非无能为力，疾病是可以预防的，只要五脏真气充实，营卫通畅，抗病能力强，病邪就难以侵犯身体。只有在正气不足、身体羸弱的情况下，外邪才能乘虚而入。张仲景在此还强调了预防和早治的重要性，如果能重视养生防病，外邪就很难侵犯经络；即使外邪不慎侵入经络，也应趁其未进入脏腑时及早治疗。

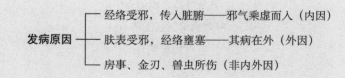

发病原因 —— 经络受邪，传入脏腑——邪气乘虚而入（内因）

—— 肤表受邪，经络壅塞——其病在外（外因）

—— 房事、金刃、兽虫所伤（非内外因）

中医学的整体观

中医认为，人与自然和谐相生，相互影响，自然界孕生万物，人与自然有着统一性和联系性，人自身也是一个有机整体，应当用整体观看待万物。

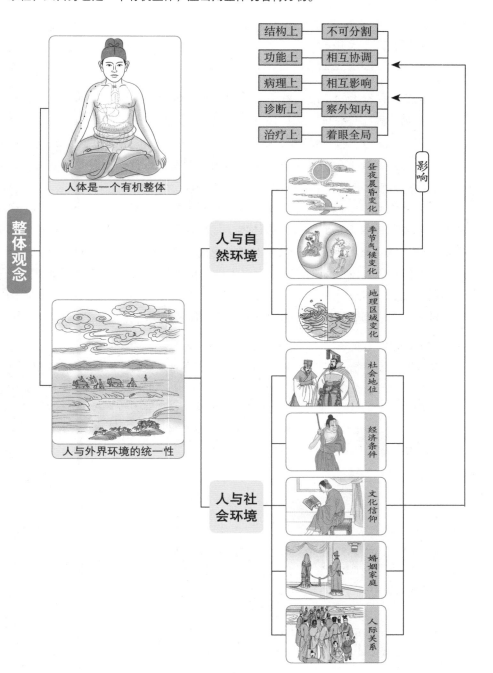

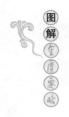

② 损伤人体的百病:

疾病的分类

古人认为五脏病各有十八种,共九十种;六腑病各有十八种,共一百零八种;还有五劳、七伤、六极、妇人三十六病。

【译文】有人问:阳病有十八种,分别是哪些病证呢?老师回答:包括头痛及项、腰、脊、臂、脚抽搐疼痛。阴病十八种,又是哪些病证呢?老师回答:有咳、上气、喘、哕、咽、肠鸣、胀满、心痛、拘急。五脏病各有十八种,共为九十种;人又有六腑,六腑分别有十八种病,因而总共为一百零八种。另外,还有五劳、七伤、六极及妇女三十六种病。

雾露之邪,一般侵袭人体的上部;水湿之邪,一般侵袭人体的下部;风邪大多侵犯体表;寒邪则多侵袭体内;从口而入的疾邪,多引发饮食不节的食积病。风、寒、湿、雾、饮食五邪侵犯人体,分别具有一定的规律。风邪一般上午侵袭人体,侵袭时脉象浮;寒邪一般傍晚侵袭人体,侵袭时脉象紧;雾露之邪容易损伤皮肤腠理;湿浊之邪一般流注于关节;饮食不节容易损伤脾胃;极寒之邪容易损伤经脉;极热之邪则容易损伤络脉。

【简释】上文论述了古人对疾病的分类计数方法。阳主外而阴主内,用阳病和阴病来区分归类,沿五脏、六腑、六淫、营卫等继续展开,提出五脏病各有十八种,共九十种;六腑病各有十八种,共一百零八种;另外再加上五劳、七伤、六极、妇人三十六病等。事实上,这样区分与临床治疗没有直接关系,因而实际价值并不大。另外,古人认为各种致病因素对人体的影响均有一定的规律,在临床中确有一定的指导意义,不过这些"规律"并非绝对,因而不要拘泥于具体词句。

疾病分类
- 阳病:头痛及项、腰、脊、臂、脚抽搐疼痛,十八种
- 阴病:咳、上气、喘、哕、咽、肠鸣、胀满、心痛、拘急,十八种
- 五脏病:各十八种,共九十种
- 六腑病:各十八种,共一百零八种
- 五劳、七伤、六极、妇人三十六种病

疾病的种类

　　自然界中的人随时都可能受外邪侵袭而患病，疾病的种类也因病因、病机、病变部位、疾病性质等因素的不同而多种多样。

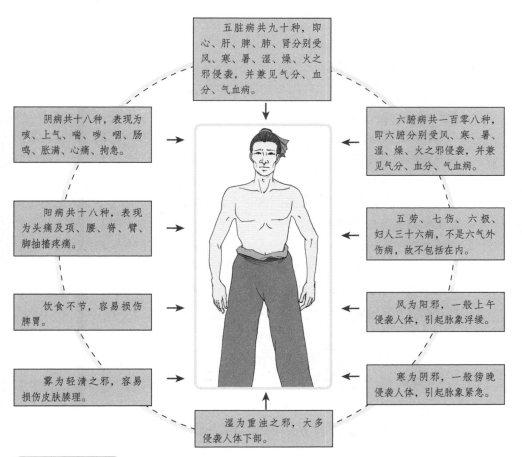

五脏病共九十种，即心、肝、脾、肺、肾分别受风、寒、暑、湿、燥、火之邪侵袭，并兼见气分、血分、气血病。

阴病共十八种，表现为咳、上气、喘、哕、咽、肠鸣、胀满、心痛、拘急。

六腑病共一百零八种，即六腑分别受风、寒、暑、湿、燥、火之邪侵袭，并兼见气分、血分、气血病。

阳病共十八种，表现为头痛及项、腰、脊、臂、脚抽搐疼痛。

五劳、七伤、六极、妇人三十六病，不是六气外伤病，故不包括在内。

饮食不节，容易损伤脾胃。

风为阳邪，一般上午侵袭人体，引起脉象浮缓。

雾为轻清之邪，容易损伤皮肤腠理。

寒为阴邪，一般傍晚侵袭人体，引起脉象紧急。

湿为重浊之邪，大多侵袭人体下部。

第二章　说在前面：总纲

致病的六淫

❶	**风**	风为阳邪，其性开泄、轻扬、善行而数变，风性主动。
❷	**寒**	寒为阴邪，易伤阳气，凝滞主痛、收引，寒邪由表入里易于化热。
❸	**暑**	暑为阳邪，其性为热，暑气升散，耗气伤津，暑多挟湿。
❹	**湿**	湿为阴邪，湿性重浊，湿性黏滞。
❺	**燥**	燥性干涩，燥邪易伤津耗气。
❻	**火**	火为热之极，火邪易伤津液，火热之邪使血流加速。

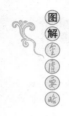

❸ 四季诸病：

季节与疾病的关系

气候反常与发病有密切的关系，本节举例论述气候反常所致的四种情况，即气候未到节气已到、气候已到节气未到、气候已到而原有节气不去、气候已到而节气太过。

🔥 气候反常

【译文】有人问：自然界的气候和节气，通常是相对应的。然而，有时候气候未到而相应的节气已到，或气候已到而相应的节气未到，或气候已到而不相应的节气仍未去，或是气候已到而不相应的节气提早到来，这是什么原因呢？老师回答：冬至之后的第一个甲子夜半，是少阳应当初起之时，此时阳气初生，气候应当温暖和煦。如果冬至以后尚未到甲子日，而气候已经变暖，属于气候未到而节气已到；如果已经到甲子日但气候尚未温暖，属于气候已到而节气未到；如果已到甲子日但气候仍很寒冷，属于气候已到而严寒的节气没有离去；如果已到甲子日但节气像夏季一样炎热，则属于气候已到而温热节气提早到来。

【简释】我们自古赖以生存的这片土地，四季气候变化明显，人们对气候的变化也很敏感。现在我们了解到气候的反常大多只是一个诱发因素，体弱多病的人常不能承受，而在古代传染病流行，与气候反常也有很密切的关系。

🔥 阴阳失衡

【译文】有人问：《黄帝内经》上说的"厥阳独行"，应当如何理解呢？老师回答：是因为阴气衰竭，阳气无所依附，故称"厥阳独行"。

【简释】厥阳独行，指人体阴阳失去相对的平衡，阴精衰竭，孤阳上逆，有升无降。临床所见的阴虚阳亢、肝风内动，甚至中风，便属于厥阳独行的病机。

```
                ┌─ 甲子夜半，阳气萌生，气候转暖——气候到节气至——正常
冬至过后 ────────┤  气候未到节气已到，气候已到而节气太过——太过
                └─ 气候已到节气未到，气候已到而原有节气不去——不及
```

四时顺养

顺应四时的养生原则

春夏	养生气、养长气，以适应自然界阳气渐生而旺的规律，即所谓阳道
秋冬	养收气、养藏气，以适应自然界阴气渐生而旺的规律，即所谓阴道

四时顺养的方法

　　古人在生活实践中，认识到人体气血盛衰与四时气候变化的关系，并提炼出四时顺养的思想，即根据四季的变化制定不同的养护方法，从而达到预防疾病的目的。

饮食：要"省酸增甘"，因为春来肝旺，而酸能助肝，且肝太旺易克脾土，导致脾虚，增加甜味可以达到健脾的目的。

起居：晚睡早起，春天睡卧时间太长会有损于人体阳气。

衣着：春季气候转暖的同时，会出现"反春寒"，所以不要急于脱去冬装。

饮食：夏季气候湿热，适宜细菌的生长繁殖，要预防消化道疾病，可常服用具有解暑清热、醒脾开胃的药膳进行养生。

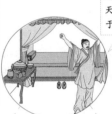

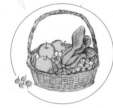

春季

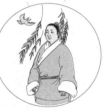

起居：夏季艳阳高照，气温较高，可晚睡早起，夜晚不可在露天下睡觉，以免受凉。

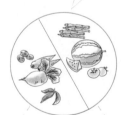

夏季

秋季
1. 饮食：可以进食一些偏于养阴的水果，如梨、梅等。
2. 起居：秋季气候干燥，可早睡早起。
3. 衣着：特别是早秋，不要急于加厚衣，要适当地"冻一冻"。

冬季
1. 饮食：此时是进补的大好季节，以羊肉为首选美味。
2. 起居：冬季气候寒冷，万物蛰伏，可早睡晚起。
3. 衣着：要注意防寒保暖，预防冻疮。

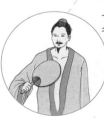

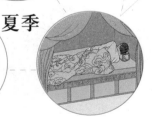

衣着：夏季天气炎热，但夜晚和白天有一定的温差，白天可少穿，到了夜晚要适当添加衣物。

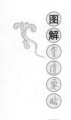

❹ 治未病：

疾病的预防

在疾病尚未形成之前及早治疗的"治未病"思想，是我国古代中医学的核心思想之一，也是中医养生的灵魂。本节通过肝虚先补脾的例子论述"治未病"在实际中的运用。

【译文】 有人问：高明的医生治未病，是什么原因呢？老师回答：治未病的人知道疾病可以传变。比如见到肝的病证时，根据五行学说的规律判断肝病可以传给脾，因而在治疗时就首先调养脾脏，如果此时脾脏还没有发病，就不能用补法补益脾。普通的医者不明白这个道理，当见到肝病时，不懂得应当先调养脾脏，只是一味地治疗肝病。

岂不知治疗肝虚证，可以用酸味药物来补益，用苦味药物来辅助，用甘味药物来调和。这是因为酸味入肝经，苦味入心经，甘味入脾经。如果脾土盛，就能克制肾水；如果肾气虚，则会导致水液运行失常而滞留于下焦；当水液不能上行来克制心火时，就会导致心火炽盛而损伤肺脏；肺脏受损后，肺气就会虚弱；当肺虚无法克制肝气时，肝气自然就会充盛，如果肝气充盛，则肝虚证就能自行痊愈。这就是治疗肝虚证必须先补脾的原因，不过对于肝实证，需泻肝顾脾，就不能使用这种方法了。

【简释】 上文从人体五脏相关的整体观念出发，论述"治未病"的思想及杂病虚实异治的法则，对后世产生了非常重要的影响。例如传变有虚实之分，肝实则传，肝虚则不传；脾虚受传，脾实则不受传。如果脾脏本气旺盛，则可不必实脾，故辨证要仔细辨明虚实之分。脾土盛，则可制约肾水上达于心，使心火相对亢盛而制约肺气。金不制木则肝气旺盛，故见肝之病，知肝传脾，当先实脾。说明肝病可以从脾论治，利用五行相生相克理论，在治疗肝病时，可以适当地补脾气。可归纳为三个方面：一是为什么要"治未病"？因为人体是一个有机整体，脏与脏之间存在着相生相克的关系。一脏发病后，余脏病邪相互影响、相互传变。因而治疗时应照顾整体，防止疾病传变，这正是"治未病"的意义。二是如何"治未病"？由于五脏病邪的传变具有一定规律，所以应从整体出发，避免顾此失彼。三是"治未病"既要有原则性，又要结合病情灵活运用。

```
              ┌── 原则：在疾病尚未形成之时及早预防
  治未病 ─────┼── 方法：从整体出发，预见疾病传变
              └── 举例：肝病（实证）──最易传脾──应在治肝的同时，调补未病的脾脏
```

病邪入脏时间表

中医认为，人体是一个有机的整体，当某一脏发生病变时，其他脏腑也可能受到影响而引发疾患。下面这幅病邪入脏表，使疾病进展一目了然，有利于在脏腑尚未发病时及早预防，从而实现"治未病"的目的。

死则否愈则散邪

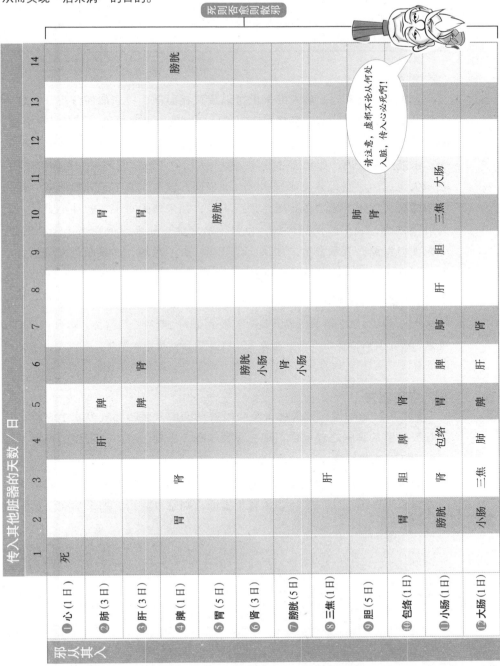

请注意，虚邪不论从何处入脏，传入心脏必死啊！

传入其他脏器的天数／日

邪从其入 ＼ 天数	1	2	3	4	5	6	7	8	9	10	11	12	13	14
①心（1日）	死													
②肺（3日）				肝	脾					胃				
③肝（3日）			肾	脾					胃					
④脾（1日）		胃				肾	膀胱							膀胱
⑤胃（5日）		胃			脾	肾				膀胱				
⑥肾（3日）					肾	膀胱小肠								
⑦膀胱（5日）						膀胱小肠	肺			膀胱				
⑧三焦（1日）			三焦	肺			肺	肝						
⑨胆（5日）		胃	胆	脾	肾	肝			胆					
⑩包络（1日）		膀胱	肾	包络	胃	脾	肺			肾				
⑪小肠（1日）		小肠	三焦	肺	脾	肝	肾	肝	胆	三焦大肠	大肠			
⑫大肠（1日）														

25

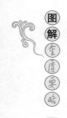

⑤ 望闻问切：

疾病的诊断

中医学历经数千年的历史演变，形成了独特的诊断方法，即四诊（望、闻、问、切），这种诊断方法尤其是诊断过程中的思维模式，囊括了中医学理论的精髓。

面部望诊

【译文】有人问：病人的气色可以反映在面部，应当如何分辨呢？想听听您的看法。老师回答：鼻部内应于脾，如果鼻头出现青色，兼有腹中疼痛，病人非常怕冷，则属脾阳衰败，便难以救治；如果鼻头微黑，属肾阳衰弱，表示水液停聚于内；如果面部发黄，表示水饮停于胸膈之间；如果面部发白，表示失血过多。当人体失血过多时，如果面部微红，又不是邪热所致，此为阴阳两伤，虚阳外越之色，提示预后不良；如果两眼直视，转动不灵活，此为肝阴内竭，属于严重的痉病，也是不治之症。如果面色发青，表示痛证；如果面色发黑，表示肾劳；如果面色红赤，表示风热；如果面色发黄，表示大便困难；如果面部水肿，且颜色鲜明光亮的，则为水饮内停之证。

【简释】人体五脏六腑的精华气血，上荣于面部，隐于皮肤之内的为气，显于皮肤之外的为色。因而观察面部的气色，可以判断病人的病情。鼻为"面王"，内应于脾，所以面部望诊可首先望鼻。眼睛是五脏精华的聚集之所，也是人体内脏活动的"窗口"，因而望目可以判断精气的盛衰，病情的深浅。

呼吸观察

【译文】老师说：如果病人呼吸时耸动两肩，表明邪气壅塞于胸膈；若是呼吸时引动胸膈之气上逆，则会导致咳嗽；出现上气不接下气的现象，则属于咳吐涎沫的肺痿。

老师说：如果呼吸气息微弱而偏快，是病邪阻塞中焦的缘故，如果属于实证，应当用泻下法治疗；如果属于虚证，则难以救治。如果病在上焦，则

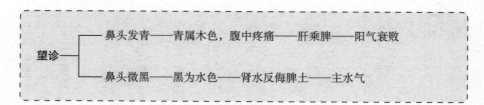

望诊 ── 鼻头发青──青属木色，腹中疼痛──肝乘脾──阳气衰败

　　　 ── 鼻头微黑──黑为水色──肾水反侮脾土──主水气

会引起呼吸短促而困难；如果病在下焦，则会导致呼吸深长，二者都属于难治之证。如果兼有全身动摇不止的症状，则表明元气大亏，将不治而死。

【简释】肺主气，司呼吸，因而肺病的证候，首先出现肺气不畅的呼吸病变。然而五脏相关，病邪传变，凡是累积到肺，都可能出现呼吸病变。所以观察呼吸是诊断疾病、判断预后不可忽略的方法。

闻诊

【译文】老师说：如果病人平时安静无语，突然惊叫，表示关节疼痛，因为寒湿在骨节间，发为酸痛，故病人静而不动，语声寂然；如果声音低微不清楚，表明痰湿阻遏于胸膈；如果病人语声啾啾然，小而悠长，为头中有病，因为声高则震动头部，痛必愈甚。

【简释】医者在临床中应当注意倾听病人的声音，并作为判断疾病的依据。关节疼痛时，病人由于体位突然变动而疼痛，容易惊叫；病在心膈时，由于疾病痛苦，气机不畅，因而病人发出不清晰的呻吟声；病在头部时，大声叫喊容易震动头部，导致疼痛更严重，所以病人特意压低声音。

脉诊

【译文】老师说：如果病人寸部脉象浮，表示病在肌表；如果尺部脉象浮，表示病在体内；如果病人腰背疼痛，不能行走，则会出现呼吸短促的病危证候。

老师说：寸口部的脉象会随着季节不同而变化，同时面部的颜色也会发生相应的变化。例如，春季对应肝，面色青，脉象弦，表明健康无病，其他季节则应分别出现夏赤、秋白、冬黑的面色。如果在春季时，面色不发青反而出现白色，面色与脉象都不能对应肝，就会引发疾病。

【简释】一年四季气候的变化可以影响人体的生理功能，对脉象、气色也会产生细微的影响，古人通过细致入微的观察证实了这一点。上文以肝为例，强调与季节不合的脉象、气色，都应当作为病变的先兆而加以警觉，这也成为中医诊断的基本原则。

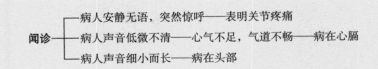

闻诊
- 病人安静无语，突然惊呼——表明关节疼痛
- 病人声音低微不清——心气不足，气道不畅——病在心膈
- 病人声音细小而长——病在头部

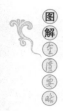

中医诊断四法

中医诊断方法可以概括为望诊、闻诊、问诊和切诊四个部分，每一部分虽然各有其独立的特性，但彼此又是互相联系，不能偏废的。

眼观疾病

脸色和肤色主要分为青、红、黄、白、黑五色进行诊断。脸色泛青，肝功能异常；泛红，心脏异常；发黄，脾胃有疾病；发白，肺脏异常；发黑，则肾脏异常。舌诊，主要观察舌质。舌色红，为热证；舌色白，气血不足；舌色紫暗，有瘀血。

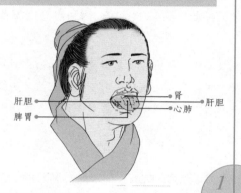

肝胆　　　　　　　　　　　　肾
脾胃　　　　　　　　　　　　心肺　　肝胆

闻出疾病

闻诊分为听音和嗅气两种。声音微弱，容易停顿，表示肺气及全身气力不足；声音嘶哑，表示肺气失调。呼吸气微，容易气喘，表示全身气力不足；呼吸紊乱，表明肺功能异常。咳嗽声轻清低微是因为抵抗力较弱，连续咳嗽则是气管和支气管干燥所致。另外，口臭表示胃中郁热、消化不良等，体臭和排泄物臭表示有热证。

问话收集病情

问诊是一种医生向病人及其家属询问病情的方法。包括病人的自觉症状、起病过程、治疗经过、生活起居、既往病史、精神状态及家族病史等。

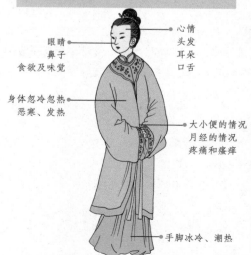

眼睛
鼻子
食欲及味觉

心情
头发
耳朵
口舌

身体忽冷忽热
恶寒、发热

大小便的情况
月经的情况
疼痛和瘙痒

手脚冰冷、潮热

感知脉象判断病情

切诊包括"脉诊"和"腹诊"两种。脉诊是一种用食指、中指和无名指，按压患者手腕部拇指侧骨骼内侧的脉搏来进行诊察的方法。食指、中指、无名指分别对应寸脉、关脉和尺脉。腹诊是用手掌按压整个腹部进行诊断，如果反弹力大，为实证；反之，则为虚证。继而诊断腹部的各个部位。

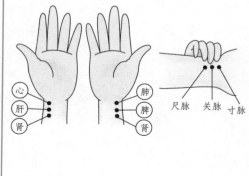

心
肝
肾

肺
脾
肾

尺脉　关脉　寸脉

寸、关、尺的划分

寸、关、尺三部的划分有着精确的数字依据，正确掌握寸、关、尺的部位，是准确切脉的基础。

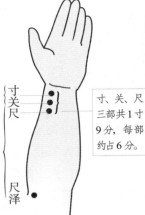

掌下横纹至关共1寸，为阳部。

关至尺泽共1尺，为阴部。

寸
关
尺

尺泽

掌下横纹至关共1寸，为阳部。

寸、关、尺三部共1寸9分，每部约占6分。

关至尺泽共1尺，为阴部。

诊他人之脉

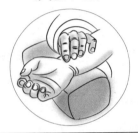

为他人切脉时，依次以食指、中指、无名指按压寸、关、尺三部，其力度依次为浮（轻）、中、重。也有医师习惯以食指、中指、无名指依次按压尺、关、寸三部。

诊自己之脉

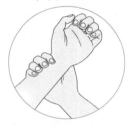

为自己诊脉时，将寸、关、尺部位朝自己，另一只手从外侧按压寸、关、尺三部：食指按压寸部，中指按压关部，无名指按压尺部。也可直接以食指、中指、无名指依次按压尺、关、寸三部。

脉象的正常与反常

寸部脉动长度正好9分，为正常。若不到9分，为不及；若超过9分，则为太过，都属反常脉象。

尺部脉动长度正好1寸，为正常。若不到1寸，为不及；若超过1寸，则为太过，都属反常脉象。

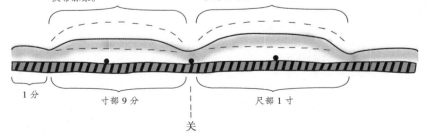

1分

寸部9分

关

尺部1寸

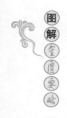
❻ 仲景脉法的独特之处：

判断预后

预后指预测疾病的发展情况。中医除了重视病因、证候、治疗等方面外，也很关注疾病的近期和远期恢复。张仲景还独创了通过诊脉判断预后的方法。

【译文】 有人问：寸口脉象沉大而滑，沉脉主实邪内阻，滑脉主痰气瘀滞。实邪与痰气相搏，如果邪气进入五脏，将不治而死；如果邪气进入六腑，则病情较轻，称为"卒厥"，这是什么原因呢？老师回答：如果病人突然昏倒，口唇青紫，皮肤和四肢冰凉，则属于病邪进入五脏的死证；如果病人身体温暖，微汗自出，则属于病邪进入六腑的顺证。

有人问：如果病人的脉搏突然消失，当病邪进入五脏就会死，而进入六腑则能痊愈，这是什么原因呢？老师回答：不仅因为脉搏突然消失才会这样，其他病证也会如此。比如患浸淫疮病，如果疮从口部向四肢蔓延，表明病势由内向外发展，因而可以很快治愈；如果疮从四肢向口部蔓延，表明病势由外向内发展，将难以治愈。总而言之，病在脏时病情较重；病在腑时则病情较轻；病势由外向内发展的难治，病势由内向外发展的易治。

【简释】 上文以急性病和慢性病为例讨论了疾病的预后。卒厥为急性病，表现为突然昏倒，脉象大。中医认为病邪入脏即死，入腑可愈。入脏后病人气血闭阻于内，正气被遏，阳气虚脱于外，表现为口唇发青，身体寒冷。面对突然倒地的病人，医者应根据症状迅速做出判断。浸淫疮为一种慢性皮肤病，其蔓延之势由躯干扩向四肢的，易治；而由四肢扩向躯干的，往往预后较差。这里的"口"，理解为心口似乎更妥当些。

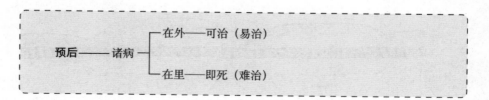

预后 —— 诸病 ——
- 在外 —— 可治（易治）
- 在里 —— 即死（难治）

仲景脉法重预后

张仲景论脉，在继承《黄帝内经》的同时，结合临床实践，用于诊断疾病、推测病因、阐述病机、确定病位、判断预后等，形成了一套独具特色的仲景脉法。其中尤其以对疾病的预后最为独特、神奇。

太阳病误下后的预后

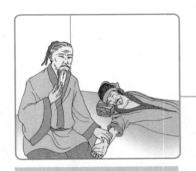

患太阳病后，医者应当根据病情确定使用汗法、下法或其他治法，如果病人本就内虚，再误用攻下法治疗，则会导致病情恶化。此时可根据不同脉象，判断相应的预后。

相关链接

什么是结胸

指邪气郁结胸中的病证。主要症状有两类：一类为胸胁部触痛，头项强硬，发热有汗，脉寸浮关沉等；一类为从心窝到小腹硬满而痛，大便秘结，午后稍有潮热，脉沉结等。

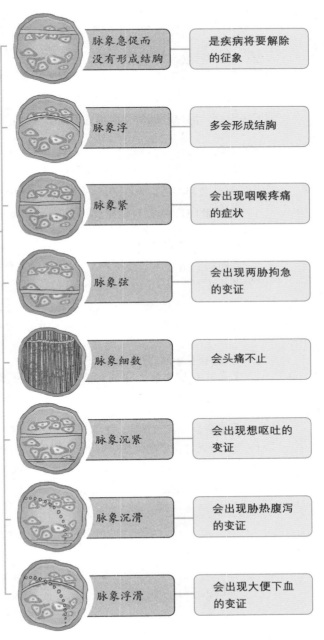

脉象	预后
脉象急促而没有形成结胸	是疾病将要解除的征象
脉象浮	多会形成结胸
脉象紧	会出现咽喉疼痛的症状
脉象弦	会出现两胁拘急的变证
脉象细数	会头痛不止
脉象沉紧	会出现想呕吐的变证
脉象沉滑	会出现胁热腹泻的变证
脉象浮滑	会出现大便下血的变证

第二章 说在前面：总纲

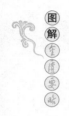

❼ 对症下药：

疾病的治疗

治疗疾病应针对具体病情，因人因时而异，应虚实异治，表里分缓急，新老病分治疗顺序等。另外，本节对病人的饮食、居处等护理方面也有所论及。

虚实异治

【译文】《黄帝内经》认为：如果用泻下法治疗虚证，会导致虚证更虚；如果用补法治疗实证，则会使实证更实。因此，虚证要用补法治疗，实证要用下法治疗。治疗肝病时，应当先分清虚实。治疗其他脏腑的病证，也应如此。

表里同病，应分缓急

【译文】有人问：治疗急证时，有时先治里证，有时先治表证，是什么原因呢？老师回答：如果疾病在表，误用下法治疗，可能会导致病人下利清谷不止，此时即使有身体疼痛的表证，也应当立即治疗里证，等里证恢复以后才能治疗表证。

【简释】在表里同病的情况下，具体有三种治法：一是先解表后治里，适于表邪刚开始传入里，邪有外达之势，可因势利导，将邪驱出。二是表里兼治，适于既不宜先治表又不可先治里的情况，应表里兼治。三是先治里后解表，适于里气大虚的情况，当务之急是救里补虚，等里虚得补后，表邪仍没有消除的，再治其表。

新病痼疾，治分先后

【译文】如果病人平时患有痼疾，又突然染上新病，则应先治新病，然后再治疗痼疾。

【简释】痼疾呈慢性，根深蒂固比较难治；突发之病呈急性，病势较浅容易控制。当二者同时出现在一个人身上时，应当权衡治疗顺序。一般做法为先治突发性疾病，再治疗痼疾。因为突发性疾病容易治疗，而痼疾难以痊愈；而且不及时控制突发性疾病，将会加重痼疾。其实临床上也经常采用二者兼顾的方法，以达到标本兼治。

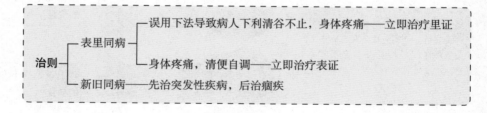

治则 ┬ 表里同病 ┬ 误用下法导致病人下利清谷不止，身体疼痛——立即治疗里证
　　　│　　　　└ 身体疼痛，清便自调——立即治疗表证
　　　└ 新旧同病——先治突发性疾病，后治痼疾

针对病情对症下药

治疗疾病应针对具体病情，因人因时而异。虚证与实证应用不同的治法。表里同病时，也需区分缓急。病人患有痼疾，又突然染上新病，则需先治突发性新病，再治痼疾。

虚实不同的治法

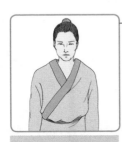

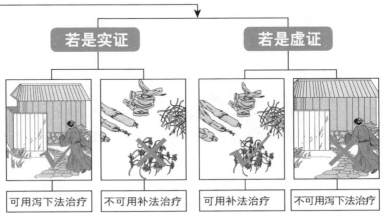

虚证指机体功能衰退、低下和不见，或维持生理活动的物质缺损所引起的症状；实证指邪气较盛而正气不明显的症状。

若是实证		若是虚证	
可用泻下法治疗	不可用补法治疗	可用补法治疗	不可用泻下法治疗

表里同病的治法

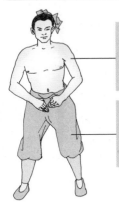

表证是表现在体表（皮肤和肌肉组织）的症状，如咽喉疼痛、鼻塞、咳嗽、恶寒、发热等。

里证即病邪侵犯内脏的症状，如食欲不振、恶心、剧烈咳嗽、高热、口渴等。

若表里同病

先解表后治里，适用于表邪初传入里，邪有外达之势，可因势利导，祛邪外出。

表里兼治，适用于既不宜先治表又不宜先治里的病。

先治里后解表，适用于里气大虚的病人，当务之急是救里补虚，等里虚得补，而表邪仍未除，可再治其表。

新病与痼疾的治法

痼疾即长期患有的慢性病，比如今天所说的慢性肾炎、肝炎、胃炎、气管炎、冠心病等。如果遇上突发的急性病，可暂缓治之。

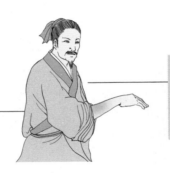

新病多指突发之病，如被金刃、虫兽所伤或烧伤烫伤、烈性传染病、食物中毒等。如果病人素有痼疾，又遇这种突发之病，应先治突发病。

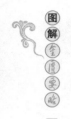

审视五脏喜恶

【译文】 老师说：治疗五脏各种病证，必须配合适当的饮食、居处，这样病情容易减轻，否则病情就会加重。病人如果突然想吃平时不爱吃的食物，就会助长病邪而引起发热。

【简释】 由于五脏的生理特征不同，因而发病后，其病理特点也不相同，对药物的气味、饮食、居处就有不同的喜恶。要根据五脏生理特性及病理特点，在治疗、服药、饮食、居处等方面近其所喜，远其所恶，正确地进行护理，才能祛除疾病，恢复健康。另外，如果病人口味或食欲突然发生变化，比如想吃以前不爱吃的东西，或食欲大增，都有可能是病情加重的征兆。这种情况在长期卧床的病人病情恶化时较为多见，即所谓的回光返照。

治病应随其所得

【译文】 治疗各种里实证，应当根据病因采用攻法。比如治疗口渴，如果是阴虚内热与水邪互结导致的，应当服用猪苓汤来利湿除热。其他病证也应如此治疗。

【简释】 病邪在里凝结不解，往往是有害物质或痰饮、瘀血、水邪等病理产物停留在体内导致的。医者应当针对病邪随其所得，施以恰当的治法。比如治疗口渴而小便不利，查明是热与水凝结伤阴所致后，应当服用猪苓汤滋阴利水，水去热解，口渴现象也就自然消失了。

治疗总则 ┬ 虚证要用补法治疗，实证要用下法治疗
　　　　　├ 补不足，损有余
　　　　　└ 治疗各种里实证，应根据病因采用攻法

由于五脏的生理特征不同，因而发病后其病理特点也各不相同，对饮食、药物、居处也有不同的喜恶。

五脏的声色嗅味

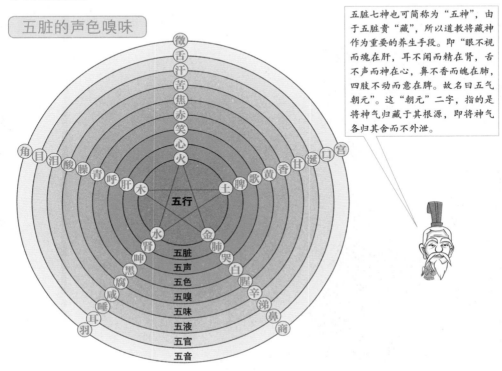

五脏七神也可简称为"五神"，由于五脏贵"藏"，所以道教将藏神作为重要的养生手段。即"眼不视而魂在肝，耳不闻而精在肾，舌不声而神在心，鼻不香而魄在肺，四肢不动而意在脾。故名曰五气朝元"。这"朝元"二字，指的是将神气归藏于其根源，即将神气各归其舍而不外泄。

五脏与五味

一切食物都有其不同的特点，味辛的有发散作用，味酸的有收敛作用，味甜的有缓和作用，味苦的有坚燥作用，味咸的有软坚作用。五脏对五味有着不同的喜恶。

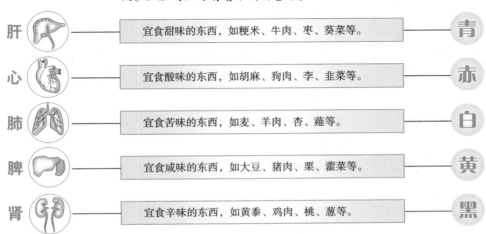

肝	宜食甜味的东西，如粳米、牛肉、枣、葵菜等。	青
心	宜食酸味的东西，如胡麻、狗肉、李、韭菜等。	赤
肺	宜食苦味的东西，如麦、羊肉、杏、薤等。	白
脾	宜食咸味的东西，如大豆、猪肉、栗、藿菜等。	黄
肾	宜食辛味的东西，如黄黍、鸡肉、桃、葱等。	黑

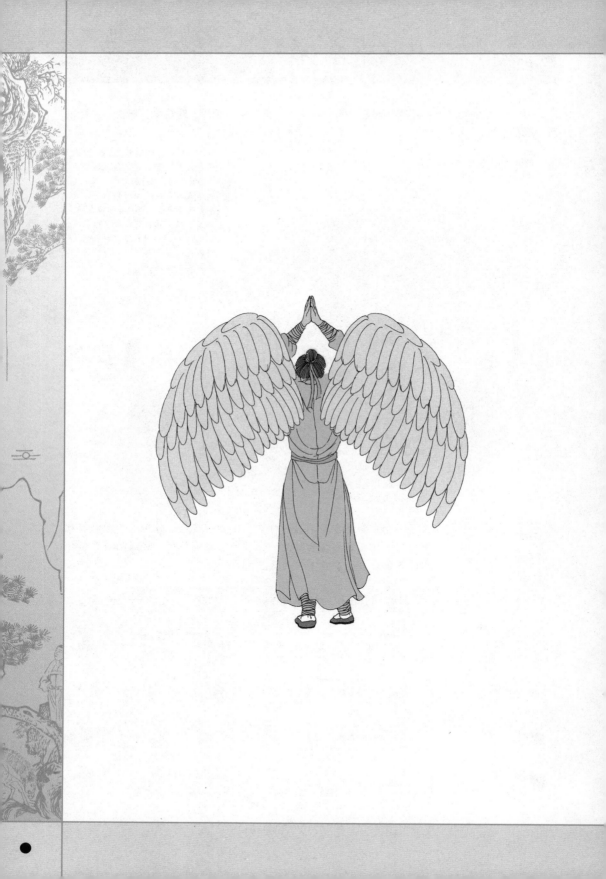

第 三 章

五脏失养：内科疾病（上）

本章具体论述五脏失养而致的内科杂病。

【本篇图版目录】

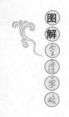

❶ 背强直之证：

痓病

古人将外感病统称为"伤寒"，太阳病是伤寒的一种，而痓病又属于伤寒一类的疾患。痓病既然称为"痓"，自然包含筋脉挛急的表证，即项背强直、口噤不开等。

✿ 痓分刚柔

【译文】患太阳病，出现发热、无汗却怕冷，且颈项转侧不利的症状，称为"刚痓"。

如果出现发热、汗出却不怕冷，且筋脉拘急的症状，称为"柔痓"。

患太阳病，出现发热、脉象沉细的症状，即是正气亏损不足、邪气炽盛的痓病，比较难治疗。

【简释】太阳病，是伤寒（古时对外感病的通称）六经辨证的一种病证。痓病属于伤寒一类的疾病，因而称为"太阳病"。此处太阳病的含义与《伤寒论》中的太阳病相类似，包括发热、恶寒、头痛、脉浮等症状。刚痓和柔痓的主要区别在于，一种为表实无汗，一种为表虚汗出。

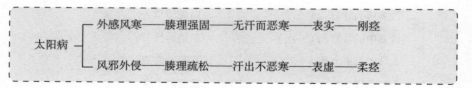

✿ 症状及脉象

【译文】病人如果身体发热，腿脚发寒，颈项强急，恶寒，不时头热，面红目赤，不停摇头，突然牙关紧闭，张口困难，腰背强直，角弓反张，那就是患了痓病。如果病人腹部胀满，脉象变为柔和，则病情会有所缓解。如果脉象仍沉浮而弦，则表明邪气深入，痓病加重。

痓病的脉象，特征为由寸部到尺部都出现弦紧的脉象，直上下行。

患痓病，同时又伴随着灸疮的，则性命堪忧。

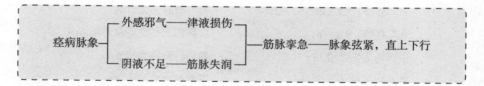

痉病详释

痉病属于伤寒一类的疾病，因而被称为"太阳病"，其主要脉象为脉紧如弦，直上下行，可分为刚痉和柔痉。刚痉和柔痉的主要区别在于，一种为表实无汗，一种为表虚汗出。

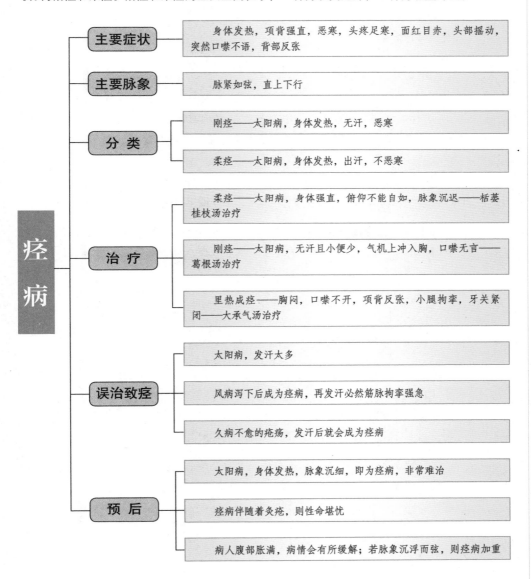

痉病

主要症状 —— 身体发热，项背强直，恶寒，头疼足寒，面红目赤，头部摇动，突然口噤不语，背部反张

主要脉象 —— 脉紧如弦，直上下行

分类
- 刚痉——太阳病，身体发热，无汗，恶寒
- 柔痉——太阳病，身体发热，出汗，不恶寒

治疗
- 柔痉——太阳病，身体强直，俯仰不能自如，脉象沉迟——栝蒌桂枝汤治疗
- 刚痉——太阳病，无汗且小便少，气机上冲入胸，口噤无言——葛根汤治疗
- 里热成痉——胸闷，口噤不开，项背反张，小腿拘挛，牙关紧闭——大承气汤治疗

误治致痉
- 太阳病，发汗太多
- 风病泻下后成为痉病，再发汗必然筋脉拘挛强急
- 久病不愈的疮疡，发汗后就会成为痉病

预后
- 太阳病，身体发热，脉象沉细，即为痉病，非常难治
- 痉病伴随着灸疮，则性命堪忧
- 病人腹部胀满，病情会有所缓解；若脉象沉浮而弦，则痉病加重

相关链接

痉病和癫痫的鉴别

　　痉病发作有常发性或持续性，消除病因后便能不再发作；癫痫发作有反复性、自解性。痉病临床表现只有抽搐；癫痫临床表现复杂。痉病是筋病，由外感风邪入里，肝阴被劫，致血不养筋，肝风内动引起；癫痫则是因气逆引动肝风而抽搐。

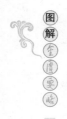
柔痉

【译文】太阳病，若出现身体僵直、俯仰不能自如、脉象沉迟等症状，即为痉病，应用栝蒌桂枝汤（药方见 41 页）治疗。

【简释】柔痉治疗时应用桂枝汤解肌、调和营卫，加入栝蒌根，可润泽筋脉。栝蒌根性味偏凉，有下行的功效，加强了桂枝汤中芍药的作用，因而栝蒌桂枝汤有辛凉宣散之效。

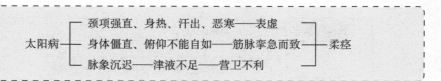

刚痉

【译文】患太阳病，没有出汗，小便反而减少，感觉有气上冲入胸，牙关紧闭不能说话，这就预示着将要发作为刚痉，应当服用葛根汤（药方见 41 页）治疗。

【简释】口噤不开是痉病的主症之一，它预示着将要发作为刚痉，即病情进一步恶化，此时应用葛根汤开泄腠理，疏表散邪，舒缓筋脉。葛根汤在桂枝汤的基础上加强了开合升降的功效。

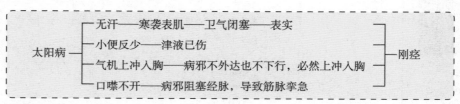

里热成痉

【译文】刚痉的症状为：胸闷，牙关紧闭不能说话，项背反张以致不能平卧，小腿拘挛，磨牙而有声音，可服用大承气汤（药方见 41 页）。

【简释】阳明里热炽盛，就会导致津液耗灼的危重现象，进而形成痉病。大承气汤有通腑泻热、急下存阴之效，适合此证使用。

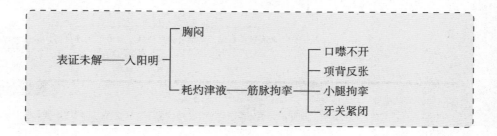

痉病的类别

```
          ┌───────────┐
          │   痉病    │
          └───────────┘
      ┌────────┼────────┐
 ┌────────┐ ┌────────┐ ┌────────┐
 │  柔痉  │ │里热成痉│ │  刚痉  │
 └────────┘ └────────┘ └────────┘
```

柔痉

太阳病，身体发热，出汗，不恶寒

里热成痉

胸闷，口噤不开，项背反张，小腿拘挛，牙关紧闭

刚痉

太阳病，身体发热，无汗，恶寒

主治 → **栝蒌桂枝汤**

主治 → **葛根汤**

主治 ↓ **大承气汤**

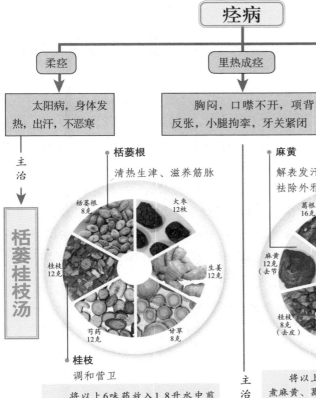

栝蒌根
清热生津、滋养筋脉

栝蒌根 8克
大枣 12枚
生姜 12克
甘草 8克
芍药 12克
桂枝 12克

桂枝
调和营卫

将以上6味药放入1.8升水中煎煮，煮取0.6升，分3次温服，每次服0.2升。服后微微发汗；如果汗不出，就吃点热粥辅助。

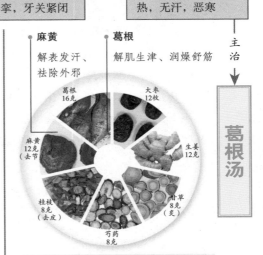

麻黄
解表发汗、祛除外邪

葛根
解肌生津、润燥舒筋

葛根 16克
大枣 12枚
麻黄 12克（去节）
生姜 12克
桂枝 8克（去皮）
甘草 8克（炙）
芍药 8克

将以上7味药分别切碎，用2升水先煮麻黄、葛根，煮到水减去0.4升，掠去沫，放入其他药，煮取0.6升，去渣，温服0.2升。服后发汗，若不出汗可吃粥辅助，其他护理方法与服桂枝汤后相同。

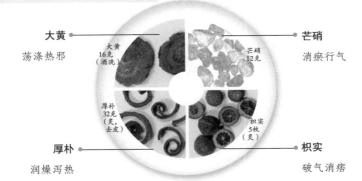

大黄
荡涤热邪

大黄 16克（酒洗）
芒硝 12克
厚朴 32克（炙，去皮）
枳实 5枚（炙）

芒硝
消瘀行气

厚朴
润燥泻热

枳实
破气消痞

先用2升水煮厚朴和枳实，煮取1升；放入大黄煮取0.4升，去渣；再纳入芒硝，用微火煮开一二沸（水煮沸后，有像鱼目的小泡，有轻微的响声，称作"一沸"；锅的边缘有泡连珠般地往上冒，称作"二沸"），等温度合适时分2次服下，泻下便停药。

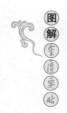
❷ 骨节疼痛之证：

湿痹

湿为六淫之一，湿邪外侵，首先停滞在肌表，然后侵犯关节，因而湿痹以发热身重、关节疼痛为主症，治疗时应强调汗法。

湿痹概述

【译文】患太阳表证，并有关节烦疼、脉象沉细的症状，即为湿痹。湿痹的证候为小便不通利，大便反而快，治疗时应通利小便。

患湿痹，临床表现为：全身疼痛、发热，皮肤的颜色如同烟熏一样暗黄。

患湿痹的人，会头部出汗，背部强直，喜欢披着被子或烤火取暖。如果误用下法治疗，病人可能会出现呕吐、胸闷、小便不利、舌上苔湿润白滑的情况。寒热错杂、下热上寒的病理变化，还会导致口干舌燥，虽口渴却喝不下水。

【简释】风湿相搏，因而患者一身尽疼，可用汗法治疗。当天气阴雨不止时，有些医生也让病人发汗，出完汗后病人却没有痊愈，为什么呢？这是因为汗出得太多，风气虽去而湿邪仍在，所以病不愈。治疗风湿之法，应当使其持续地微微出汗，风湿邪便可尽去。

湿为六淫之一，如同风寒之邪一样，先伤太阳然后出现症状。湿邪容易侵犯关节，因而关节疼痛剧烈而烦扰不安是湿痹的主症。湿性黏滞，所以脉象沉而细。湿痹，顾名思义，湿邪流入关节，痹闭不通。若内湿太重，当先治内湿，即通利小便；若内湿已去外湿不除，可用微发汗法除外湿。

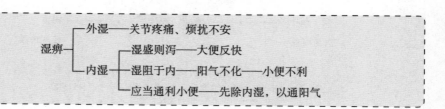

湿痹 —— 外湿 —— 关节疼痛、烦扰不安
    内湿 —— 湿盛则泻 —— 大便反快
      湿阻于内 —— 阳气不化 —— 小便不利
      应当通利小便 —— 先除内湿，以通阳气

六淫中的湿邪

　　风、寒、暑、湿、燥、火是自然界六种不同的气候变化，称为"六气"。但当气候变化异常，导致人体正气不足而发病时，这些异常的六气就成为致病的因素，即"六淫"。这里重点说一下其中的湿邪。

　湿邪

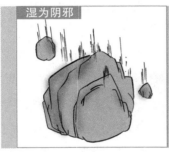

湿为阴邪

　　湿为水类，水属于阴，故湿为阴邪，易产生腹泻、尿少、水肿等症。

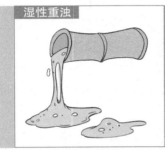

湿性重浊

　　重即沉重，易产生身体沉重、关节疼痛等症；浊即秽浊，易产生下痢脓血、女子带下、疮疡等症。

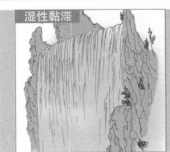

湿性黏滞

　　易产生大小便不畅、舌苔厚腻等症，且病程漫长，反复发作，难愈。

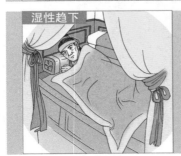

湿性趋下

　　易产生下肢水肿、下肢溃疡、小便淋浊、妇女带下等症。

第三章　五脏失养：内科疾病（上）

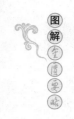

头中寒湿

【译文】久患湿痹的人，出现全身疼痛、发热，面黄而喘，头痛、鼻塞、烦闷，脉象大的症状。自己能饮食，表明腹中无病，而是寒湿邪在头中，因而导致鼻塞，治疗时用宣泄寒湿的药物塞在鼻子中即可。

【简释】鼻为肺窍，肺合皮毛而主表，因而鼻塞的同时还会出现身体疼痛、发热、面黄、喘息之症。将药纳入鼻中，目的在于宣泄上焦寒湿，以通利肺气。

寒湿在表

【译文】素有湿痹的人，全身烦疼，可用麻黄加术汤（药方见 46 页）发汗，且忌用火法攻之。

【简释】湿痹的主症为身疼发热，用麻黄汤可散寒，加白术能除湿。麻黄加术汤中麻黄、白术同用，既可行表里之湿，又不导致过汗。在治疗上还要忌火攻，即火劫，一种民间的物理发汗法，用于此证容易过汗虚脱。

风湿袭表

【译文】湿痹发作时，全身疼痛、发热，每天下午 3 ～ 5 点时病情加重，属于风湿病。此病是劳作时出汗受风或久处湿地所致。可用麻黄杏仁薏苡甘草汤（药方见 46 页）治疗。

【简释】身疼、发热的症状在每天的申时增剧，提示疾病有化热的倾向，容易演化成风湿。麻黄杏仁薏苡甘草汤减温散之力而增清利之效，由温散转为凉散，为温病汗法开辟了一条新途径。

风湿兼表气虚

【译文】风湿病人如果脉浮、身重、汗出恶风，可用防己黄芪汤（药方见 47 页）治疗。

【简释】脉象浮，是病邪在表的表现；身重，是湿痹肢体的特征；汗出恶风，说明表虚卫气不固。这些证候虽属于风湿，但表气已虚，因而应用防己黄芪汤益气、固表、除湿。

风湿兼表阳虚

【译文】患伤寒八九天，风邪与湿邪相合侵袭人体，导致身体烦疼得不能自由转侧，不呕不渴，脉象浮虚而涩的病人，可用桂枝附子汤（药方见47页）治疗。如果大便坚硬，小便自利，可去除桂枝加白术汤治疗。

【简释】伤寒八九日不解，身体疼痛，说明病因外感，病邪在表；不呕不渴，表明体内无热；脉象浮虚而涩，是阳虚而风湿相搏于肌表的表现。桂枝附子汤可温经助阳、祛风除湿。

风湿两盛表里俱虚

【译文】风邪与湿邪相合侵袭人体，导致骨节剧烈疼痛，烦扰不安，不能屈伸，触碰则疼痛加剧，大汗淋漓，气短，小便不利，怕风而不愿脱掉衣服，或出现轻度水肿的症状，应服用甘草附子汤（药方见47页）。

【简释】本条所述的症状在湿痹中是最重的，治疗时应温助阳气而祛散风寒湿邪。甘草附子汤中桂枝、白术通用，且冠以甘草之名，既强调了正气的亏虚，又注意到了风寒湿的杂性，在附子汤中很具代表性。

风湿两盛表里俱虚 ── 骨节剧痛，不能屈伸，触碰更疼 ── 风湿流注关节，经脉闭阻
　　　　　　　　　　 ── 大汗淋漓，气短，恶风 ── 表里俱虚
　　　　　　　　　　 ── 小便不通 ── 阳虚气化不利
　　　　　　　　　　 ── 身体微肿 ── 表阳不足，风湿郁结

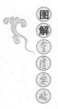

治湿痹的妙方

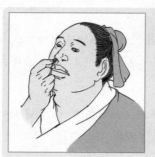

头中寒湿

　　以今天的眼光来看，应当指鼻炎，治疗时纳药在鼻中可以缓解症状。

寒湿在表

麻黄加术汤		
配方	用量	制法
麻黄	12克	去节
桂枝	8克	去皮
甘草	4克	炙
杏仁	70个	去皮尖
白术	16克	

用法：先取麻黄用1.8升水煮取0.4升，掠去药沫，放入其他4味药煮取0.5升，去渣，温服0.16升，盖上被微发汗。

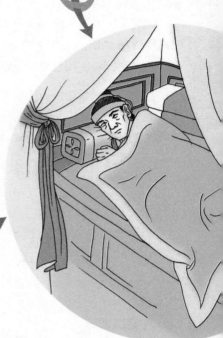

风湿袭表

用法：将这些药研成米粒大小，每次取6.8克，用1杯半水煮取八成，去渣，温服。

麻黄杏仁薏苡甘草汤		
配方	用量	制法
麻黄	2克	去节，用水泡
甘草	4克	炙
薏苡仁	2克	
杏仁	10个	去皮尖，炒

风湿兼表气虚

防己黄芪汤		
配方	用量	制法
防己	4 克	
甘草	2 克	炒
白术	3 克	
黄芪	4.4 克	去芦

用法：将这些药研成麻豆大小，每次取8.5克，加生姜4片、大枣1枚，用半盏水煮取八成，去渣温服。

风湿兼表阳虚

桂枝附子汤		
配方	用量	制法
桂枝	16 克	去皮
生姜	12 克	切
附子	3 枚	炮，去皮，破8片
甘草	8 克	炙
大枣	12 枚	擘（中医术语，即"掰"）

用法：将以上5味药用1.2升水煮取0.4升，去渣，分3次温服。

风湿两盛表里俱虚

甘草附子汤		
配方	用量	制法
甘草	8 克	炙
白术	8 克	
附子	2 枚	炮，去皮
桂枝	16 克	去皮

用法：将这4味药用1.2升水煮取0.6升，去渣，温服0.2升，每天3次。

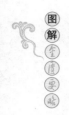

❸ 身热汗出之证：

暍病

"中暍"即伤暑，和"湿"一样，"暑"也是六淫之一，暑邪最容易伤人气阴，导致身体发热、心烦、口渴、尿赤等内伤气阴之症。

【译文】 暑邪侵犯人体，会导致发热、怕冷，身体沉重、疼痛，脉象弦细芤迟，排尿后身体寒冷得毛孔耸立，手足逆冷，稍微劳作便会身体发热、口干、门齿燥。如果此时误用发汗法，会使病人更怕冷；误用温针治疗，则发热更严重；误用泻下法，就会出现小便短少、淋涩而疼痛的淋病。

人体感受暑邪而患太阳表证，属于暍病，症状为汗出、恶寒、身热、口渴，应当服用白虎加人参汤（药方见49页）治疗。

患太阳中暑，出现全身发热、疼痛沉重，脉象微弱的症状，是夏暑季节贪饮凉食，或出汗后用冷水洗浴，暑热夹湿，暑湿之气在皮肤中行走所导致的。可用一物瓜蒂汤（药方见49页）治疗。

【简释】 关于暍病，并非今天所谓的"中暑"，仅指感受暑邪而已。暑也是六淫之一，暑邪致病，多出现身热、烦喘、口渴等症，后世医家也将突然昏厥作为其临床表现之一，并以阳暑、阴暑加以区分，研究范围更见广泛。在夏天热病中，本篇的暍病当属最轻。

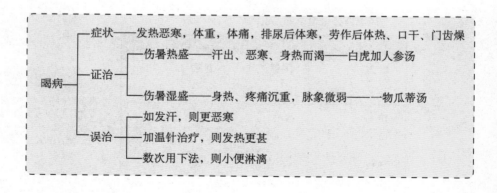

六淫中的暑邪

　　暑是夏季的主气，为炎热之气所化；暑气太盛，伤人致病，即为暑邪。暑邪有明显的季节性，一般发生在夏至之后、立秋之前。

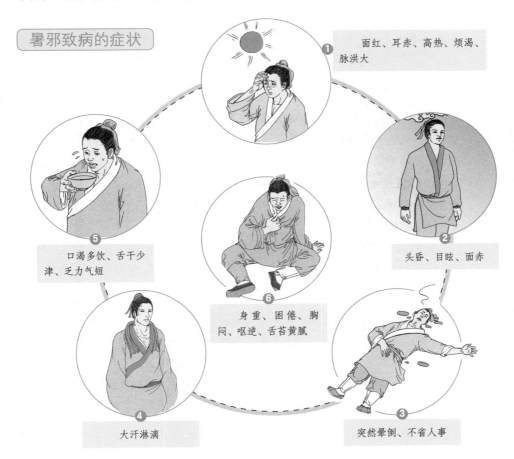

暑邪致病的症状

❶ 面红、耳赤、高热、烦渴、脉洪大

❷ 头昏、目眩、面赤

❸ 突然晕倒、不省人事

❹ 大汗淋漓

❺ 口渴多饮、舌干少津、乏力气短

❻ 身重、困倦、胸闷、呕逆、舌苔黄腻

第三章　五脏失养：内科疾病（上）

白虎加人参汤		
配方	用量	制法
知母	24 克	
石膏	64 克	碎
甘草	8 克	
粳米	16 克	
人参	12 克	

用法：将这五味药用2升水煮至米熟汤成，去渣，温服0.2升，每天3次。

一物瓜蒂汤	
配方	用量
瓜蒂	20 个

用法：将上药切碎，用0.2升水煮取五合，去渣，1天1次。

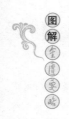

④ 口苦尿赤之证：

百合病

百合病发生在热病之后，是由余热未尽，或情志不遂，郁而化火伤阴所导致，以精神恍惚、口苦、尿赤、脉微数为主症。

百合病概述

【译文】有些观点认为：之所以称为"百合病"，是因为各条经脉出于同一本源，任何经脉发生病变都会导致这种疾病。其症状为：想要进食却吃不下，经常沉默不语，想睡觉却又睡不着，想行走却走不动；有时食欲很好，有时却不想闻到食物的气味，身体似寒非寒，似热非热；口苦，小便发赤，服用多种药都无法治愈，服药后还会剧烈呕吐；精神恍惚，但又没有明显症状，只是脉搏稍显快。

如果病人每次排小便时头痛，患病约六十天可以治愈；如果病人小便时不头痛而怕风，则患病约四十天可以治愈；如果病人小便畅快但头眩晕，则患病约二十天可以治愈。

【简释】百合病是一种心肺阴虚内热的疾病。心主百脉，肺主气而朝百脉，心肺正常，气血调和，则百脉皆有所养；如果心肺阴虚成病，则百脉都受其累，病症百出，因而称"百合病"。此病产生的病因主要有两方面：一是热病伤阴，余热未清所致；二是由事不遂愿，气郁化火伤阴引起。治疗时应以养阴清热为主，并根据具体病情对症下药，切不可妄用汗、吐、下等法，否则可能更伤阴液。

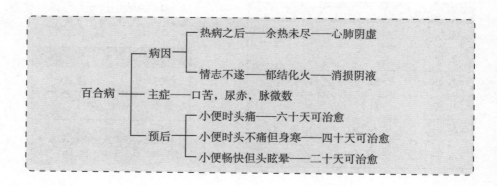

人体的五脏六腑

肝

主藏血，主疏泄，主筋，开窍于目。

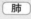

肺

主气，通调水道，主皮毛，开窍于鼻。

心

主血脉，主神明，开窍于舌。

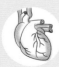

肾

藏精，主水，生髓通脑，主纳气，开窍于耳。

脾

主运化，主统血，主肌肉，开窍于口。

百合病的形成

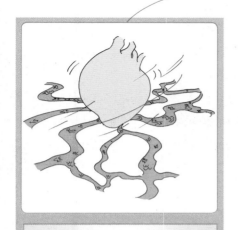

心肺正常，气血调和，百脉皆有所养。

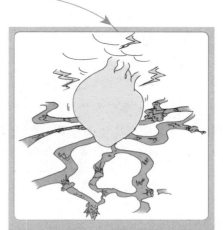

心失血脉，肺失气机，百脉都受其累，病症百出，故称"百合病"。

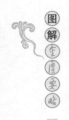

百合病的误治及正治

【译文】患百合病，误发汗以后，可用百合知母汤（药方见本页）治疗。

【简释】百合病本不应当发汗，如果医者误认为表实证而用汗法，发汗后损其阴液，会导致肺阴更不足，虚热加重。百合知母汤可养肺阴，清肺热，用泉水煎煮又能借用泉水甘而偏凉的性味。

【译文】患百合病，误用下法以后，可服滑石代赭（药方未见）汤治疗。

【简释】百合病本不应用下法，误用下法会导致部分阴液从大便中排出，因而小便反而减少，而且泻下药多苦寒，用后会伤阴。滑石能清热且利小便，代赭能重振而能降逆气，因而适合此证使用。

【译文】患百合病，误用吐法后，应服百合鸡子汤（药方见53页）治疗。

【简释】百合病本不应用吐法，吐后会使肺胃受损。百合能清肺养阴，鸡子黄可滋阴润肺，因而使用百合鸡子汤。

【译文】患百合病，未误用吐、下、汗法，其症状如同百合病的主症一样，应用百合地黄汤（药方见53页）治疗。病愈无须再服。服药后大便黑如漆属正常。

【简释】前三条是百合病误用汗、吐、下法后的治疗，本条指出了百合病的治疗主方。百合病的主要症状是由心肺阴虚内热所导致的，百合地黄汤中的百合具有养肺阴、清气热之效，生地黄可清血热；阴足热退，百脉调和，病自然会痊愈。

百合知母汤

百合7枚，擘 知母12克，切

用法：先把百合用水浸泡一夜，白沫出后，将其用0.4升泉水煮取0.2升，去渣；另用0.4升泉水煮知母，取0.2升，去渣；二药相和，煎取0.3升，温服。

心的生理功能

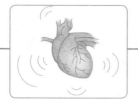

心主血脉 ←——— 心藏神 ———→

正常生理

心脏搏动正常，血液运行顺畅，面色红润光泽，脉象和缓有力。

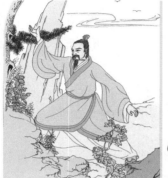

正常生理

精神思维活动正常，神志清楚，思维敏捷，反应灵敏。

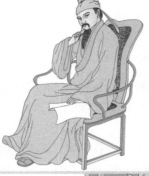

主要病变

心气不足，心血亏虚，心慌惊悸，面色苍白等。

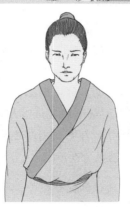

主要病变

失眠多梦，精神错乱，反应迟钝，脏腑功能紊乱。

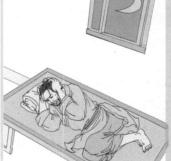

百合鸡子汤		
配方	用量	制法
百合	7 枚	擘
鸡子黄	1 枚	

用法： 先把百合用水浸泡一夜，白沫出后，将其用 0.4 升泉水煮取 0.2 升，去渣，放入鸡子黄，搅拌均匀，煎取五成，温服。

百合地黄汤		
配方	用量	制法
百合	7 枚	擘
生地黄汁	0.2 升	

用法： 先把百合用水浸泡一夜，白沫出后，将其用 0.4 升泉水煮取 0.2 升，去渣，放入生地黄汁，煎取 0.3 升，温服。

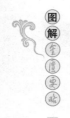

百合病的变证及治则

【译文】 如果患百合病一个月仍没有痊愈，反而出现口渴的症状，应用百合洗方（药方见 55 页）治疗。洗后吃些切面条，不要放盐。

【简释】 百合病日久不愈，且有口渴症状的，表明肺阴损伤较严重，应当考虑用内外兼治的方法治疗，即在内服百合地黄汤的同时，再用百合浸水洗身体。肺主皮毛，其气相通，因而洗其外，也可通其内，进而收到滋阴润燥的效果。

【译文】 患百合病，用百合洗方后仍口渴不止的，可用栝蒌牡蛎散（药方见 55 页）治疗。

【简释】 百合病有口渴症状，用百合浸水洗后仍不见好转，可能是病重药轻的原因。栝蒌根可清除肺胃热邪，牡蛎引热下行，二药合用，生津降热，口渴自会解除。

【译文】 患百合病，如果出现发热症状，可用百合滑石散（药方见本页）治疗。服后微下利，说明热邪已除，可停药。

【简释】 百合病本应似寒非寒，似热非热，此证却出现发热的症状，是热盛于内、热达肌肤导致的。应当继续使用百合滋养肺阴，用滑石清解里热，使热从小便中排出。

【译文】 患百合病，如果出现阴寒之证，应以温阳散寒法治疗；若出现阳热之证，则以润阴凉润法治疗。如果出现阳热之证却用温阳散寒法治疗，再发汗，就是触犯了治疗的禁忌（误治）；若见到阴寒之证却用润阴凉润法治疗，又用下法，也属于触犯了治疗的禁忌（误治）。

【简释】 百合病的病机为阴虚内热，治疗时应补其阴不足而调整阳偏盛。如果辨证不准，以虚为实，施以汗、下法，就犯了治疗的禁忌。这种对症下药的原则事实上适合任何病证。

百合滑石散

百合4克，炙 滑石12克

用法：将上药研末，每次服 1 克，每天 3 次。

肺的生理功能

肺主呼吸

通过呼吸与自然进行物质交换，纳天地之精气，吐脏腑之浊气。

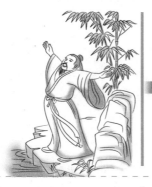

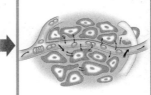

主要病变

咳嗽、气喘、呼吸不利及身倦乏力、少气懒言。

肺主行水

肺气的宣发肃降对体内水液的运行起到输送和排泄作用。

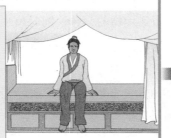

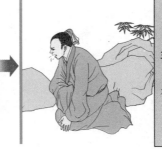

主要病变

少汗、尿少、水肿、痰饮。

肺朝百脉

肺呼吸时进行气体交换，将血液通过经脉输送到全身。

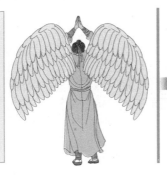

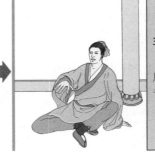

主要病变

咳嗽、气喘、胸闷、心悸、嘴唇青紫。

百合洗方	
配方	用量
百合	100 克

用法：将上药用 2 升水浸泡一夜，洗身。

栝蒌牡蛎散	
配方	用量
栝蒌根	等份
牡蛎	等份

用法：将上药研末，每次服 1 克，每天 3 次。

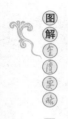

5 上下溃烂之证：

狐惑病

狐惑病是由湿热虫毒所引起的，临床症状为目赤、咽喉及前后二阴腐蚀溃烂等。咽喉腐蚀为惑，前后二阴溃烂为狐。

狐惑病的证治

【译文】 患狐惑病，会出现与伤寒类似的症状，昏沉欲睡，却不能闭目安眠，睡卧不安。喉咙被侵蚀而溃烂的称为"惑"，前后二阴被侵蚀而溃烂的称为"狐"。病人食欲不振，害怕闻到食物的气味，同时出现面色乍赤、乍黑、乍白的症状。如果喉咙被腐蚀，会导致说话声音嘶哑，可服甘草泻心汤（药方见57页）治疗。

【简释】 狐惑病是因湿热虫毒导致的，主要病变为局部症状，即咽喉部及前阴、后阴（肛门）的腐蚀溃烂，统称"狐惑病"。

甘草泻心汤是辛开苦降甘补之剂，其中以甘草为君药，配黄芩、黄连、干姜、半夏以调理中焦，取人参、大枣以补中益气，可起到健运中焦、清化湿热的功效。

【译文】 湿毒气侵蚀前阴导致溃烂，且咽喉干燥，可用苦参汤（药方见57页）洗溃烂处。

【简释】 这是患狐病导致前阴溃烂的外治方法。足厥阴肝经，绕阴器抵少腹，上通于咽喉。前阴溃烂后，热邪循着此经脉自下而上，导致咽干。用苦参汤熏洗前阴溃烂处，除湿热治本，则咽干自然可愈。

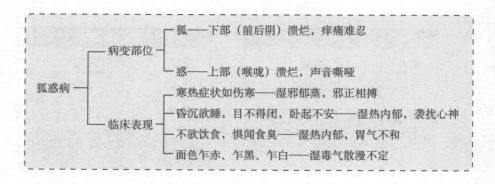

狐惑病
├─ 病变部位
│   ├─ 狐——下部（前后阴）溃烂，痒痛难忍
│   └─ 惑——上部（喉咙）溃烂，声音嘶哑
└─ 临床表现
    ├─ 寒热症状如伤寒——湿邪郁蒸，邪正相搏
    ├─ 昏沉欲睡，目不得闭，卧起不安——湿热内郁，袭扰心神
    ├─ 不欲饮食，惧闻食臭——湿热内郁，胃气不和
    └─ 面色乍赤、乍黑、乍白——湿毒气散漫不定

狐惑病的形成过程

　　狐惑病是湿热化生及虫毒所致，湿热既包括外部的湿热环境，也包括湿浊内生，即由于肾、肺、脾等脏腑调节水液代谢功能失常，所产生的水湿痰浊蓄积停滞的病变。狐惑病除一般症状外，还表现为上下两种局部的溃烂。

病因一

　　湿热的环境是诱发狐惑病的温床，还包括湿浊内生。

病因二

　　各种飞虫携带病毒侵袭人体，也是导致狐惑病的原因。

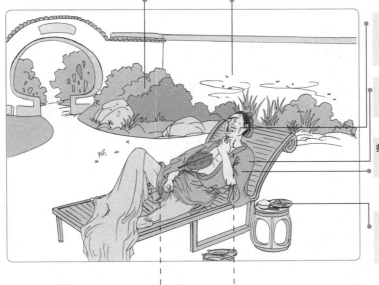

症状一

　　面色忽赤、忽黑、忽白。

症状二

　　身体时冷时热。

症状三

　　昏沉欲睡，卧起不安。

症状四

　　食欲不振，不想闻到饭菜的气味。

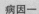

病变部位

　　湿毒侵蚀前后二阴而溃烂，称为"狐"。

病变部位

　　湿毒侵蚀喉咙导致溃烂，称为"惑"。

甘草泻心汤			
配方	用量	配方	用量
甘草	16 克	黄连	4 克
黄芩	12 克	大枣	12 枚
人参	12 克	半夏	32 克
干姜	12 克		

用法：将这 7 味药用 2 升水煮取 1.2 升，去渣再煎，温服 0.2 升，每天 3 次。

苦参汤	
配方	用量
苦参	64 克

用法：将上药用 2 升水煎取 1.4 升，去渣，熏洗，每天 3 次。

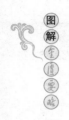

🔥 狐惑病的变证

【译文】湿毒气侵蚀肛门导致溃烂，可用雄黄熏之。

将雄黄研末，放入两枚上下扣合的半圆形瓦中，用火烧后，向着肛门熏。

【简释】这是患狐病导致后阴肛门溃烂的外治方法。雄黄有较强的杀虫解毒燥湿的功效，因而可用于熏患处。

【译文】病人患狐惑病后，脉象数，无热，微显烦躁，昏昏沉沉想要睡觉，出汗。患病三四天时，黑眼球变红，如同斑鸠一样；患病七八天后，双眼的内外角变黑。如果能吃饭，表明脓已经形成，应用赤小豆当归散（药方见 59 页）治疗。

【简释】这里论述了狐惑病日久，引起目部病变的证治。脉象数、微烦、出汗等都是里热症状；无热说明肌表热证不明显，表明病邪不在表；眼睛发赤是血中之热随肝经上扰于目导致的症状；双眼的内外角呈黑色，表明瘀血内积；瘀血化为脓，病势集中在局部，脾胃受到的影响会暂时减轻，因而病人能吃饭。赤小豆当归散重在清热、解毒、排脓，去瘀生新。

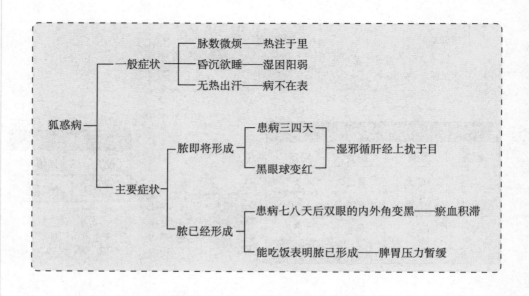

狐惑病
- 一般症状
  - 脉数微烦——热注于里
  - 昏沉欲睡——湿困阳弱
  - 无热出汗——病不在表
- 主要症状
  - 脓即将形成
    - 患病三四天
    - 黑眼球变红——湿邪循肝经上扰于目
  - 脓已经形成
    - 患病七八天后双眼的内外角变黑——瘀血积滞
    - 能吃饭表明脓已形成——脾胃压力暂缓

狐惑病中的足厥阴肝经

五脏六腑各有一条经脉，循行于身体各处。在狐惑病的病变过程中，提到了足厥阴肝经的走向，比如狐病引起前阴溃烂后，热邪循着此经脉自下而上，导致咽干；热邪又循此经上注于目，导致目赤。这里具体阐述足厥阴肝经的循行方向和穴位。

赤小豆当归散		
配方	用量	制法
赤小豆	30克	浸，令芽出，曝干
当归	12克	

用法：将以上2味药研末，用浆水送服1克，每天3次。

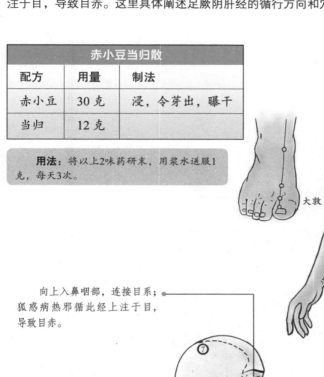

大敦

肝
胆

符舍　关元
　　　中极
冲门　曲骨
　　　上窶
　　　结于茎

向上入鼻咽部，连接目系；狐惑病热邪循此经上注于目，导致目赤。

曲泉
膝关

蠡沟
三阴交

绕阴器抵少腹，上通于咽喉；狐病导致前阴溃烂后，热邪循此经而上，导致咽干。

（一）足厥阴肝经（14穴）

肝经，①从大趾汗毛部开始（大敦），沿足背内侧上行，在内踝上八寸处交出脾经之后；②至膝关、曲泉，沿大腿内侧上行至阴廉，③进入阴毛中，环绕阴部；④至小腹急脉，会冲门、府舍、曲骨、中极、关元，挟胃旁，属于肝，络于胆，⑤向上过膈肌，分布于胁肋部⑥沿气管之后，向上入鼻咽部，连接目系；⑦上行出于额部，与督脉交会于头顶。
目部支脉，⑧从"目系"下行颊里，环绕唇内。
肝部支脉，⑨从肝分出，过膈肌向上流注于肺，与肺经相交接。

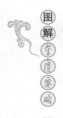

十二经脉：肺经和大肠经

古医经上说，人共有十二经脉，对称地分布于人体的两侧，每一经脉分别隶属于一脏或一腑，名称都由手或足、阴或阳、脏或腑三个部分组成。上文已介绍了足厥阴肝经，这里补充阐述其他十一经。

（二）手太阴肺经（11穴）

肺经，①起始于中焦，下络大肠；②向上属肺；③从气管、喉咙部横出腋下至中府、云门；④沿上臂内侧下行至天府、侠白；⑤从尺泽至孔最；⑥进入寸口（经渠、太渊），上鱼际，终于大指末端少商穴。

其支脉，⑦从列缺自腕后行到食指末端，与大肠经相交接。

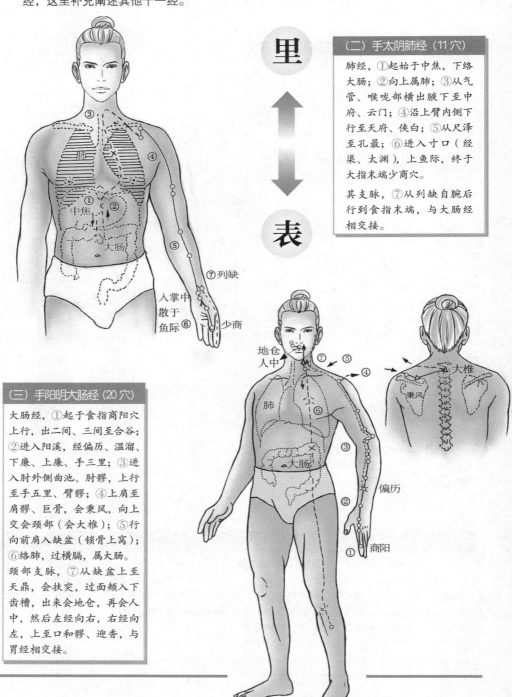

（三）手阳明大肠经（20穴）

大肠经，①起于食指商阳穴上行，出二间、三间至合谷；②进入阳溪，经偏历、温溜、下廉、上廉、手三里；③进入肘外侧曲池、肘髎，上行至手五里、臂臑；④上肩至肩髎、巨骨，会秉风，向上交会颈部（会大椎）；⑤行向前肩入缺盆（锁骨上窝）；⑥络肺，过横膈，属大肠。颈部支脉，⑦从缺盆上至天鼎，会扶突，过面颊入下齿槽，出来会地仓，再会人中，然后左经向右，右经向左，上至口和髎、迎香，与胃经相交接。

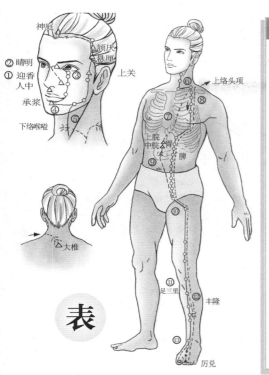

（四）足阳明胃经（45穴）

胃经，①从鼻旁开始（会迎香）；②交鼻根中，与膀胱经交会于睛明；③向斜下方至承泣，向下至四白，入齿中（巨髎），出地仓，环绕口唇会人中，向下会承浆；④沿下颌至大迎，斜上至颊车，上至下关，会上关、悬厘、颔厌，至头维，再至额中会神庭。

面部支脉，⑤从大迎向下，至人迎、水突、气舍；⑥入缺盆，⑦过膈肌属胃（会上脘、中脘），络脾。

胸腹部主干，⑧从缺盆向下，经气户、库房、屋翳、膺窗、乳中、乳根，向内斜下至不容，向下经承满、梁门、关门、太乙、滑肉门、天枢、外陵、大巨、水道、归来，进入气街（气冲）。

腹内支脉，⑨从胃口向下，沿腹里；⑩至气街与主干会合。下肢主干自气街向下，经髀关、伏兔、阴市、梁丘，入犊鼻；⑪再经足三里、上巨虚、条口、下巨虚，至足背解溪、冲阳，进入中趾内侧缝的陷谷、内庭，出次趾外侧端之厉兑。

小腿支脉，⑫从膝下三寸足三里分出至丰隆，向下进入中趾外侧缝，出其外侧端。

足部支脉，⑬从冲阳分出，进入大趾缝间，出大趾末端与脾经相交接。

（五）足太阴脾经（21穴）

脾经，①从大趾内侧隐白开始，沿大都、太白至公孙；②上至内踝前之商丘；③上小腿内侧，沿胫骨后至三阴交、漏谷，交出肝经之前至地机、阴陵泉；④经膝骨内侧至血海、箕门；⑤从冲门入腹，至府舍，会中极、关元，经腹结、大横；⑥上属于脾，络于胃（腹哀，会下脘、日月、期门）；⑦过膈肌，经食窦、天溪、胸乡、周荣，络大包，会中府；⑧连舌根，散布舌下。

其支脉，⑨从胃部分出，过膈肌流注心中，与心经相交接。

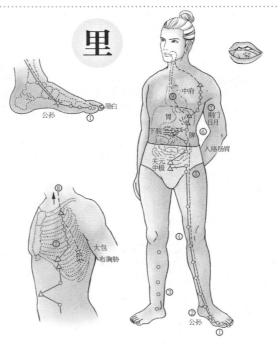

十二经脉：心经和小肠经

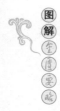

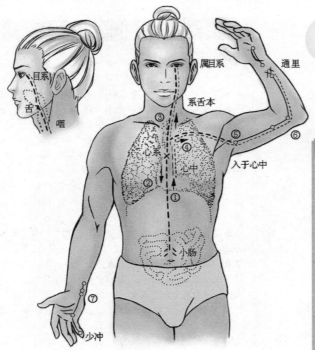

里

（六）手少阴心经（9穴）

心经，①从心中始，出来属于心之系带（心系）；②向下过膈肌，络小肠。

上行支脉，③从心系向上，挟食道旁，至目系。

外行主干，④从心系上行至肺，向下出于极泉；⑤沿上臂内侧后缘，至青灵；⑥下至肘内少海，沿前臂内侧后缘，至灵道、通里、阴郄、神门；⑦自掌内至少府，出于小指桡侧末端距指甲角0.1寸处的少冲穴，与小肠经相交接。

表

（七）手太阳小肠经（19穴）

小肠经，①从小指尺侧末端少泽穴开始，上行至前谷、后溪，经腕骨、阳谷；②出于养老，向上至支正；③出于小海，沿臂外后侧上行；④至肩贞、臑俞，曲行于天宗、秉风、曲垣，会附分，走肩外俞，会大杼，走肩中俞，会大椎；⑤入缺盆，下络于心，沿食管向下过膈，至胃（会上脘、中脘），属于小肠。

颈部支脉，⑥从缺盆上行至天窗、天容，经颧髎，到外眼角会瞳子髎，弯向后会耳和髎，进入耳中（听宫）。

面颊部支脉，⑦从天容处分出，至睛明，与膀胱经相交接。

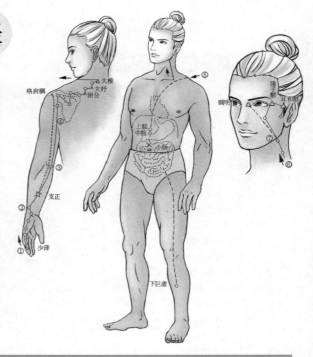

十二经脉：肾经和膀胱经

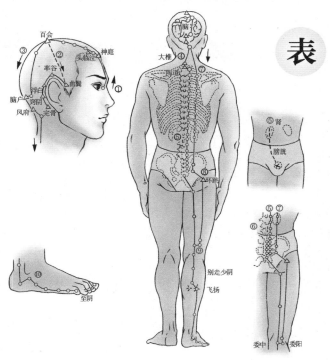

表

（八）足太阳膀胱经（67穴）

膀胱经，①从睛明开始，上行额部，交会于头顶（百会）。头顶支脉，②从百会分出到耳上方，终于完骨。直行主干，③从百会入内，络于脑，至天柱一分为二：④一支挟脊旁会大椎，向下到达腰中肾俞，进入脊旁筋肉；⑤络于肾，属于膀胱，行至白环俞；⑥一支从腰中分出，从上髎穴，下行至腘窝中的委中穴；⑦天柱分出的另一支脉，下行至附分，直到秩边穴；⑧会于环跳，下至委阳，会合于委中；⑨由此向下，直至昆仑；⑩从仆参拐向足小趾外侧之至阴，与足少阴肾经相交接。

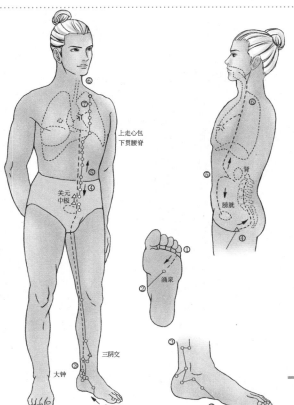

里

（九）足少阴肾经（27穴）

肾经，①起于足小趾下；②至涌泉，行到然谷，走太溪、大钟、水泉、照海（即转一圈）；③然后向上至复溜、交信，会三阴交，上至筑宾、阴谷；④会长强，属肾，络膀胱；⑤从肾向上，通过肝、膈，进入肺中；⑥沿喉咙至舌根，通廉泉。
其支脉，⑦从肺出来，络于心，流注胸中，与心包经相交接。

第三章　五脏失养：内科疾病（上）

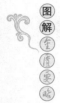

十二经脉：心包经和三焦经

里

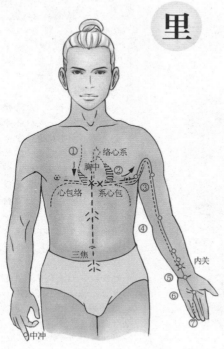

（十）手厥阴心包经（9穴）

心包经，①始于胸中，浅出属于心包，过膈肌、胸部、上腹与下腹，络于上、中、下三焦。

胸中支脉，②沿着胸内出胁部；③从腋下三寸处天池穴向上，至腋下；④至天泉，行于手太阴、手少阴之间；⑤进入肘中曲泽穴，下至郄门、间使、内关、大陵；⑥入掌中劳宫穴，沿中指桡侧出于末端。

掌中支脉，⑦从劳宫分出，沿无名指出于末端，与三焦经相交接。

表

（十一）手少阳三焦经（23穴）

三焦经，①始于无名指末端关冲穴，上行至液门；②沿手背向上，经中渚、阳池、外关、支沟、会宗、三阳络、四渎；③至肘尖天井穴，沿上臂外侧走清冷渊、消泺，至臑会、肩髎；④会秉风、大椎、天髎；⑤向前进入缺盆，分布于膻中，散络心包；⑥过膈肌，遍及三焦。

胸中支脉，⑦从膻中上行，出缺盆；⑧循项上行，联系耳后；⑨直上出耳上方，弯下于面颊，至目眶下（颧髎）。

耳后支脉，⑩从耳后进入耳中，出走耳前，经过上关前，交面颊，行至外眼角，会瞳子髎，与胆经相交接。

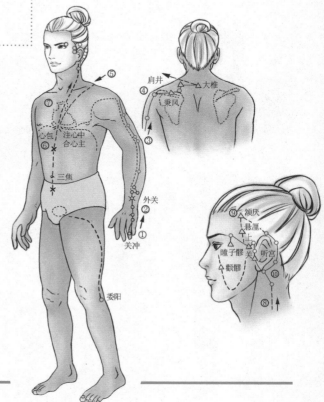

十二经脉：胆经

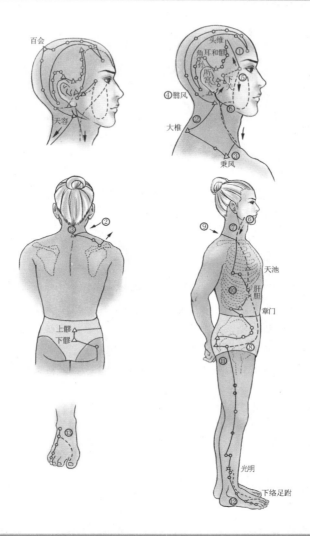

（十二）足少阳胆经（44穴）

胆经，①始于外眼角瞳子髎，向上到头角，再下行到耳后完骨，再转向前至阳白，再转向后至风池，下至天容；②至肩，会大椎，经肩井，会秉风；③进入缺盆。

耳部支脉，④从耳后进入耳中（会翳风），走耳前，至外眼角后。

目部支脉，⑤从外眼角分出，下至大迎，会合三焦经至眼下；⑥下边经过颊车，至颈部；⑦会合于缺盆，向下至胸中，过膈肌，络于肝，属于胆，沿胁里，出于气街（气冲），绕阴部毛际；⑧横向进入髋关节部。

躯体部主干，⑨从缺盆下至腋下，会天池；⑩沿侧胸，过季胁，向下会合于髋关节部；⑪由此向下，沿大腿外侧经风市、中渎，出于膝阳关，下至阳陵泉、悬钟，出外踝之前丘墟穴；⑫沿足背进入第四趾外侧，终于足窍阴。

足背部支脉，⑬从足临泣分出，行至大趾端，回转通过爪甲，出于趾背汗毛部，与肝经相交接。

65

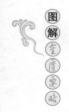

❻ 面赤喉痛之证：

阴阳毒

阴毒和阳毒的阴阳二字，既不是指寒热，也不是指表里，而是以证候分阴阳。阳毒证候为面赤如锦纹，吐脓血；阴毒证候为面青，身闷痛。

【译文】患阳毒，症状为面部出现红色斑点，如同锦纹一样；咽喉疼痛；吐脓血。患病五天以内比较容易治疗，七天以上则很难治愈。可用升麻鳖甲汤（药方见 67 页）治疗。

患阴毒，症状为面目、双眼发青，身体疼痛得如同被棍棒打，咽喉痛。患病五天以内较易治疗，七天以上则难以治愈。应当用升麻鳖甲汤去除雄黄、蜀椒加以治疗。

【简释】阴阳毒是首见于《金匮要略》的病名，后世也曾提出类似于猩红热的疾病，但与温病学中的烂喉痧相当，并非这种阴阳毒。阴阳毒是由于感受疫毒所导致的。疫毒内侵，血分热盛，便形成了阳毒的症状——面赤、咽痛，甚至吐脓血。随着疫毒更加深入，血脉的瘀滞逐渐明显，因而出现面青身痛的症状，这便成了阴毒。阴毒和阳毒，从治疗上考虑，虽然二者都以解毒清热、活血散瘀为治疗原则，但阳毒重在清热凉血解毒，而阴毒适当用些温药也是可以的。

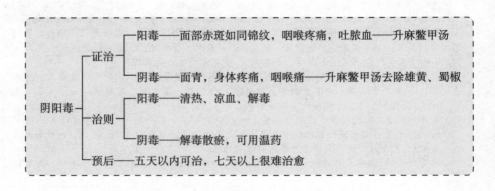

阴阳毒
- 证治
  - 阳毒——面部赤斑如同锦纹，咽喉疼痛，吐脓血——升麻鳖甲汤
  - 阴毒——面青，身体疼痛，咽喉痛——升麻鳖甲汤去除雄黄、蜀椒
- 治则
  - 阳毒——清热、凉血、解毒
  - 阴毒——解毒散瘀，可用温药
- 预后——五天以内可治，七天以上很难治愈

中医的阴阳学说

　　阴阳，本是中国古代哲学的一对名词，是对自然界中相互关联的事物或现象中对立双方的概括。中医学中吸收了阴阳概念，将组成人体的各个部位，根据阴阳对立互根的理论，划分阴阳属性。

自然界中的昼夜阴阳

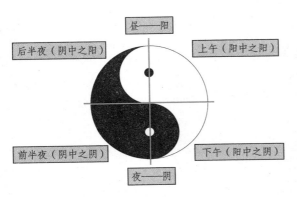

升麻鳖甲汤		
配方	用量	制法
升麻	8克	
当归	4克	
蜀椒	4克	炒去汗
甘草	8克	
雄黄	2克	研
鳖甲（手指大）	1片	炙

　　用法：将以上6味药用0.8升水煮取0.2升，一次性服用。老人和孩子可再次服用，服后发汗。

中医中的人体阴阳

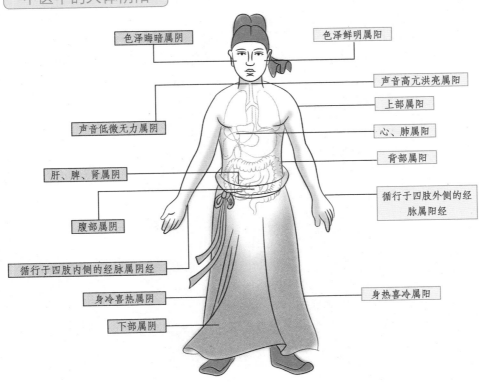

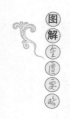
❼ 忽冷忽热之证：

疟病

疟病俗称"发疟子""打摆子""瘴气"等，在我国古代至1949年发病率非常高，典型的临床表现为间歇性、周期性发作。

病机和治则

【译文】老师说：疟疾病人的脉象多呈弦脉，脉弦而数的病人多发热，脉弦而迟的病人多发寒。脉象弦而细、紧的病人可用下法治疗；脉象弦而迟、紧的病人可用汗法、针灸加以治疗；脉象浮大者可用吐法；脉象弦数者，为风热，指感受邪气而发热，可通过适当的饮食调养辅助药物治疗。

【简释】疟病，主要指今天的疟疾，《黄帝内经》中已对此有不少记载。从古至今，疟疾一直是严重危害人们健康的烈性传染性疾病之一。人体被疟邪侵入后，病位与六经病证中的少阳相关，不过治疗方法与少阳大不相同，可用汗、吐、下、灸等法。

疟母

【译文】患疟疾，如果在当月一日发作，经过治疗，十五号时就会痊愈；如果月中没有痊愈，再治疗半个月就会痊愈。如果整整一个月仍没有痊愈，那是什么原因呢？老师说：这是由于疟邪与瘀血积聚于胁下，称为"疟母"，应尽快治疗，可用鳖甲煎丸（药方见69页）治疗。

【简释】疟疾经过一段时日，可能正胜邪退，自己就会痊愈；也有长久不愈，反复发作，导致正气渐渐衰微，疟邪积聚，血、痰形成痞块，居于胁下的，称为"疟母"。疟母不解除，会影响气血运行，因而应当抓紧治疗。

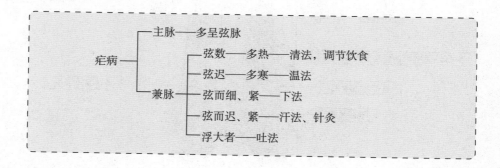

疟疾的形成和治疗

疟疾由疟原虫寄生于人体所引起，经疟蚊叮咬或输入带疟原虫者的血液而感染，属于传染病。

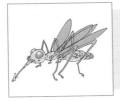

疟原虫先存在于蚊子的胃内，繁殖后幼虫侵入蚊子的唾液腺。

根除疟疾，除了治疗疟疾病人外，消灭蚊子是关键哦。

疟蚊叮咬人时，唾液中的寄生虫进入人体血液中。

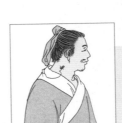

疟蚊叮咬其他人，继续传播疟疾。

感染后，人会间歇性打寒战、发高热、面苍白、口唇干。

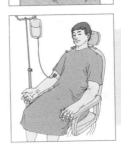

直到今天，输入带疟原虫的血液或使用含疟原虫的血液污染的注射器也可传播疟疾。

配方	用量	制法	配方	用量	制法	配方	用量	制法
鳖甲	3.6 克	炙	桂枝	0.9 克		人参	0.3 克	
射干	0.9 克	烧	葶苈	0.3 克	熬	䗪虫	1.5 克	熬
黄芩	0.9 克		石韦	0.9 克	去毛	阿胶	0.9 克	炙
柴胡	1.8 克		厚朴	0.9 克		蜂窠	1.2 克	炙
鼠妇	0.9 克	熬	牡丹	1.5 克	去心	赤硝	3.6 克	
干姜	0.9 克		瞿麦	0.6 克		蜣螂	1.8 克	熬
大黄	0.9 克		紫葳	0.9 克		桃仁	0.6 克	
芍药	1.5 克		半夏	0.3 克				

鳖甲煎丸

用法： 将以上 23 味药研末另放，取灶下灰 2 升，用清酒 30 升浸灰，等酒剩一半时，放入鳖甲，煮烂如胶漆，绞取汁，放入其他药，调成梧桐子大小的丸。每次空腹服 7 丸，每天三次。

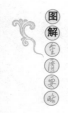

瘅疟

【译文】老师说：平时阴虚阳盛的人，阴津极其亏损，而阳邪独亢盛，表现为身热、气短、烦闷难耐、手足心热而想呕吐，称为"瘅疟"。如果只发热不怕冷，表明邪热侵入脏腑，同时又蒸熏体表，表里皆热盛，因而使人形体消瘦。

【简释】此处论述了瘅疟的病机和症状。由于病人体内阳盛，阳盛则热，耗伤阴液，因而发病后身体只热不寒；热盛伤气，因此气短、烦闷；热伤胃阴，胃气上逆，因而欲呕吐。

温疟

【译文】患温疟，病情缓解时脉象如同正常人一样，身体只寒不热，骨节烦疼，经常呕吐，可用白虎加桂枝汤（药方见71页）治疗。

【简释】温疟病人热多寒少，因而身体只热不寒，表有寒就会骨节疼痛，邪热侵胃则会时常呕吐。脉象如平常人是个疑问，临床上一般脉象滑数或洪数。白虎加桂枝汤以清热为主，兼散表寒。

牝疟

【译文】患疟疾，身体寒多热少，称为"牝疟"，可用蜀漆散（药方见71页）治疗。

【简释】牝指雌性动物，雌为阴，寒属阴，因而牝疟即寒疟，主要特征为寒多热少。牝疟的病机与阳虚痰阻相关，因此用蜀漆散祛痰通阳截疟。此方的服法强调发病之前服药，临发时再服，可见所治的为今天的疟疾。

```
          ┌ 疟母——疟邪积聚，血、痰形成痞块，居于胁下——鳖甲煎丸
          │ 瘅疟——身热、气短、烦闷难耐、手足热而欲呕吐——白虎加桂枝汤
证治  ─────┤
          │ 温疟——脉象如正常人，只寒不热，骨节烦疼，经常呕吐——白虎加桂枝汤
          └ 牝疟——寒多热少——蜀漆散
```

黄花蒿——截疟良药

　　青蒿因有清热解暑、除蒸、截疟的作用，古医书中对其多有记载，各地的数种蒿草也被冠以"青蒿"入药。正是因为对疟疾独有的神奇疗效，中药青蒿成为千金难求的妙药，其中被称为"臭蒿"的黄花蒿更是由"布衣"变为"天子"，担当起治疟的重任。

青蒿
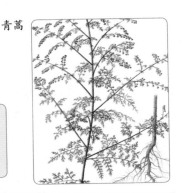

> 千百年来，青蒿因其良好的药效一直居于"蒿中天子"的高位。

> 李时珍的《本草纲目》问世后的400年间，青蒿（又名香蒿）一直被尊为正品，其他均为赝品（即假药）。

古代	1593 年到 1990 年	1990 年以后

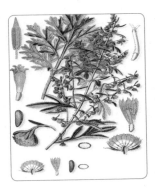

黄花蒿

> 黄花蒿（又名臭蒿）由于臭味较大，连被视为假药的资格都没有，老百姓只是用它熏蚊子，很难当成青蒿卖钱。

> 中医研究人员发现了黄花蒿中的有效抗疟成分，并将其命名为黄花蒿素。从此，黄花蒿取代了青蒿的"天子"之位。

白虎加桂枝汤		
配方	用量	制法
知母	24 克	
甘草	8 克	炙
石膏	64 克	
粳米	15 克	
桂枝	12 克	去皮

用法：将上药切碎，每次取15克，用1杯半水煎取八成，去渣温服，汗出即愈。

蜀漆散		
配方	用量	制法
蜀漆	等份	烧去腥
云母	等份	烧二日夜
龙骨	等份	

用法：将以上3味药捣成散，未发作时用水送服1.5克。治疗温疟，可加蜀漆2克，临发作时服1.7克。

第三章　五脏失养：内科疾病（上）

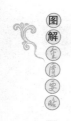

⑧ 半身不遂之证：

中风

中风以半身不遂、口歪眼斜甚至突然倒地昏倒为主症。本篇所述的中风，以体虚外风侵体立论，与金元时期以"内风"立论有所不同。

🔥 病机与症状

【译文】患上中风，必然半身不能随意活动；或者只是一臂不能随意活动，这属于痹证，皆是正气亏虚、经脉闭阻、气血不畅所致。

脉象微而数，属于中风的脉象。寸口脉浮而紧，紧脉表示感受寒邪，浮脉表示卫气不足，这是寒邪与虚损相搏，寒邪胜因而留滞于皮肤中。脉象浮是由于血虚导致经络空虚，贼风、邪气停留于肌肤中，不能往外泄出，左右游动，使得受邪的一侧经络肌肉松弛，无病的一侧经络肌肉相对紧绷。健侧牵引患侧，于是出现口眼歪斜的症状。

风邪侵犯络脉，病人肌肤麻木；风邪侵犯经脉，病人身体沉重，不易活动；风邪侵入腑，病人昏不认人；而风邪侵入脏，病人就会口难言，吐涎沫。

🔥 中风与瘾疹

【译文】寸口脉迟而缓，迟则为寒，缓则为虚；营缓则为血虚，卫缓则为中风。邪气侵入经，会出现皮肤突然起瘾疹而作痒；心气不足，邪气入中，就会胸闷而短气。

【简释】古代医家对风病的认识属于广义的范畴，即除了因外感风邪而发病的称为"风病"外，凡是病发急骤、症状多变、与自然界中"风性善行而数变"相类似的，均被认为是风病。本篇所述的中风以半身不遂、口眼歪斜等症状为主，还强调了营卫不足的人，容易受外邪侵袭发为中风或瘾疹。

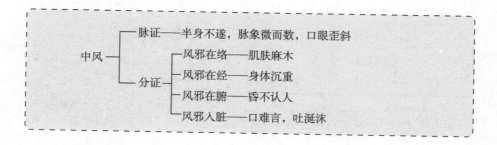

中风
├── 脉证——半身不遂，脉象微而数，口眼歪斜
└── 分证
　　├── 风邪在络——肌肤麻木
　　├── 风邪在经——身体沉重
　　├── 风邪在腑——昏不认人
　　└── 风邪入脏——口难言，吐涎沫

风邪与中风（一）

风邪的产生

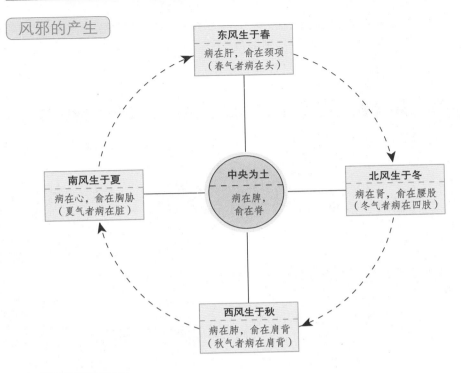

东风生于春
病在肝，俞在颈项
（春气者病在头）

北风生于冬
病在肾，俞在腰股
（冬气者病在四肢）

西风生于秋
病在肺，俞在肩背
（秋气者病在肩背）

南风生于夏
病在心，俞在胸胁
（夏气者病在脏）

中央为土
病在脾，
俞在脊

治中风的良方

侯氏黑散			
配方	用量	配方	用量
菊花	40克	人参	3克
白术	10克	矾石	3克
细辛	3克	黄芩	5克
茯苓	3克	当归	3克
牡蛎	3克	干姜	3克
桔梗	8克	川芎	3克
防风	10克	桂枝	3克

主治：中风后四肢烦重，心中恶寒。
用法：将以上14味药研末，用酒送服1克，
每天1次。初服20天，用温酒调服，禁一切鱼
肉、大蒜。常宜冷食，60天停止。

头风摩散		
配方	用量	制法
大附子	1枚	炮
盐	与大附子同重	

主治：发作性头痛、头眩。
用法：将以上2味药研末，沐浴后取1克
抹于患处按摩，令药力发挥。

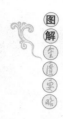

风邪与中风（二）

风邪是六淫病邪的主要致病因素，常为外邪致病的先导。风是春天的主气，因而风病多见于春天，不过由于四季都有风，所以风邪致病，四季皆有，以春季最为多见。

风的性质和特点

性质	致病特点	主要症状
风为阳邪，轻扬开泄	病位在上 病位在表	伤风：头痛、鼻塞、咽痒痛 伤风：恶风、发热、出汗
善行数变	病位游走不定 症状变化无常	四肢关节疼痛，游走无定 皮肤出现瘾疹，发痒，此起彼伏
风性主动	肢体运动异常	四肢抽搐、角弓反张、拘挛
风为百病之长	大多兼邪致病，是外邪致病的先导	风寒、风热、风湿、风燥等

治中风的良方

风引汤

配方	用量	配方	用量
大黄	16克	寒水石	24克
干姜	16克	滑石	24克
龙骨	16克	赤石脂	24克
桂枝	12克	白石脂	24克
甘草	8克	紫石英	24克
牡蛎	8克	石膏	24克

主治：热瘫痫。
用法：将以上12味药粗筛过，用韦囊盛放。每次取三指撮，用0.6升井花水煮三沸，温服0.2升。

防己地黄汤

配方	用量
防己	1克
桂枝	3克
防风	3克
甘草	1克

主治：中风后癫狂乱语、行为反常、独自一人胡言乱语不止、无寒热、脉象浮。
用法：将以上4味药用1杯酒浸一夜，绞取汁另放；取生地黄126克切碎，蒸之如蒸2升米饭的时间，用铜器接取其汁，再绞取地黄汁，三汁相混，分2次服用。

中风的病因

中风是以突然口眼歪斜、语言不利、半身不遂等为主症的一类疾病的统称。中风是本虚标实之证，在本为阴阳偏胜，气机逆乱；在标为风火相煽，痰浊壅塞，瘀血内阻。常见的病因如下：

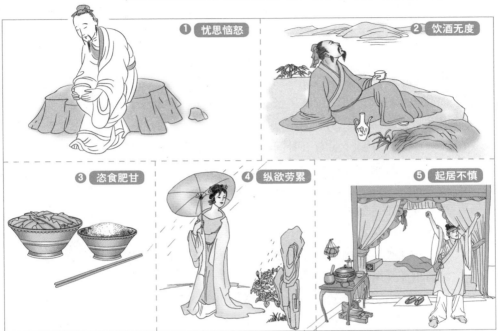

① 忧思恼怒　② 饮酒无度　③ 恣食肥甘　④ 纵欲劳累　⑤ 起居不慎

第三章　五脏失养：内科疾病（上）

中风的类型

中风

中经络
仅见肌肤麻木、口眼歪斜、言语塞涩或半身不遂，没有神志障碍

风邪入中，经络痹阻型；兼恶寒发热、苔薄脉浮。治法宜祛风通络

肝肾阴虚，风阳上扰型；兼腰酸耳鸣、舌红脉细。治法宜滋阴熄风

痰热腑实，风痰上扰型；兼痰多便秘、苔腻脉滑。治法宜通腑化痰

中脏腑
除中经络的症状外，还有昏昏欲睡、神志不清等神志症状

闭证。症状为牙关紧闭、两手紧握、肢体强痉等。属阳闭者治法宜辛凉开窍、滋阴熄风；阴闭者治法宜辛温开窍、祛痰熄风

脱证。症状为目合口张、鼻鼾息微、手撒尿遗。治法宜回阳固脱

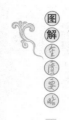

⑨ 剧痛彻髓之证：

历节

历节以身体各关节疼痛为主症，由于得此病关节疼痛剧烈时如同虎咬，因而又称"白虎历节"。致病的外因为外感风寒湿邪，内因为正气亏虚。

【译文】如果寸口脉沉而弱，沉脉主骨，弱脉主筋；则沉脉表示肾病，弱脉表示肝病。出汗后腠理张开而进入水中，湿邪伤及心脉，流入关节，使关节有黄汗渗出，为历节病。

如果趺阳脉（足背上骨间动脉，在足阳明经的冲阳穴处）浮而滑，则滑脉表示肠胃中谷气壅实，浮脉表示里热炽盛而出汗。

如果少阴脉（足内踝与跟腱连线中点的动脉，在足少阴肾经的太溪穴处）浮而弱，则弱脉表示血气不足，浮脉表示外感风邪，风邪与血虚相搏，因而产生牵引性疼痛。

如果肥胖体虚的人脉象涩小且气短，汗自出，关节疼痛不可屈伸，是饮酒后出汗受风所致。

全身每个关节疼痛，身体瘦弱而肢节畸形，两脚关节肿大得仿佛要与身体脱离一样，头晕气短，时常欲吐，可用桂枝芍药知母汤（药方见本页）治疗。

患历节，关节疼痛不可屈伸，可用乌头汤（药方见本页）治疗。

桂枝芍药知母汤

桂枝16克 芍药12克 甘草8克 麻黄8克 生姜20克 白术20克 知母16克 防风16克 附子8克，炮

用法： 将以上9味药用1.4升水煮取0.4升，温服0.14升，每天3次。

乌头汤

麻黄12克 芍药12克 黄芪12克 甘草12克，炙 川乌5枚，先煎，切碎，用0.4升蜜煎取0.2升，即出

用法： 将以上5味药先切碎前4味，用0.6升水煎取0.2升，去渣，放入最后一味药，再煎煮，服0.14升。若不愈，可全部服完。

白虎历节

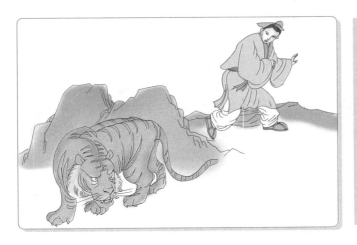

白虎历节即风湿性、骨性关节炎等。历节，指遍历全身关节之意。当风湿发作时，疼痛剧烈，累及全身关节，就像被老虎咬住一样，疼痛得难以忍受，因得此名。

历节的四种证候

1
　　湿热阻络证候，常见于疾病的早期和活动期，以关节发红、发热、肿胀、疼痛为特点。

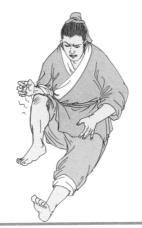

2
　　寒湿阻络证候，常见于疾病的缓解期和中晚期，病人关节发凉，怕冷，阴天、下雨时病情加重。

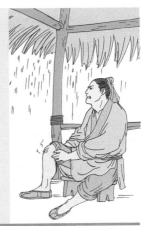

3
　　瘀血阻络证候，以关节疼痛变形为主，女性还表现为经血结块、颜色发黑等。

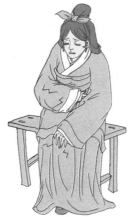

4
　　肝肾不足和气血亏虚证候，病人关节疼痛，伴有腰膝酸软、疲乏无力、面色萎黄等症。

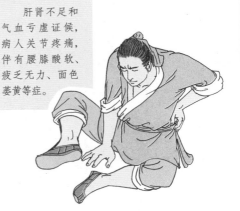

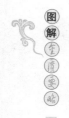
❿ 局部麻木之证：

血痹

血痹，指血行痹阻，是由血气不足，又感受外邪所引起，以周身或局部肌肤麻木不仁，重者出现关节痹痛为主症。

【译文】 有人问：血痹是怎么患上的？老师回答：养尊处优的富贵之人，虽体态肥胖但体质不强健，稍微劳动就会疲劳出汗、辗转反侧难以入眠，又因受风邪侵犯，于是得了这种病。如果病人寸口脉象微而涩，关上脉小而紧，应当用针刺法导引阳气，使脉象平和而不紧，病情便会好转。

【简释】 血痹是由营卫虚弱、腠理不固、外感风邪、痹于肌肤血络引发的，血行不畅是其主要病因。而血行不畅的原因是阳气不足。因而治疗血痹可用针刺法导引阳气，气行则血行，气血调和则脉和而不紧，于是病自愈。

【译文】 患血痹，阴阳气血亏损不足，寸口、关上脉象微，尺中脉象小而紧，全身肌肤麻木，不觉痛痒，如同患风痹一样，可用黄芪桂枝五物汤（药方见 79 页）治疗。

【简释】 此处血痹重证的治疗，阴阳俱微，指皮肤络脉空虚，血气不足。气虚血痹，肌肤失荣，因而表现为身体麻木，不觉痛痒，严重的如同风痹。这种情况下不能用针法，应调以甘药治疗。

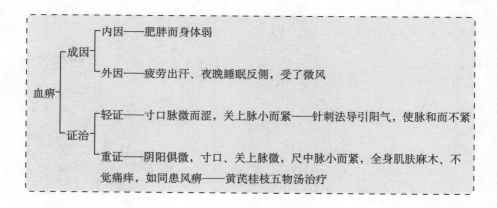

血痹
- 成因
  - 内因——肥胖而身体弱
  - 外因——疲劳出汗、夜晚睡眠反侧，受了微风
- 证治
  - 轻证——寸口脉微而涩，关上脉小而紧——针刺法导引阳气，使脉和而不紧
  - 重证——阴阳俱微，寸口、关上脉微，尺中脉小而紧，全身肌肤麻木、不觉痛痒，如同患风痹——黄芪桂枝五物汤治疗

血的运行

血液从心出发，在脉管中运行，流布到身体的各种组织内，发挥其运输营养的作用，再返回到心，循环不息。当这种和谐状态受到破坏，血液运行不畅时，就会引起病患，血痹即是其一。

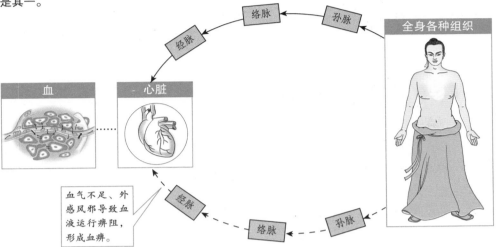

血气不足、外感风邪导致血液运行痹阻，形成血痹。

芍药——除血痹的良药

芍药味苦，性平，可畅通血脉，消除血涩不行，消散固定不移的坚硬肿块，消除腹中邪气郁结导致的疼痛，其中除血痹是其最主要的疗效之一。

早在我国第一部药书《神农本草经》中，就将芍药列为中品，并指出其除血痹的独特疗效。

李时珍的《本草纲目》中认为芍药可除血痹，治邪气腹痛，破坚积，止痛，益气，利小便。

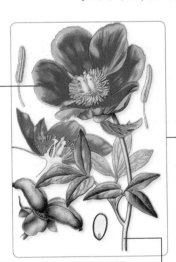

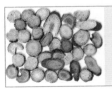

芍药根

除血痹，治邪气腹痛，可强五脏，补肾气，治时疾骨热；妇人各种病，胎前产后诸疾。

黄芪桂枝五物汤

配方	用量
黄芪	12 克
芍药	12 克
桂枝	12 克
生姜	24 克
大枣	12 枚

用法 将以上 5 味药用 1.2 升水煮取 0.4 升，温服 0.14 升，每天 3 次。

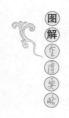

⑪ 体虚无力之证：

虚劳

虚劳作为一个概念，主要指以五脏虚损为主的慢性衰弱性疾病。久病必虚，虚而长期不愈称为"劳、损"，因此又有"虚损、劳损"之称。

脉象及类别

【译文】男子外表看起来好像没病，却出现大而无力的脉象，属于虚劳；如果出现脉象极虚的症状，也属于虚劳。

男子面色淡白无华，阴血不足而口渴；如果稍微运动即气喘，心悸，脉象浮大无力，表示为里虚。

男子脉象虚、沉、弦，没有恶寒发热的症状，但腹中拘急，小便不利，面色苍白，经常感觉精神不足而闭着眼睛，出鼻血，小腹胀满，这都是虚劳所引起的。

虚劳的症状：脉象浮大无力，手足心烦热，春夏季节加剧，秋冬有所缓解，体内虚寒而精液稀薄清冷，腰腿酸软得不能行走。

男子脉象浮、弱而涩，表明元气不足，精少清冷。

精液不足的人，会小腹弦急，外阴部寒冷，目眩脱发，脉象极虚且浮、迟，通常兼有下利清谷、亡血、失精的症状。如果脉象芤动微紧，在男子则患梦遗，在女子则患梦交，可用桂枝加龙骨牡蛎汤（药方见本页）治疗。

【简释】虚劳作为病证名，其主要症状难以概举；虚劳作为一个概念，主要指以五脏虚损为主的慢性衰弱性疾病。久病必虚，虚而长期不愈称为"劳"。当病及五脏时，五脏虚损的各种症状就会呈现。虚劳在治法上应重视甘温扶阳，同时兼顾养阴，不忘祛瘀。

桂枝加龙骨牡蛎汤

桂枝12克 芍药12克 生姜12克 甘草8克 大枣12枚 龙骨12克 牡蛎12克

用法：将以上 7 味药用 1.4 升水煮取 0.6 升，分 3 次温服。

五劳七伤

何谓五劳

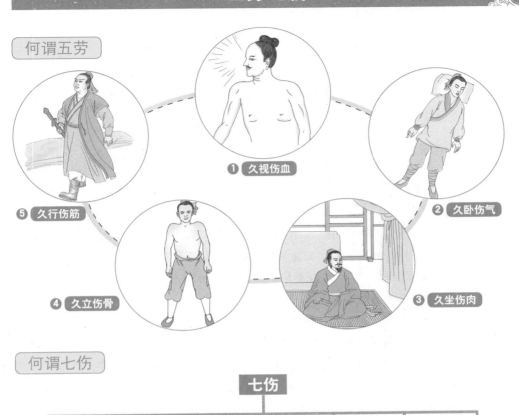

① 久视伤血

② 久卧伤气

③ 久坐伤肉

④ 久立伤骨

⑤ 久行伤筋

何谓七伤

七伤

大饱伤脾	大怒、气逆伤肝	强力举重、久坐湿地伤肾	行寒、饮冷伤肺	忧愁思虑伤心	风雨寒暑伤形	恐惧不解伤志

中医保健治五劳七伤

如此反复多遍，可使精血充足，神气宁静，缓解五劳七伤，也可防治颈椎病。

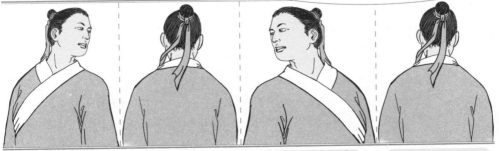

1. 慢慢向右转头，眼看后方。

2. 复原。

3. 慢慢向左转头，眼看后方。

4. 复原。

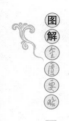

【译文】人到了五六十岁，如果脉象大，身体两侧有麻木感，肠鸣不已，颈腋部淋巴结结核，大多是虚劳导致的。

脉象沉小而迟，称为"脱气"。病人快步行走会喘不过气来，且手足逆冷，腹部胀满，严重的还会溏泄，饮食不消化。

如果脉象弦而大，弦脉重按时会减弱，大脉中空如同芤脉一样；弦脉主寒证，芤脉主虚证，虚寒相搏，便是革脉之象。妇人革脉会半产漏下，男子革脉会亡血失精。

证治

【译文】患虚劳，出现腹中拘急、心悸、鼻出血、腹中疼痛、梦中遗精、四肢酸痛、手足心烦热、咽干口燥等症状，可用小建中汤（药方见 83 页）治疗。

患虚劳，腹中拘急，阴阳气血皆不足，可用黄芪建中汤治疗。药方是在小建中汤中加黄芪 6 克，其余治法相同。

虚劳引起的阴阳气血不足，如感受风邪引起的多种病证，可用薯蓣丸（药方见 83 页）治疗。

虚劳导致虚烦热燥、失眠，可用酸枣仁汤（药方见 83 页）治疗。

五劳导致身体极度衰弱消瘦，腹部胀满不能饮食，其主要原因是饮食失节、忧伤过度、饮酒过量、房事频繁、饥饿过度、疲劳过度等，造成经络营卫气损伤，体内瘀血停滞，皮肤粗糙如鳞甲，双目黯黑。治疗时必须缓中补虚，可服用大黄䗪虫丸（药方见 83 页）。

【简释】古人认为，饮食所伤、情志所伤、过劳所伤是虚劳的原因。现在看来，虚劳并不能单独成病，而是多种疾病的转归，即疾病慢性化之后内脏功能低下甚至衰竭。所谓久病必虚，说的正是其中慢性化的过程。

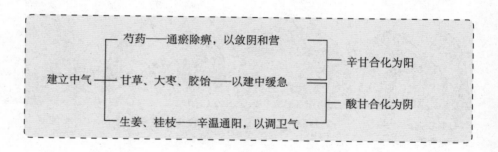

虚劳的类别

虚劳是脏腑亏损、元气虚弱所致的多种慢性病证的总称，其病理变化有阴虚、阳虚、阴阳两虚；气虚、血虚、气血两虚。现代医学多种慢性或消耗性疾病均可包括在内。

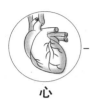

心

| 心血虚，治则：养血安神 |
| 心阳虚，治则：温通心阳 |
| 心阴虚，治则：滋阴养心 |

| 脾气虚，治则：健脾益气 |
| 脾阳虚，治则：温中健脾 |
| 脾阴虚，治则：养阴和胃 |

脾

| 肺气虚，治则：补肺益气 |
| 肺阴虚，治则：养阴润肺 |

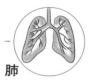

肺

| 肝血虚，治则：补血养肝 |
| 肝阴虚，治则：滋阴养肝 |

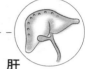

肝

| 肾阳虚，治则：温补肾阳 |
| 肾阴虚，治则：滋补肾阴 |

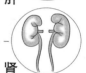

肾

治虚劳的良方

❶ 小建中汤

桂枝12克，去皮 甘草8克，炙 大枣12枚 芍药24克 生姜12克 胶饴0.2升

用法： 将前面 5 味药用 1.4 升水煮取 0.6 升，去渣，放入胶饴，微火加热溶化。温服 0.2 升，每天 3 次。

❷ 薯蓣丸

薯蓣30克 当归 桂枝 神曲 干地黄 豆黄卷各10克 甘草28克 人参7克 川芎 芍药 白术 麦门冬 杏仁各6克 柴胡 桔梗 茯苓各5克 阿胶7克 干姜3克 白蔹2克 防风6克 大枣100枚，为膏

用法： 将以上 21 味药研末，加蜜调成弹子大小的丸，空腹用酒送服 1 丸，100 丸为 1 剂。

❸ 酸枣仁汤

酸枣仁30克 甘草4克 知母 茯苓各8克 川芎8克

用法： 将以上 5 味药用 1.6 升水煮酸枣仁得 1.2 升，放入其他药，煮取 0.6 升，分 3 次温服。

❹ 大黄䗪虫丸

大黄10克，蒸 黄芩8克 甘草12克 桃仁30克 杏仁30克 芍药16克 干地黄40克 干漆4克 蛀虫30克 水蛭100枚 蛴螬30克 䗪虫15克

用法： 将以上 12 味药研末，加蜜调成小豆大小的丸，用酒送服 5 丸，每天 3 次。

第三章　五脏失养：内科疾病（上）

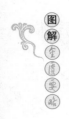

⑫ **咳嗽唾涎之证：**

肺痿

肺痿为慢性虚衰疾患，是肺叶萎弱的病变，包括虚热和虚寒两种病情，以咳唾涎沫为主症，一般归入咳嗽类。

主症及病机

【译文】有人问：热在上焦时，会导致咳嗽最终成肺痿。肺痿这种病，形成的原因是什么呢？老师回答：有的因为出汗太多，有的因为呕吐频繁，有的是从消渴病转化而来，有的由于小便过多，还有的由于便秘而攻利过度等，都可使津液重伤，因而导致肺痿。

有人问：如果寸口脉数，病人应当干咳无痰，如今反而有浊痰涎沫，是什么原因呢？老师回答：这是肺痿。如果口中干燥，咳嗽兼胸中隐痛，脉象反而滑数，就是肺痈，此病会咳唾脓血。

脉象数虚者是肺痿，脉象数实者是肺痈。

虚寒肺痿与虚热肺痿

患肺痿，吐涎沫而不咳不渴，必定遗尿，小便频繁。之所以会这样，是因为上虚不能制下。由于肺中冷，必然头目眩晕，口中多涎沫，可用甘草干姜汤（药方见本页）温肺补气。如果服药后口渴，就属于消渴证。

如果因虚火上炎，导致咽喉不利，应当用下气法控制逆气，可服用麦门冬汤（药方见本页）治疗。

【简释】肺痿由热在上焦，熏灼肺叶所致，临床上大多与误治而伤津有关，如过度使用汗、吐、下等法。肺痿以咳而痰涎多为主症，多痰中带血，且呈慢性化，后世称为"劳嗽"，一般归为咳嗽类。本篇强调了肺痿有虚热和虚寒两种病机，治疗时也有养阴清热和温肺复气之分，分别用麦门冬汤和甘草干姜汤治疗。

> **甘草干姜汤：**
>
> 甘草16克，炙 干姜8克，炮
>
> **用法：**将上药切碎，用0.6升水煎取0.3升，去渣，分2次温服。

> **麦门冬汤：**
>
> 麦门冬448克 半夏64克 人参8克 甘草8克 粳米18克 大枣12枚
>
> **用法：**将以上6味药用2.4升水煎取1.2升，温服0.2升。白天3次，夜晚1次。

肺痿的病因及预防

肺痿，指肺叶萎缩，是损伤肺津或热病耗伤肺阴，导致肺叶失荣而枯萎的慢性虚弱性肺病。相当于现代医学中的肺不张、肺纤维化、肺硬变、肺气肿、支气管炎等。

肺痿的病因

1	咳嗽、肺痨、肺痈、消渴、热病日久不愈	▶	耗伤阴津，虚热内生	▶	消灼肺津，变生涎沫	▶	肺燥阴竭，肺失润养	▶	日渐枯萎
2	大病久病、内伤久咳、冷哮咳喘、虚热肺痿日久不愈	▶	肺气日耗，渐伤阳气	▶	肺虚有寒，气不化津	▶	津化为涎沫	▶	肺失濡养，肺叶渐萎

肺痿的预防

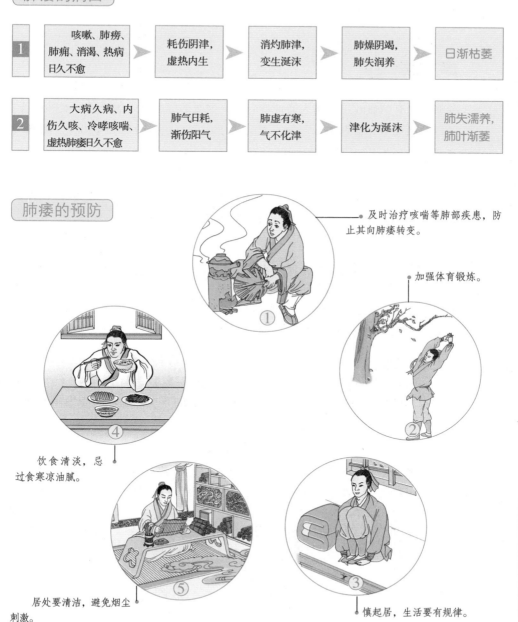

① 及时治疗咳喘等肺部疾患，防止其向肺痿转变。

② 加强体育锻炼。

③ 慎起居，生活要有规律。

④ 饮食清淡，忌过食寒凉油腻。

⑤ 居处要清洁，避免烟尘刺激。

第三章　五脏失养：内科疾病（上）

85

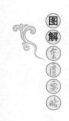

⑬ 咳吐脓血之证：

肺痈

肺痈是由感受风邪引起的，为肺生痈脓的病变，病程可分为表证期、酿脓期和溃脓期、恢复期四个阶段。治疗应以清热解毒、化瘀排脓为主。

成因及证候

【译文】有人问：病人咳嗽、气逆，诊脉时怎样才能确定这是肺痈？患肺痈，当有脓血吐出，病人通常就会死，这时的脉象又是怎样的？老师回答：寸口脉微而数，微脉表示受风，数脉表示体内有热；微脉容易出汗，数脉大多恶寒。风邪侵入卫气时，邪气会随呼气排出而不深入；热邪侵犯营血时，邪气会随吸气深入而不排出。风邪易伤皮毛，热邪易伤血脉。风邪伤肺时，病人会咳嗽、口干、喘闷、咽燥不渴、多吐浊痰、经常打寒战。热邪侵犯营血时，血就会凝滞，蓄结成脓，吐出如米粥。在刚发病时还有救，脓成以后就很难治疗。

【简释】肺痈的主要成因是风热病毒的侵袭。其病机可分三个阶段：先是"风伤皮毛"，是表证期；进一步"风伤于肺"，是酿脓期；最后"热伤血脉"，蓄结痈脓，是溃脓期。上文中认为"吐出就会死""脓成以后就会死"并非定论，肺痈虽然成脓，但积极有效地治疗，仍然可以痊愈。

各种证治

【译文】病人咳嗽，胸部闷满，打寒战，脉象数，咽干不渴，经常吐黏稠腥臭的脓痰，拖延久了会吐米粥状的脓痰，即是患了肺痈，应当用桔梗汤（药方见87页）治疗。

患肺痈，呼气困难不能平卧，可用葶苈大枣泻肺汤（药方见87页）治疗。

患肺痈，胸部胀满，全身、面目浮肿；鼻塞流清涕，不闻香臭，咳逆上气，可用葶苈大枣泻肺汤治疗。三天一剂，可服三四剂。

肺痈证治 —
- 邪实气闭——喘气而难以平卧，胸闷，全身浮肿；鼻塞流清涕，喘鸣迫塞——葶苈大枣泻肺汤
- 血腐脓溃——咳嗽胸闷，打寒战，脉象数，咽干不渴，常吐腥臭浊沫，久吐米粥状的脓——桔梗汤

肺痈的病因病程

肺痈是肺叶生疮、形成脓疡的一种病证。临床以咳嗽、胸痛、发热、吐腥臭浊痰，甚至脓血相间为主要症状。

肺痈的病因

❶ 感受外邪

多因风热外邪从口鼻、皮毛侵入肺；或因风寒袭肺，肺受邪热熏灼而成。

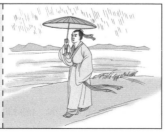

❷ 痰热素盛

嗜酒过度、嗜食辛辣，湿痰化热熏灼于肺；或肺脏宿有痰热，上熏于肺而成。

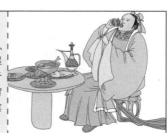

❸ 劳累过度

正气虚弱，则卫外不固，外邪乘虚侵袭，导致肺痈。

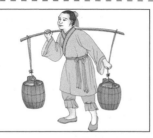

桔梗汤（也可治血痹）

配方	用量
桔梗	4 克
甘草	8 克

用法：将这2味药用3升水煮取0.2升，分2次温服，便可吐出脓血。

葶苈大枣泻肺汤

配方	用量	制法
葶苈		熬令色黄，捣成弹子大小的丸
大枣	12 枚	

用法：先用0.6升水煮枣取0.4升，去枣，放入葶苈，煮取0.2升，每天1次。

肺痈的病程

肺痈四阶段

初期

因风热（寒）之邪侵犯卫表，内郁于肺；或内外合邪，肺卫同病，蓄热内蒸，热伤肺气，肺失宣泄，形成恶寒、发热、咳嗽等症状

酿脓期

邪热犯肺，蒸液成痰，热伤血脉，血液凝滞，蕴酿成痈，出现高热、寒战、咳嗽、气急、胸痛等症状

溃脓期

痰热与瘀血壅阻肺络，肉腐血败化脓，肺损络伤，脓疡溃破，吐出大量腥臭脓痰或脓血痰

恢复期

脏病内溃外泄后，邪毒渐尽，病情趋向好转，正气逐渐恢复，痈疡渐渐愈合。若溃后脓毒不尽，多次反复，日久不愈，病势时轻时重，便转为慢性

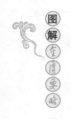
⑭ 剧烈咳喘之证：

咳嗽上气

咳喘上气是肺系最常见的证候。上气指喘息，咳喘上气则指咳喘病；如果喘息有声，则被称为"哮喘"。咳喘上气多因外邪侵肺，失治误治，反复不愈而致。

🔥 辨别虚实

【译文】 病人呼吸困难面目浮肿，喘息时张口抬肩，脉象浮大，则难以治疗；再加上腹泻，就更加严重了。

病人喘气困难，烦躁不安，属于肺胀，将要发作为风水，治疗时可用汗法。

【简释】 上文论述了正虚气脱和邪实气闭的两种病情。面目浮肿，呼吸困难，脉象浮大，是元气离根之象，非常危险；如果再下利，则气脱于上，液竭于下，阴阳离绝，病情险恶。肺胀不愈，主要在于邪壅气闭，肺气胀满，应当祛邪开窍，疾病便可解除。

🔥 各种证治

【译文】 病人患咳喘病，喉中痰鸣如蛙叫，可用射干麻黄汤（药方见 89 页）治疗。

病人患咳喘病，经常吐浊痰，只能坐不能躺，应用皂荚丸（药方见 89 页）治疗。

患咳喘病脉象浮者，可用厚朴麻黄汤（药方见 89 页）治疗。

患咳喘病脉象沉者，可用泽漆汤（药方见 89 页）治疗。

患咳喘气逆，属于肺胀病，症状为喘逆剧烈，双眼突出好像要脱出眼眶一样，脉象浮大，可用越婢加半夏汤（药方见 89 页）治疗。

患肺胀、咳喘呼气困难、烦躁不安、脉象浮的病人，心下有水，可用小青龙加石膏汤（药方见 89 页）治疗。

【简释】 咳喘上气的证候分寒饮郁肺、浊痰黏肺、饮热迫肺、饮停水泛、饮热壅肺、寒饮夹热等不同情况，治疗时均以逐水消饮、散寒宣肺、祛痰止咳为主。

```
                ┌── 虚证——浮肿，喘息时摇肩，脉浮大——肾虚不纳，阳气外越——下
                │   利——难治疗
   咳嗽上气 ─────┤
                │
                └── 实证——气喘，烦躁，浮肿——肺失宣泄，通调失常——发汗则愈
```

射干麻黄汤

射干13枚 麻黄16克 生姜16克 细辛 紫菀 款冬花各12克 五味子32克 大枣7枚 半夏大者，洗，8枚

用法： 将以上9味药，用2.4升水先煮麻黄两沸，掠去沫，放入其他药，煮取0.6升，分3次温服。

皂荚丸

皂荚刮去皮，用酥炙，32克

用法： 将上药研末，加蜜调成梧桐子大小的丸，用枣膏和汤送服3丸。白天3次，夜晚1次。

厚朴麻黄汤

厚朴20克 麻黄16克 石膏如鸡蛋大 杏仁32克 半夏32克 干姜8克 细辛8克 小麦32克 五味子32克

用法： 先用2.4升水将小麦煮熟，去渣，放入其他8味药，煮取0.6升，温服0.2升，每天3次。

泽漆汤

半夏32克 紫菀20克 泽漆192克，用东流水10升，煮取0.3升 生姜20克 白前20克 甘草 黄芩 人参 桂枝各12克

用法： 将以上药物切碎，加入泽漆汁叶中煮取1升，温服0.1升，到夜晚前将药全部服完。

越婢加半夏汤

麻黄24克 石膏32克 生姜12克 大枣15枚 甘草8克 半夏32克

用法： 先用1.2升水煮麻黄，掠去沫，放入其他5味药，煮取0.6升，分3次温服。

小青龙加石膏汤

麻黄 芍药 桂枝 细辛 甘草 干姜各12克 五味子 半夏各32克 石膏8克

用法： 先用2升水煮麻黄，掠去沫，放入其他8味药，煮取0.6升。身体强壮的人服0.2升，羸弱的人适当减少，小儿服0.08升，每天3次。

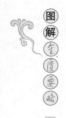

关于咳嗽上气

　　咳嗽上气又名咳喘，咳逆上气，指咳嗽气逆而喘的证候。其病机多与肺、脾、肾三脏相关。证候分实证和虚证：因外感六淫或痰饮内停者，多属实证；因久病咳嗽或大病耗伤元气者，多属虚证。

与咳嗽上气相关的三脏

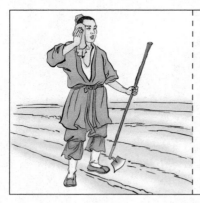

肺主行水

　　肺气的宣发肃降对体内水液的运行起到输布和排泄作用，能濡润体表和脏腑组织。

主要病变 →

　　肺失宣降，水道通调失常，水液的输布、排泄出现障碍，导致水肿、痰饮。

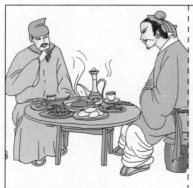

脾主运化

　　脾具有对食物进行消化，吸收其精微和水液，输送到心脏及全身的功能，包括运化水谷和运化水液两方面。

主要病变 →

　　脾的运化功能减退，消化吸收受阻，称为"脾失健运"。出现腹胀、食欲不振、腹泻等症状。

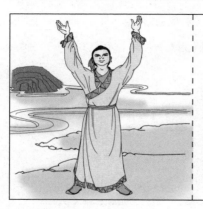

肾主纳气

　　此是肾的封藏作用在呼吸运动中的具体体现。肾中精气充足，摄纳正常，能助肺纳气，则呼吸均匀和调。

主要病变 →

　　肾气虚弱，摄纳无度，则会出现呼吸表浅、呼多吸少、动则喘逆的肾不纳气的现象。

咳嗽上气的实证

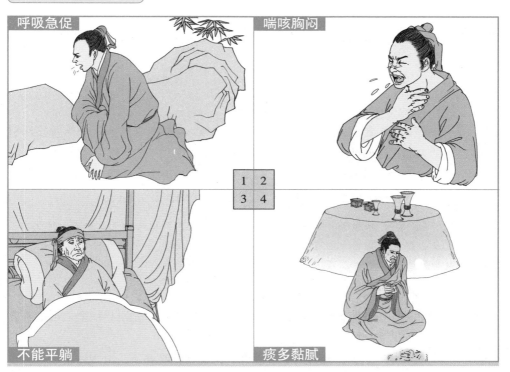

呼吸急促

喘咳胸闷

| 1 | 2 |
| 3 | 4 |

不能平躺

痰多黏腻

咳嗽上气的虚证

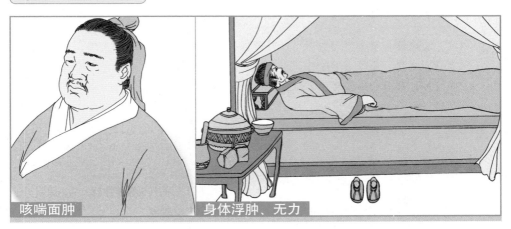

咳喘面肿

身体浮肿、无力

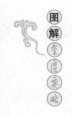
⑮气机紊乱之证：

奔豚气病

奔豚气病是一种发作性的病证。病发时有气从小腹升起，直冲胸而达咽部，发作时痛苦难当，缓解后却如常人。

病因及主症

【译文】老师说：奔豚，吐脓血，惊恐，由温针、艾灸、火熏等疗法引起的火邪，这四种病，都是由于过度惊恐引起的。

老师说：奔豚气病发作时，病人感觉有气从小腹上冲咽喉，痛苦得要死，症状不久便停止，恢复后如同常人，这种病是由惊恐引起的。

【简释】奔豚气，豚指小猪，奔指速度极快，奔豚气指气上冲呈起伏状，以气从小腹上冲胸咽为主症。此病多由惊恐得之。后世许多医者将它归入情志病，从神经角度考虑。

证治

【译文】患奔豚病，发病时有气上冲入胸，腹痛，寒热往来，可用奔豚汤（药方见 93 页）治疗。

病人发汗后，又加烧针令其出汗，寒邪从针孔侵入，出现核状红色肿块的，必定会形成奔豚气，发作时气从小腹上冲至心。应在核状硬块上各灸一针，再服用桂枝加桂汤（药方见 93 页）进行治疗。

发汗后，脐下悸动，表明将要发作奔豚气，可用茯苓桂枝甘草大枣汤（药方见 93 页）治疗。

【简释】奔豚气治疗时，若是肝郁气冲，可用奔豚汤疏肝解郁；若是阳虚外寒误治所致，应外灸以除邪，内服桂枝加桂汤助阳降逆；若是误汗阳气受损，水饮上冲，可用茯苓桂枝甘草大枣汤培土治水。

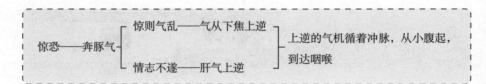

惊恐——奔豚气 ┤ 惊则气乱——气从下焦上逆 ┤ 上逆的气机循着冲脉，从小腹起，到达咽喉
情志不遂——肝气上逆

奔豚气病是病人自觉有气从小腹上冲胸咽的一种病证。其上冲的病理与冲脉有密切联系，因冲脉起于下焦，循腹部至胸中，其支脉又从胸中至口唇，为奔豚气由下逆上提供了必要条件，也是治疗奔豚气病应当注意之处。

冲脉起于胞中，上行至胸中，又从胸中上行到口唇，与奔豚气从小腹上冲到胸咽的循行路线一致，是奔豚气病产生的生理基础。

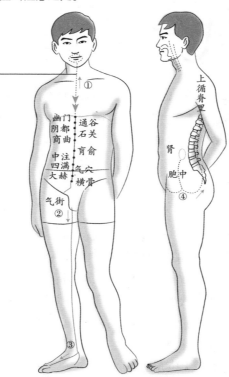

冲脉

起于胞中，挟脐而上，至胸中而散。

其支脉：

①自胸中上行，络口唇；

②自气街下行，入足下；

③自内踝行足背，入大趾内；

④自胞中向后，行于脊柱内。

冲脉无专属腧穴，主要寄附于足阳明胃经、足少阴肾经与任脉之中。

第三章　五脏失养：内科疾病（上）

治奔豚气的良方

奔豚汤

甘草　川芎　当归各8克　半夏16克　黄芩8克　生葛20克　芍药8克　生姜16克　甘李根白皮64克

用法： 将以上9味药用4升水煮取1升，温服0.2升。白天3次，夜晚1次。

桂枝加桂汤

桂枝20克　芍药12克　甘草8克，炙　生姜12克　大枣12枚

用法： 将以上5味药置微火上用1.4升水煮取0.6升，去渣，温服0.2升。

茯苓桂枝甘草大枣汤

茯苓32克　甘草8克，炙　大枣15枚　桂枝16克

用法： 先用2升甘澜水煮茯苓，减0.4升，放入其他3味药，煮取0.6升，去渣，温服0.2升，每天3次。

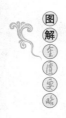

⑯ 胸闷气短之证：

胸痹

胸痹，指胸部痞塞甚至胸背痛，影响到肺，肺气不利则咳嗽喘息；胸痹又与心痛密不可分，以心痛彻背为主要症状。

🔥 胸痹的病机

【译文】老师说：切脉时应当辨别脉象的太过和不及，当寸口脉微而尺部脉弦时，表明病人患了胸痹，这是由上焦阳气不足、胸阳不振，下焦阴寒邪盛、痰饮内停引起的。胸痹，是由于上焦阳虚，寸口出现微脉；阴邪滞留于下，尺部出现弦脉，所以出现胸痹心痛的症状。外观大体正常的人，没有寒热症状，却突然胸膈痞满、呼吸短促，可能是实邪所致。

🔥 典型证治

【译文】患胸痹病后，咳唾喘息，胸背痛，短气，寸口脉沉而迟，关上脉小而紧数，可用栝蒌薤白白酒汤（药方见 95 页）治疗。

患胸痹不能平躺，且心痛彻背，可服用栝蒌薤白半夏汤（药方见 95 页）治疗。患胸痹后，胸中痞满，留气郁结胸中导致胸部闷满，胁下气逆上冲心胸，可用枳实薤白桂枝汤（药方见 95 页）治疗，也可服用人参汤（药方见 95 页）。

患胸痹后，胸中气满壅塞，短气，可用茯苓杏仁甘草汤（药方见 95 页）治疗，也可服橘枳姜汤（药方见 95 页）。

胸痹急性发作时，可用薏苡附子散（药方见 95 页）治疗。

【简释】胸痹的病机，说得更详细些，是胸阳不振，阴邪上乘占据阳位，阴邪指痰饮、寒气等。治疗当用宣痹通阳法，通过化饮散寒的方法疏散痹阻，使阳气通达。胸痹主要指现在的冠心病，心痛、短气都是它的临床症状之一。

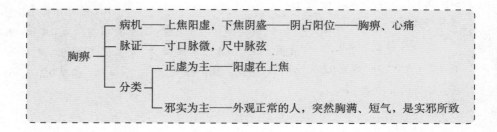

栝蒌薤白白酒汤

栝蒌实1枚，捣　薤白32克　白酒1.4升

用法：将以上 3 味药同煮，取 0.2 升，分 2 次温服。

栝蒌薤白半夏汤

栝蒌实1枚，捣　薤白12克　半夏32克　白酒2升

用法：将以上 4 味药同煮，取 0.8 升，温服 0.2 升，每天 3 次。

枳实薤白桂枝汤

枳实4枚　厚朴16克　薤白32克　桂枝4克　栝蒌实1枚，捣

用法：先用 1 升水煮枳实、厚朴，取 0.4 升，去渣，再放入其他 3 味药煮数沸，分 3 次温服。

人参汤

人参12克　甘草12克　干姜12克　白术12克

用法：将以上 4 味药用 1.6 升水煮取 0.6 升，温服 0.2 升，每天 3 次。

茯苓杏仁甘草汤

茯苓12克　杏仁50个　甘草4克

用法：将以上 3 味药用 2 升水煮取 1 升，温服 0.2 升，每天 3 次。

橘枳姜汤

橘皮64克　枳实12克　生姜32克

用法：将以上 3 味药用 1 升水煮取 0.4 升，分 2 次温服。

薏苡附子散

薏苡仁60克　大附子10枚，炮

用法：将将以上 2 味药研末，服 1 克，每天 3 次。

胸痹——闷痛交加的疾患

　　胸痹是以膻中或左胸部憋闷、疼痛为主要表现的病证，包括中医的胸痛、心痛、真心痛、厥心痛等病；西医学中的冠心病、胸膜炎、肋间神经痛等，与本病症状类似。

胸痹的主要证候

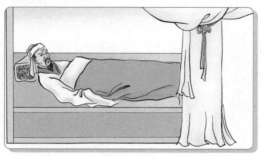

　　本病多发于中老年人，一般因情志过激、饮食过饱、劳倦过度、气候异常而诱发，常伴心悸、气短，甚至喘促、惊恐不安、面色苍白、出冷汗等症。

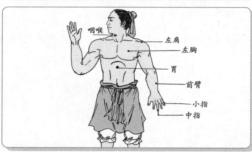

咽喉
左肩
左胸
胃
前臂
小指
中指

　　胸痹的疼痛部位以膻中或左前胸部为主，也常窜及肩背、前臂甚至左中指或小指，还能窜及咽喉、胃脘等部位。

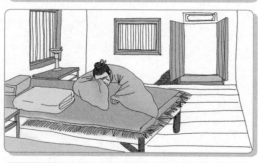

　　疼痛性质以发作性闷痛为主，也包括胀痛、灼痛、绞痛、刺痛或隐痛，疼痛持续时间为数秒至数十分钟。如果疼痛剧烈，持续30分钟以上，则属胸痹重证，称"真心痛"。

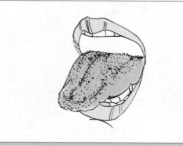

　　舌象常见舌暗，或暗红、暗淡、舌青紫，或舌有瘀点瘀斑；苔白腻，白滑，也常见黄腻，苔少花剥等。脉象可呈现沉紧、沉细迟、弦、涩、结、代、滑、促等。

胸痹的多种疼痛

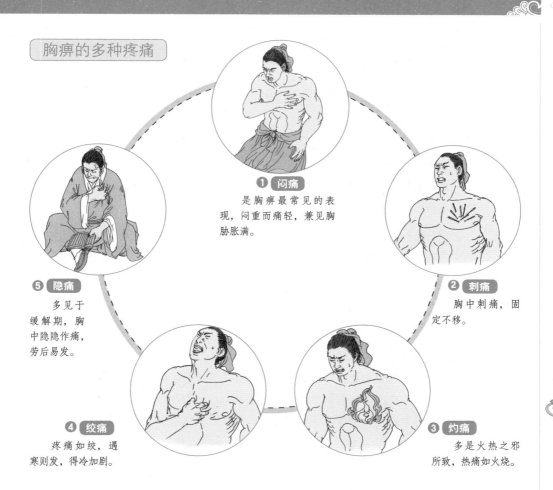

❶ 闷痛
是胸痹最常见的表现，闷重而痛轻，兼见胸胁胀满。

❷ 刺痛
胸中刺痛，固定不移。

❸ 灼痛
多是火热之邪所致，热痛如火烧。

❹ 绞痛
疼痛如绞，遇寒则发，得冷加剧。

❺ 隐痛
多见于缓解期，胸中隐隐作痛，劳后易发。

辨别胸痹病势的轻重

病情	心痛发作次数	心痛发作持续时间	疼痛部位固定与否	缓解因素
病情轻	发作不频繁者轻	瞬间即逝者轻	疼痛部位窜走不定者轻	休息或服药后能缓解者轻
病情重	发作频繁者重	疼痛持续时间长者重	疼痛部位固定不移者重	服药后难以缓解者重

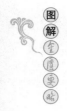
⑰ 心窝剧痛之证：

心痛

心痛是以病位和症状命名的，其病情非常复杂，涉及的范围也很广，本篇主要指心窝部位的疼痛证。

寒饮上逆型

【译文】心窝部痞满，各种气机向上冲逆，导致心窝牵引疼痛，可用桂枝生姜枳实汤（药方见99页）治疗。

【简释】水饮停聚而气滞，因而心中痞满；气机逆乱，导致心痛如悬。治疗时应温阳化饮，下气降逆。桂枝生姜枳实汤中的桂枝可温阳化饮，平降冲逆；生姜能化饮散寒；枳实可开结下气。寒去饮除，则心中的痞满与悬痛自然就会消失。

阴寒郁结型

【译文】心窝疼痛牵引到背部，或背痛牵引到心窝，可用乌头赤石脂丸（药方见99页）治疗。

【简释】阴寒内盛而盘踞阳位，阳气被遏而欲伸不能，于是引起了心背相互贯穿的剧烈疼痛。治疗时应用乌头、附子、蜀椒、干姜等辛热之品，阴寒祛除后剧痛自然就会停止。不过，乌头赤石脂丸为大辛大热之药，过多服用容易耗伤气阴，因而不可久服。疼痛缓解后，应改服温阳益气的药剂。

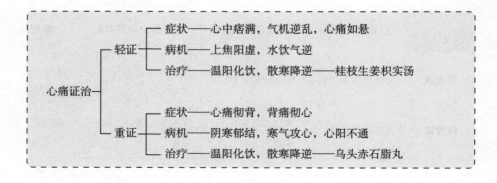

心痛证治 ── 轻证 ┬ 症状 ── 心中痞满，气机逆乱，心痛如悬
　　　　　　　　├ 病机 ── 上焦阳虚，水饮气逆
　　　　　　　　└ 治疗 ── 温阳化饮，散寒降逆 ── 桂枝生姜枳实汤

　　　　　　 重证 ┬ 症状 ── 心痛彻背，背痛彻心
　　　　　　　　├ 病机 ── 阴寒郁结，寒气攻心，心阳不通
　　　　　　　　└ 治疗 ── 温阳化饮，散寒降逆 ── 乌头赤石脂丸

心痛的类型

　　心痛，顾名思义指心胸疼痛，属于心胸部位的病变。古代医学典籍中的"心痛"包括胃脘痛、厥心痛和真心痛三种。

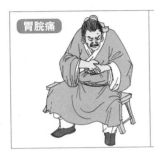

胃脘痛

　　胃脘痛即胃痛，是以胃脘近心窝处常发生疼痛为主的疾患。历代文献中所称的"心痛""心下痛"，多指胃痛而言。

　　胃痛多见于西医学的急慢性胃炎，胃、十二指肠溃疡病，胃神经官能症。

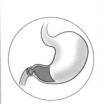

厥心痛

　　厥心痛是心胸剧痛，持续不解，伴有汗出肢冷、面白唇青、脉微欲绝等症的痛病类疾病。因胸阳虚损，或气阴不足，或瘀痰阻痹、心脉闭塞所致。

　　厥心痛相当于西医学的急性心肌梗死。

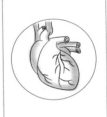

真心痛

　　真心痛，症状为心窝中突然剧烈疼痛，伴有手足冰冷、面目青红、咬牙噤口、肢冷汗出且持续时间长。

　　真心痛类似于西医学的心绞痛、急性心肌梗死等病。

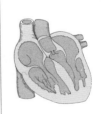

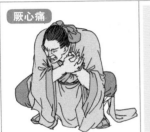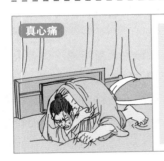

第三章　五脏失养：内科疾病（上）

桂枝生姜枳实汤	
配方	用量
桂枝	12克
生姜	12克
枳实	5枚

用法：将以上3味药用1.2升水煮取0.6升，分3次温服。

乌头赤石脂丸		
配方	用量	制法
蜀椒	4克	
乌头	1克	炮
附子	2克	炮
干姜	4克	
赤石脂	4克	

用法：将这5味药研末，加蜜调成梧桐子大小的丸，先服1丸，每天3次。若不愈，可稍微加量。

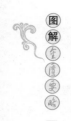

⑱消化不良之证:

腹满

腹满指腹部胀满,是疾病发展过程中的一种症状。腹满可概括为两类,即实证和虚证,实证多归因于胃,虚证多归因于脾。

病机和脉象

【译文】如果趺阳脉微弦,应当会腹部胀满,如果腹部不胀满,肯定会大便艰难,两胠(腋下两臂贴近处)疼痛,这是虚寒从下而上导致的,应当服用温药进行治疗。

腹满时而减轻,又复如故,是脾胃虚寒导致的,应当用温药加以治疗。

腹满病人,按之不痛为虚证,按之痛者是实证,可用下法治疗。病人舌黄且没有用下法的,泻下后黄色自然就会消失。

腹满病人面色枯黄,口不渴,胸中寒实内结,且腹泻不止,便无法救治了。

病人若寸口脉弦,便会胁下拘急疼痛,且瑟瑟怕冷。

遭受寒邪侵袭的人,喜欢打哈欠,容易流清涕。如果病人发热且面色正常,则喜欢打喷嚏。感受寒邪后,病人腹泻,这是里虚的表现,想打喷嚏却打不出,更说明此人肚中有寒邪。

瘦弱的人如果肚脐周围疼痛,必定是因感受风寒导致大便不通,倘若采用下法治疗,必定导致寒气上冲;如果不上冲,便会引起心下痞满。

寒实证病人的脉象数、紧且弦,状如弓弦,用手按不会移动。脉象数的人,可用温下法驱逐阴寒;脉象紧大而迟的人,必定心下痞硬;脉象大而紧的人,肠中有阴寒,可用下法祛寒。

【简释】腹满以症状命名,是临床常见的消化系统疾病,病因较为复杂,以腹中胀满疼痛为主要表现,可以出现在多种不同的病变过程中。按照"阳道实,阴道虚"的理论,可以将腹满概括为两类,即与胃肠有关的实证热证;与脾胃有关的虚证寒证。

脾与腹满虚证

腹满，指腹部胀满之证，有虚实之分。虚证多是脾失健运所致，症状表现为下利、腹胀痛而喜温、苔白、脉象缓弱。

脾的运化功能

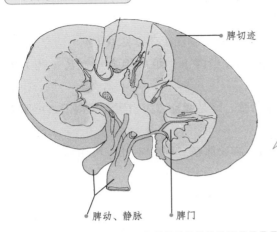

脾切迹

脾动、静脉　　脾门

> 脾作为人体的重要脏器，除了主统血外，还可主运化，即对食物的消化吸收、精微物质的传送输布以及对气、血、津液的传导等一系列过程。脾主运化靠脾气的温煦和推动作用，脾的运化功能正常时，称为"脾气健运"；如脾的运化功能减退，消化吸收出现障碍，则称为"脾失健运"。

脾失健运导致腹满

脾气健运时的情况

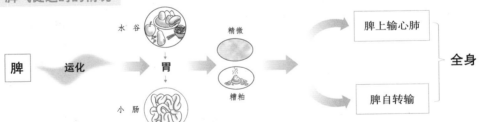

水谷

脾　运化　→　胃　→　小肠

精微

糟粕

脾上输心肺
脾自转输

全身

脾失健运时的情况

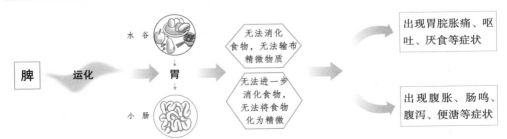

水谷

脾　运化　→　胃　→　小肠

无法消化食物，无法输布精微物质

无法进一步消化食物，无法将食物化为精微

出现胃脘胀痛、呕吐、厌食等症状

出现腹胀、肠鸣、腹泻、便溏等症状

第三章　五脏失养：内科疾病（上）

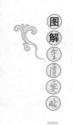

各种证治

【译文】 患腹满病，已发热十天，脉象浮而数，饮食如故，可用厚朴七物汤（药方见 104 页）治疗。

【简释】 脉象浮而数，表明表证尚在，但外邪已入里化热，而且里证重于表证；饮食如故，表明病变在肠而没有伤到胃气。治疗时用厚朴七物汤两解表里即可。

【译文】 用手按病人心下，感觉胀痛的，是实证，可用下法，应服大柴胡汤（药方见 104 页）治疗。

病人腹部胀痛、大便秘结，可用厚朴三物汤（药方见 104 页）治疗。

病人腹部胀满疼痛持续不减，应当泻下，可服用大承气汤（药方见 41 页）。

病人胁下偏痛，发热，脉象紧弦，这是寒证，应当用温药泻下，可服大黄附子汤（药方见 104 页）。

病人腹中寒气导致肠鸣腹痛，胸胁胀满，时常呕吐，可用附子粳米汤（药方见 41 页）治疗。

病人寒气厥逆，可用赤丸（药方见 104 页）治疗。

病人心胸疼痛剧烈，呕吐不能饮食，腹中寒，肚皮凸起如头足样的块状物，且上下移动，疼痛得不能触碰，可用大建中汤（药方见 104 页）治疗。

【简释】 上文论述了脾胃虚寒虫动而腹满疼痛的证治。蛔虫在肠内集聚成团块，阻塞了肠道造成梗阻。大建中汤含饴糖，因蛔虫喜甘，因而可使团块暂时散开，蜀椒、干姜、人参也可温中散寒、甘温补中，对肠梗阻有很好的疗效。

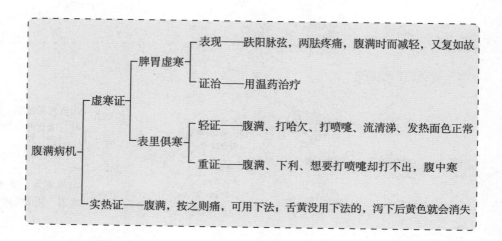

胃与腹满实证

腹满有虚实之分，虚证多是脾失健运所致，而实证则多由热结胃肠引起，症状为便秘、腹痛拒按、舌苔黄燥、脉象沉实有力等。

 胃的主要功能

胃

受纳 腐熟　　　　　　通降

①**受纳** 指胃在消化道中具有接受和容纳食物的作用。
②**腐熟** 指胃对食物进行初步消化，形成"食糜"的作用过程。

食物经食道进入胃中，经胃受纳腐熟后再下传小肠，在这一过程中，胃必须保持畅通状态，才能使食物的运行畅通无阻。

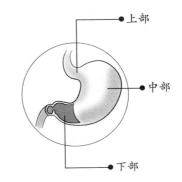

- 上部
- 中部
- 下部

热邪入胃导致腹满实证

胃功能正常时的情况

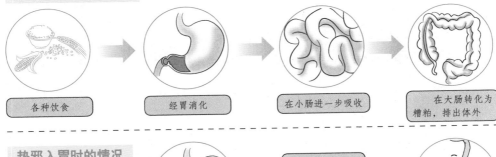

| 各种饮食 | 经胃消化 | 在小肠进一步吸收 | 在大肠转化为糟粕，排出体外 |

热邪入胃时的情况

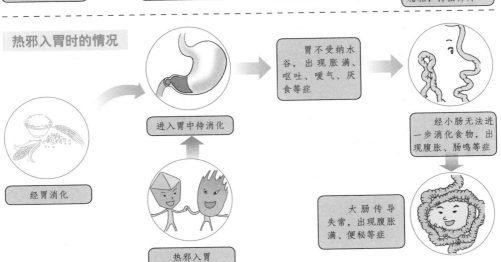

进入胃中待消化

胃不受纳水谷，出现胀满、呕吐、嗳气、厌食等症

经小肠无法进一步消化食物，出现腹胀、肠鸣等症

经胃消化

热邪入胃

大肠传导失常，出现腹胀满、便秘等症

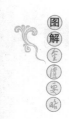

厚朴七物汤

厚朴32克 甘草12克 大黄12克 大枣10枚 枳实5枚 桂枝8克 生姜20克

用法：将以上7味药用2升水煮取0.8升，温服0.16升，每天3次。病人如果呕吐，可加半夏9克；若病人下利，可去大黄；若病人寒多，可将生姜加至32克。

大柴胡汤

柴胡32克 黄芩12克 芍药12克 半夏32克，洗 枳实4枚，炙 大黄8克 大枣12枚 生姜20克

用法：将以上8味药用2.4升水煮取1.2升，去渣，再煎，温服0.2升，每天3次。

厚朴三物汤

厚朴32克 枳实5枚 大黄16克

用法：将以上3味药用2.4升水煮前2味，取1升，然后放入大黄煮取0.6升，温服0.2升。以通利为度。

大黄附子汤

大黄12克 附子3枚，炮 细辛8克

用法：将以上3味药用1升水煮取0.4升，分3次温服。强壮的人可煮取0.5升，分3次温服。服后间隔如人行走四五里路的时间，再服一次。

附子粳米汤

附子1枚，炮 半夏 粳米各32克 甘草4克 大枣10枚

用法：先用1.6升水将粳米煎熟，再取汤煎煮其他4味药，去渣，温服0.2升，每天3次。

大建中汤

蜀椒6克，去汗 干姜16克 人参8克

用法：将以上3味药用0.8升水煮取0.4升，去渣，放入胶饴0.2升，用微火煎取0.3升，分2次温服。约一顿饭的时间后，可食粥0.4升。当天只能吃粥，盖被保暖。

赤丸

茯苓16克 乌头8克，炮 半夏16克，洗 细辛4克

用法：将以上4味药研末，放入朱砂调色，加炼蜜做成麻子大小的丸，用酒送服3丸。白天2次，夜晚1次。若不愈，可适当加量，以痊愈为度。

腹满的七种类型及治则

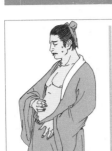

❶ 气滞食阻型

症状：腹部胀满，按之不硬，食后加重，食欲不佳，夜卧不宁，手足心热，舌苔白厚，脉象沉滑。

治则：行气消胀，消食导滞。

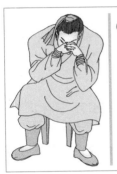

❷ 湿热蕴结型

症状：胸闷腹胀，头晕身重，无饥饿感，食后身体发热，小便黄少，大便稀而不止，舌苔黄腻，脉象弦数。

治则：清热利湿。

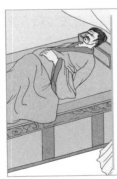

❸ 水寒伤中型

症状：腹大胀满，按之如囊裹水，胸脘胀闷，困倦懒动，小便少，大便溏泄，舌苔白腻，脉象缓。

治则：温中行水。

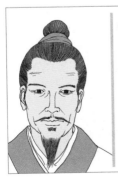

❹ 脾虚型

症状：面色萎黄，倦怠无力，不思饮食，食则饱胀，腹满喜按，大便溏泄，唇舌色淡，苔白，脉象细弱。

治则：健脾益气。

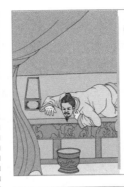

❺ 脏寒型

症状：腹胀有时有所缓解，但很快又如故，时常腹痛，呕吐，四肢常冷，小便清利，苔白不渴，脉象沉迟。

治则：温中散寒。

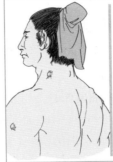

❻ 肝脾血瘀型

症状：腹大硬满，青筋怒张，面色黯黑，头颈胸臂有丝纹状血痣，口唇青紫，舌质紫红或有紫斑，脉象沉涩。

治则：行气利水，活血化瘀。

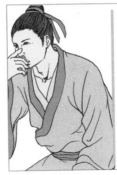

❼ 肝肾阴虚型

症状：腹部胀满，面色黯黑，身体消瘦，胸中烦热，牙齿、鼻子常出血，小便短赤，舌红少泽，脉象弦细数。

治则：滋补肝肾。

生活规律，远离烈酒、浓茶，根据季节加减衣物，保持良好心情，都是远离腹满的好途径。

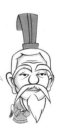

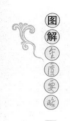

⑲ 绕脐绞痛之证：

寒疝

寒指病因，疝指疼痛，寒疝指阳虚寒盛引起的以腹痛为主症的病证。与今天所说的疝气并非一种病，寒疝仍属腹痛病。

✿ 寒疝的病机

【译文】病人腹痛，脉象弦而紧。脉弦则卫气不行，所以怕冷；脉紧则不想吃东西，寒邪与阳气相搏，因而形成寒疝。

【简释】寒疝是阴寒性的腹痛，由于阴气积聚于体内，寒气郁结不散，脏腑虚弱，风冷邪气相冲击，导致腹部急痛，四肢逆冷、麻木，冷汗自出。

✿ 三种证治

【译文】寒疝发作时，病人绕脐痛，且冷汗自出，手足逆冷，脉象沉紧，可用大乌头煎（药方见107页）治疗。

寒疝发作时，腹中疼痛，手足逆冷、麻木，或者身体疼痛，针灸及服各种药都不见效，可用乌头桂枝汤（药方见107页）治疗。

寒疝发作时，腹中疼痛，胁部拘急疼痛，可用当归生姜羊肉汤（药方见107页）治疗。

【简释】寒疝多由阴寒内盛导致，而上一段正文却论述了血虚引起的寒疝证候。血虚及气，寒从内生，血行滞涩，经脉不通则痛，因而发生腹中痛；肝脉失养又导致胁腹兼痛。治疗时应服当归生姜羊肉汤温血散寒，温补益血。

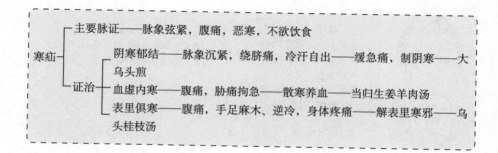

寒疝 ┬ 主要脉证——脉象弦紧，腹痛，恶寒，不欲饮食
　　│
　　└ 证治 ┬ 阴寒郁结——脉象沉紧，绕脐痛，冷汗自出——缓急痛，制阴寒——大乌头煎
　　　　　├ 血虚内寒——腹痛，胁痛拘急——散寒养血——当归生姜羊肉汤
　　　　　└ 表里俱寒——腹痛，手足麻木、逆冷，身体疼痛——解表里寒邪——乌头桂枝汤

寒疝的两种类型

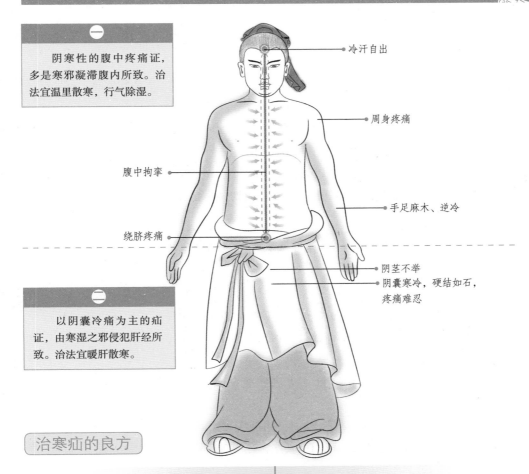

一
　　阴寒性的腹中疼痛证，多是寒邪凝滞腹内所致。治法宜温里散寒，行气除湿。

二
　　以阴囊冷痛为主的疝证，由寒湿之邪侵犯肝经所致。治法宜暖肝散寒。

冷汗自出

周身疼痛

腹中拘挛

手足麻木、逆冷

绕脐疼痛

阴茎不举
阴囊寒冷，硬结如石，疼痛难忍

治寒疝的良方

乌头桂枝汤

用法：将乌头用 0.25 升蜜煎减半，去渣，用 1 升桂枝汤溶解它，得 0.2 升后，初次服 0.04 升；若不愈，可服 0.06 升；仍不愈，可加至 0.1 升。服药后如醉状或呕吐，是正常反应。

桂枝汤

桂枝12克，去皮 **芍药**12克 **甘草**8克，炙 **生姜**12克 **大枣**12枚

用法：将以上 5 味药切碎，在微火上用 1.4 升水煮取 0.6 升，去渣。等药液温度适中时服 0.2 升，过一会儿再喝稀粥 0.2 升，以助药力。

大乌头煎

乌头大者5枚，熬，去皮，不切碎

用法：将上药用 0.6 升水煮取 0.2 升，去渣，放入 0.4 升蜜，煎到水汽散尽，取 0.4 升。强壮的人服 0.14 升，羸弱的人服 1 升。若不愈，第二天再服，不能一天内连续服用。

当归生姜羊肉汤

当归12克 **生姜**20克 **羊肉**64克

用法：将以上 3 味药用 1.6 升水煮取 0.6 升，温服 0.14 升，每天 3 次。如果病人寒盛，可加生姜至 64 克，再加 1 升水，煮取 0.64 升服用；如果病人疼痛剧烈且呕吐，可加橘皮 8 克、白术 4 克。

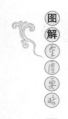

⑳ 胃胀呕吐之证：

宿食

宿食即过食损伤胃肠，食物经宿不化，导致胃肠功能紊乱的病证，以胃脘胀痛、呕吐下利为主症。饮食不节是宿食的主要病因。

🐉 宿食的脉证

【译文】病人脉象紧得像转动的绳索一样，说明腹中有宿食。

病人脉象紧，头痛，怕冷，可能是腹中有宿食不化。

【简释】紧脉主寒，也主痰涎内壅，宿食停滞。宿食的脉紧并非始终紧绷，而是时紧时松，好像转动变幻的绳索，是食滞气壅，紧迫脉道所致，一般初病者脉象兼滑，久病者脉象兼涩。

🐉 下法与吐法

【译文】问曰：对于宿食，应如何辨别呢？老师回答：寸口脉象浮而大，按之反涩，尺中脉象微而涩，就是宿食的脉证，可用大承气汤（药方见41页）治疗。

脉象数而滑，是实证，也表明有宿食，泻下后即可痊愈，宜服大承气汤。

腹泻且食欲不佳的人，可能有宿食，应当泻下，宜服大承气汤。

宿食在胃脘部时，应当用吐法，宜服瓜蒂散（药方见109页）。

【简释】宿食即伤食，是由于饮食不节损伤肠胃，导致胃肠功能紊乱的病证。治疗时重点在于及早将积滞排除干净，当宿食在上（胃）时应用吐法，在下（肠）时当用下法。

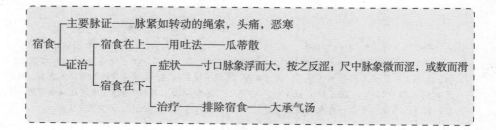

宿食 ┬ 主要脉证——脉紧如转动的绳索，头痛，恶寒

├ 证治 ┬ 宿食在上——用吐法——瓜蒂散

└ 宿食在下 ┬ 症状——寸口脉象浮而大，按之反涩；尺中脉象微而涩，或数而滑

└ 治疗——排除宿食——大承气汤

宿食的产生过程

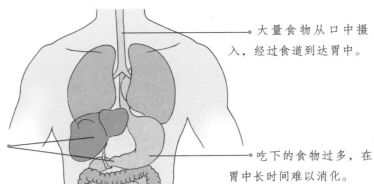

大量食物从口中摄入，经过食道到达胃中。

寒邪侵入脾胃，也会导致脾胃运化失常，食物不消化。

吃下的食物过多，在胃中长时间难以消化。

进入小肠的食物过大过多，很难进一步消化。

大肠蠕动缓慢，造成便秘。

第三章 五脏失养：内科疾病（上）

瓜蒂散

瓜蒂1克，熬黄 赤小豆1克，煮

用法：将以上2味药研末，取香豉32克煮取汁，调和1.7克药末，温服。若服后不吐，可稍微加量，以快吐为度。

各种食物的消化时间

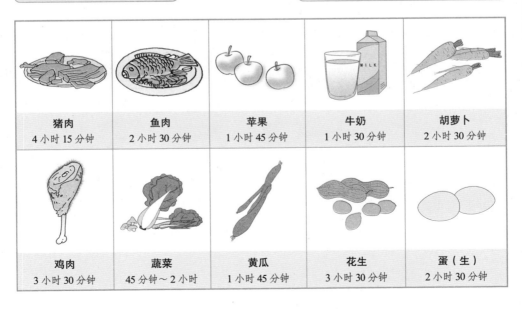

猪肉	鱼肉	苹果	牛奶	胡萝卜
4小时15分钟	2小时30分钟	1小时45分钟	1小时30分钟	2小时30分钟

鸡肉	蔬菜	黄瓜	花生	蛋（生）
3小时30分钟	45分钟~2小时	1小时45分钟	3小时30分钟	2小时30分钟

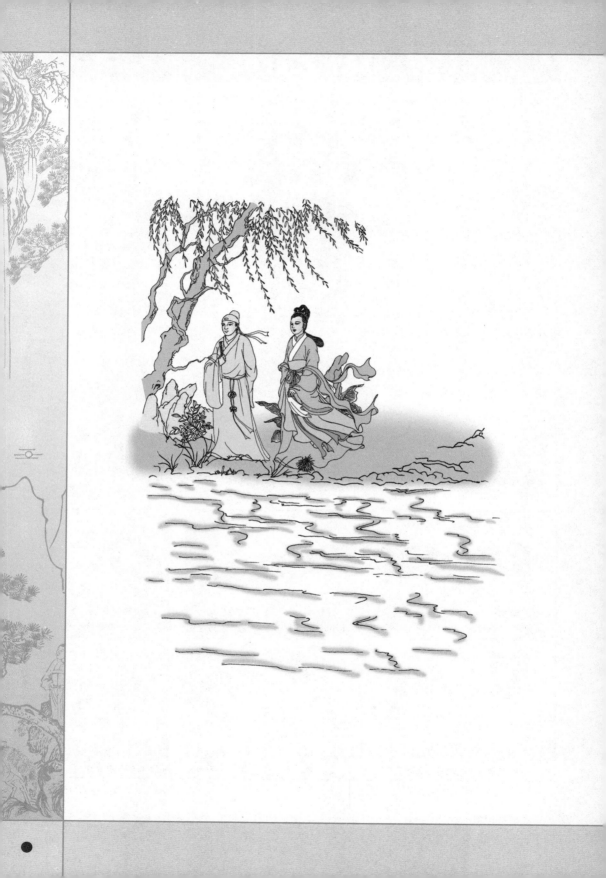

第 四 章

风寒劳弊：内科疾病（下）

本章专述风寒劳弊而致的内科杂病。

【本篇图版目录】

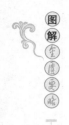
❶ 风寒侵体的危害：

五脏风寒病

五脏风寒病包括五脏中风和五脏中寒，指风寒直冲五脏，或风寒由表入里累及五脏而发生的疾病。

五脏中风

【译文】 如果肺脏感受风邪，就会口舌干燥，喘息不已，身体沉重，周身浮肿。如果肝脏感受风邪，就会头目眩晕，两胁疼痛，经常呕吐，喜吃甜食。如果心脏感受风邪，就会身体发热，不能起身，心中空虚有饥饿感，吃后则呕吐。如果脾脏感受风邪，则会身体发热，面赤如醉，腹中烦重，皮目有移动感，短气。

【简释】 五脏中风，从现在的角度来看似乎难以理解，事实上只要根据它的几点症状，如喘、肿、胸胁疼痛，发热、呕吐，腹重、气短等就可看出，古人试图从五脏的角度分清病邪在何处，而这在古时，困难可想而知。

五脏中寒

【译文】 如果肺脏感受寒邪，就会吐浊痰。

如果肝脏感受寒邪，会两臂举不起来，舌干燥，常叹息，胸中疼痛，难以转侧，进食后呕吐且出冷汗。

如果心脏感受寒邪，则会心中烦闷难受，像吃蒜后的辛辣的感觉，甚至心痛彻背，背痛彻心，如同蛊注的病证。脉象浮的病人，自吐后才能痊愈。

【简释】 与五脏中风一样，五脏中寒的所指也不太明确，其中的心中寒像吃蒜后的辛辣的感觉，类似于酒疸的心中热痛。此处的心主要指心窝部。

五脏中风 ┬ 肺中风——口舌干燥、喘息不已，身体沉重，周身浮肿
├ 肝中风——头目眩晕，两胁疼痛，经常呕吐，喜吃甜食
├ 心中风——身体发热，不能起身，心中空虚有饥饿感，吃后则呕吐
├ 脾中风——身体发热，面赤如醉，腹中烦重，皮目有移动感，短气
└ 肾中风——腰痛不得俯仰

五脏所受的风寒之别

中医认为，人与自然和谐相生、相互影响，自然界孕生万物，人与自然有着统一性和联系性，人自身也是一个有机整体，应当以整体观看待万物。

五脏中风		五脏中寒

肺中风

症状：
口舌干燥、喘息不已，身体沉重，周身浮肿。

肺主气，司呼吸，是体内外气体交换的场所，且一身之气都归属于肺；肺还通调水道，主皮毛。

肺中寒

症状：
咳喘不已，吐浊痰。

肝中风

症状：
头目眩晕，两胁疼痛，经常呕吐，喜吃甜食。

肝能疏通畅达全身气机，并有贮藏血液和调节血量的功能。

肝中寒

症状：
两臂举不起来，舌干燥，常叹息，胸中疼痛，难以转侧，进食后呕吐且出冷汗。

心中风

症状：
身体发热，不能起身，心中空虚有饥饿感，吃后则呕吐。

心主血脉，能推动血液运行；还主宰整个人体生命活动和主管人的精神、意识、思维活动。

心中寒

症状：
心中烦闷难受，像吃蒜后的辛辣的感觉，甚至心痛彻背，背痛彻心，如同蛊注的病证。

脾中风

症状：
身体发热，面赤如醉，腹中烦重，皮目有移动感，短气。

脾主运化，能消化、吸收食物并将精微输送到全身；脾还统摄血液运行而不发生出血现象。

脾中寒

症状：
心腹胀满，四肢挛急，嗳气不断，脏气不传，便秘或溏泄。

肾中风

症状：
腰痛剧烈，不能俯仰。

肾藏精，具有贮存、封藏精气的作用；还主水和主纳气。

肾中寒

症状：
肤色黯黑，气弱，气短，耳聋，腰痛，膝下冷，腰下拘挛疼痛，昏不知人。

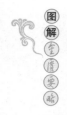

❷ 日常生活中的常见病：

五脏及三焦病证

五脏及三焦病证包括肝着、脾约、肾着、心伤、癫狂、三焦病、积聚等，是人们日常生活中较为常见的病证。

五脏的病证

【译文】肝经气血瘀滞不行，病人会按摩、捶打胸口，病起之前或病初时，想饮热汤。这种病可用旋覆花汤（药方见 115 页）治疗。

【简释】本条论述肝着的证治。肝着是肝经气血瘀滞不行而致，以胸闷痞满、胀痛为主症，治疗时重在促进气血畅行。

【译文】趺阳脉浮而涩，浮则胃气强，涩则小便频数；浮涩相搏，就会导致大便秘结，即为脾约。可用麻子仁丸（药方见 115 页）治疗。

【简释】胃中燥热，损及脾阴，脾不能为胃运行津液，而偏渗膀胱，于是出现小便短数、大便秘结的脾约。治疗时应泻实养阴、润燥通便。

【译文】患肾着病的人，身体沉重，腰间寒冷，如同坐在冷水中；小便自利，口不渴，饮食正常。这种病在下焦，由于劳作后出汗，衣服冷湿未及时更换，久而久之，便导致腰以下冷痛，腰重如同带了五千文钱。可用甘草干姜苓术汤（药方见 115 页）治疗。

【简释】肾着是腰部寒湿痹着所致，因下焦属肾，腰部受病，所以称"肾着"。主要症状为腰以下冷、痛、重等，治疗时应温中散寒，健脾化湿。

【译文】心气损伤的病人，稍有劳作就会头面红赤，下身沉重无力，心中疼痛烦闷，身体发热，脐部有跳动感，脉象弦，这是心脏受伤所导致的。

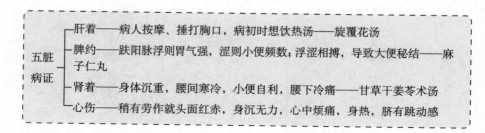

五脏
病证

├ 肝着——病人按摩、捶打胸口，病初时想饮热汤——旋覆花汤
├ 脾约——趺阳脉浮则胃气强，涩则小便频数；浮涩相搏，导致大便秘结——麻子仁丸
├ 肾着——身体沉重，腰间寒冷，小便自利，腰下冷痛——甘草干姜苓术汤
└ 心伤——稍有劳作就头面红赤，身沉无力，心中烦痛，身热，脐有跳动感

癫狂也属五脏病吗

癫狂相当于现代的精神病，不过，古人认为癫狂是血气虚少导致的；而血气虚少属于心，所以癫狂也在五脏病证之列。古人还从阴阳气衰的角度，将此病严格区分为癫病和狂病。

狂病

天地之间，唯我独尊；茫茫人海，唯我独能，哈哈哈……

如此狂妄？快补肾阳以制心火！

五志过极，或先天遗传所致，所以痰火瘀血，闭塞心窍，神经错乱为其基本病机，使人出现一系列精神狂乱、胡言乱语的征象。

狂病之人，不饥不困，自认为高贵贤德，妄笑如歌，妄行不休。其寸、关、尺三部阳脉俱盛。

癫病

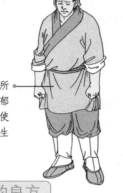

多由情志所伤，导致痰气郁结，蒙蔽心窍，使人精神不安、心生恐惧、闷闷不乐。

心情极度抑郁时会两眼发直，突然昏倒而不省人事。

癫病发作时，会心情郁闷，极其自卑，两眼发直，突然昏倒在地。昏倒而不省人事后，可掐人中进行急救，另外，针刺任脉之鸠尾穴，对癫病也有不错的疗效。

治五脏病的良方

旋覆花汤

旋覆花 12克 葱 14茎 新绛少许

用法：将以上3味药用0.6升水煮取0.2升，每天1次。

麻子仁丸

麻子仁 128克 芍药 32克 枳实 32克 大黄 64克，去皮 厚朴一尺，去皮 杏仁 64克，去皮尖，熬，另作脂

用法：将以上6味药研末，加炼蜜调成梧桐子大小的丸，服下10丸，每天3次。可逐渐增加，以病愈为度。

甘草干姜苓术汤

甘草 白术各8克 干姜 茯苓各16克

用法：将以上4味药用1升水煮取0.6升，分3次温服，腰中即温。

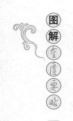

如果出现无故悲伤哭泣，好像鬼邪作怪，心神不能安定，是血气虚少的缘故。血气虚少属于心的病，心气虚的人，会恐惧、惊悸，夜晚睡觉时，梦见自己走远路，以致精神离散，心神不安。痰气郁结蒙蔽心窍就会导致癫病，痰火蒙蔽心窍则会形成狂病。

三焦的病证

【译文】有人问：如果三焦各部分脏腑机能衰竭，譬如上焦衰竭，则病人时常嗳气，是什么原因呢？老师回答：上焦受气于中焦，如果中焦脾胃机能衰退，不能消化水谷，则上焦所受的是胃中的陈腐之气，因而时常嗳气。下焦若衰竭，即大小便失禁，是肾、膀胱、大小肠机能衰退所致。

老师说：上焦有热，会引起咳嗽，时间久了还会演变成肺痿；中焦有热，会引起大便秘结；下焦有热，则导致尿血，也会小便淋漓涩痛或癃闭不通。大肠有寒的人，肯定溏泄；有热则大便燥实坚硬。小肠有寒的人，肯定便血；有热则生痔疮。

积聚病

【译文】有人问：病有积、聚、谷气之分，分别指什么？老师回答：积属于脏病，病位固定不移；聚属于腑病，病痛处时常移动，发作有规律，比积病好治疗些；谷气病，会导致胁下疼痛，用手按后病情可缓解，但容易复发。

各种积病的诊脉法：脉象细且好像附着在骨头上的，属于积病。如果寸口脉象沉细，表示积在胸中；搏动稍微出于寸口的，表示积在咽喉。如果关部脉象沉细，表示积在脐旁；如果关部上出现沉细的脉象，则积在心下。如果尺部出现沉细的脉象，则积在小腹；如果尺中出现沉细的脉象，则积在气冲。如果左手出现沉细的脉象，则积在身体左侧；如果右手出现沉细的脉象，则积在身体右侧；如果两手都出现沉细的脉象，则积在中央。应当仔细辨别后有针对性地治疗。

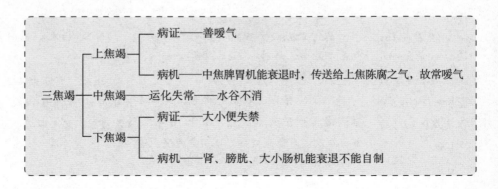

三焦与积聚

三焦

上焦
　主受纳水谷而不排出。

中焦
　消化水谷等饮食。

下焦
　分别清浊，排除糟粕。

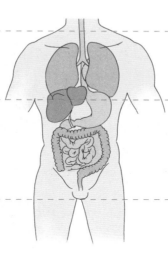

上焦
　上焦之气，即营气、卫气与呼吸之气相结合的宗气。

中焦
　中焦之气，也称"中气"，即脾胃之气，实则产生营卫之气。

下焦
　下焦之气，一般指命门的元气。

脏积与腑聚

脏积如积水

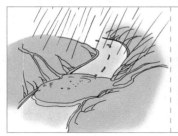

　脏积为阴气的积蓄，如雨下水积，淹没了道路。

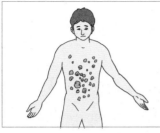

　脏积形成的腹中硬块有固定位置与范围，疼痛部位不离硬块左右。

　积证以血瘀为主，治疗重在活血。

腑聚如聚云

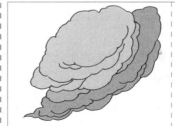

　腑聚为阳气的聚集，如乌云满天，郁郁不畅。

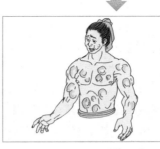

　腑聚形成的腹中硬块，没有固定位置与范围，游走不定，疼痛部位也不固定。

　聚证以气滞为主，治疗重在调气。

第四章　风寒劳弊：内科疾病（下）

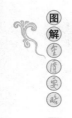

❸ 无力回天的标志:

五脏死脉

古人在诊脉上积累了丰富的经验,五脏死脉指无胃气之脉,也即无丝毫雍容和缓之态的脉象,是临危病人奄奄一息时的脉象。

【译文】 肺脏的死脉浮且虚,按着好像中空的葱叶,没有根,属于死证。

【简释】 死脉是脏气将绝时出现的一种脉象,由于此脉出现时多为死证,所以称"死脉",即所谓没有胃气的脉象。肺脏的死脉为无根之脉,因肺气已绝,所以浮且虚,按之感觉中空。

【译文】 肝脏的死脉浮且弱,轻取无力,重按不能复来,或曲如蛇行,属于死证。

【简释】 肝脉为平脉应当微弦,今轻取无力,重按不能复来,或像蛇一样曲折,表明肝的真气已绝,因而主死。

【译文】 心脏的死脉浮且实,如同弹丸、豆粒一样转动,按着感觉坚硬燥急,属于死证。

【简释】 心脏的死脉坚硬燥急,转动不安,重按更见燥急,是心血枯竭的现象,故主死。

【译文】 脾脏的死脉浮且大坚,按着像个倒扣的杯子,或者摇摆不定,属于死证。

【简释】 脾脉当缓,今轻按大坚,重按中空,或者脉来摇荡不定,且突然中断,是脾脏的死脉。

【译文】 肾脏的死脉浮且坚,乱得像转动的丸粒,尺脉躁动更严重,属于死证。

【简释】 肾脉当沉,今反躁动,轻按坚实,重按乱转,尺部更加明显,表明真元不固,难以治疗。

五脏死脉
- 肺脏死脉——浮且虚,按之中空,没有根——死
- 肝脏死脉——浮且弱,轻取无力,重按不复来,或曲如蛇行——死
- 心脏死脉——浮且实,转动不已,坚硬燥急——死
- 脾脏死脉——浮且大坚,按之中空,或摇摆不定——死
- 肾脏死脉——浮且坚,乱、燥不安如转动的丸粒,尺脉更明显——死

五脏的脉象

五脏的正常脉象

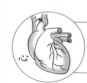

心

脉象浮而大散

皆为浮脉
浮脉为阳

与呼气有关
呼随阳出

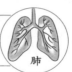

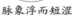

肺

脉象浮而短涩

肺脏死脉为浮且虚，肝脏死脉为浮且弱，心脏死脉为浮且实，脾脏死脉为浮且大坚，肾脏死脉为浮且坚。

那么，五脏的死脉是怎样的呢？

脾

脉象不浮不沉，处于阴阳之中，脉象缓和。

脾脏受纳谷味，为生脉之源，脉动于呼吸之间。

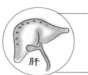

肝

脉象沉而牢长

皆为沉脉
沉脉为阴

与吸气有关
吸随阴入

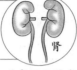

肾

脉象沉而濡实

六种基本的脉象

阳脉

浮脉
轻按皮表即可感觉到脉象，泛泛在上，如水漂木。

长脉
脉动长度超过本位的脉象，如循长竿。

滑脉
往来流利，迟而有力的脉象，即"滑脉如珠，往来旋转"。

阴脉

沉脉
沉取才可见的脉象。

短脉（首尾皆短）
脉动长度短于本位的脉象。

涩脉
细而迟，往来艰涩的脉象，如轻刀刮竹。

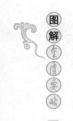
❹ 水饮的危害：

痰饮咳嗽病总述

痰饮是根据病因和症状命名的，有广义和狭义之分，本篇所指为广义，包括痰饮、悬饮、溢饮和支饮四种病证。

分类与主症

【译文】有人问：水饮有四种，分别是什么？老师回答：指痰饮、悬饮、溢饮和支饮。

有人问：四饮之间有什么区别？老师回答：如果病人平时身体肥胖，患病后日渐消瘦，水饮在胃肠间流动，发出漉漉的肠鸣，称为"痰饮"；如果饮邪偏流于胁下，咳嗽时牵引胁肋疼痛，称为"悬饮"；如果水饮泛溢于四肢体表，出汗时又无法排出，导致身体疼痛，称为"溢饮"；如果咳嗽气逆喘息，只能靠着被半卧，面目水肿，称为"支饮"。

【简释】痰饮是津液代谢紊乱而导致的病变。肺的宣肃通调，脾的健运化生，肾的蒸腾气化，任何一环出现障碍都可能导致痰饮。四饮主要根据饮停的部位而异，痰饮是水饮积聚于胃肠间，悬饮为水饮停留在胸胁，溢饮为水饮溢于四肢，支饮为水饮停聚于胸膈。

五脏饮

【译文】如果水饮停滞在心，会导致心痞坚，又悸动不安，气短，恶水不欲饮。

如果水饮停滞在肺，会导致口吐涎沫，想要饮水。

如果水饮停滞在脾，会导致气短，身体沉重。

如果水饮停滞在肝，会导致胁下支撑胀满，打喷嚏时牵引作痛。

如果水饮停滞在肾，会引起心下悸动不安。

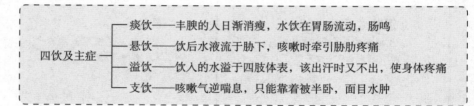

四饮及主症 —
痰饮——丰腴的人日渐消瘦，水饮在胃肠流动，肠鸣
悬饮——饮后水液流于胁下，咳嗽时牵引胁肋疼痛
溢饮——饮入的水溢于四肢体表，该出汗时又不出，使身体疼痛
支饮——咳嗽气逆喘息，只能靠着被半卧，面目水肿

何为痰

　　痰和饮都是津液代谢障碍所导致的病理产物。一般将较稠浊的称为"痰"，较清稀的称为"饮"。痰不仅指咳吐出来有形可见的痰液，还包括瘰疬、痰核及停滞在脏腑经络等组织内的痰液，称为"无形之痰"。

痰的病证特点

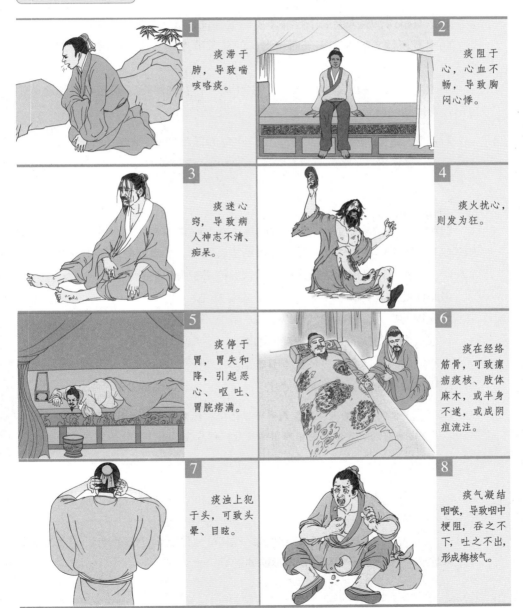

1 痰滞于肺，导致喘咳咯痰。

2 痰阻于心，心血不畅，导致胸闷心悸。

3 痰迷心窍，导致病人神志不清、痴呆。

4 痰火扰心，则发为狂。

5 痰停于胃，胃失和降，引起恶心、呕吐、胃脘痞满。

6 痰在经络筋骨，可致瘰疬痰核、肢体麻木，或半身不遂，或成阴疽流注。

7 痰浊上犯于头，可致头晕、目眩。

8 痰气凝结咽喉，导致咽中梗阻，吞之不下，吐之不出，形成梅核气。

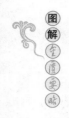

【简释】从五脏的角度强调水饮，事实上是说水饮停留以后对五脏造成的影响，或五脏病变导致饮停。其中心下痞坚，短气，恶水不欲饮的指胃肠间的饮停；吐涎沫欲饮水的指支饮；少气身沉的指溢饮；胁下支满，打喷嚏而痛的指悬饮；心下或脐下悸动的指饮停胃肠。

留饮与伏饮

【译文】心下有留饮，病人会感到背部寒冷无比，寒冷的部位大约有手掌大小。

胁下有留饮，病人会胁下疼痛牵引缺盆部位，咳嗽时疼痛更为严重。

胸中有留饮，病人则短气而口渴，四肢关节疼痛。脉象沉的人，极可能有留饮。

膈上有留饮，病人会胸满咳喘，咳吐痰涎，背痛腰疼，剧烈喘咳导致眼泪自出，身体随喘咳耸动不已。这种病情，必定是伏饮。

【简释】留饮、伏饮中的"留""伏"二字都强调饮病的病程一般较长。其中伏饮发于内，根深蒂固，成为宿疾，平时症见胸闷，咳喘痰多，恶寒发热，身痛，剧烈咳喘引起眼泪自出、身体摇动等。这也是四饮中的支饮。

病因与脉象

【译文】病人饮水过多，会导致喘满。凡是吃得少而饮水多的人，可能引起水停心下，严重的导致悸动不安，轻微的也会短气。如果此时两手出现弦脉，则为寒证；只有一只手出现弦脉，则表示饮邪停留于身体的某个部位。

患肺饮的病人，脉象不弦，但苦于咳喘短气。

患支饮的病人，咳喘短气难以平躺，脉象平。

饮水过多而伤饮的人，脉象浮而细滑。

患寒饮的人，脉象数，冬夏季节难治。

患痰饮的病人，应当用温药治疗。

【简释】常年咳嗽的人，脉象弱者可以治疗；脉象实大者难以救治；脉象虚者必头目昏眩。这是病人有支饮在胸中停留的缘故，仍应当以治疗痰饮的方法治疗。

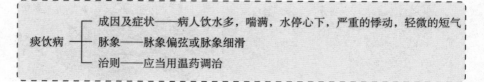

痰饮病 ── 成因及症状──病人饮水多，喘满，水停心下，严重的悸动，轻微的短气
　　　　　脉象──脉象偏弦或脉象细滑
　　　　　治则──应当用温药调治

何为饮

饮，即水液停留在人体局部的病证，因其所停留的部位及症状不同而有不同的名称，如痰饮、悬饮、溢饮、支饮等。

饮的病证特点

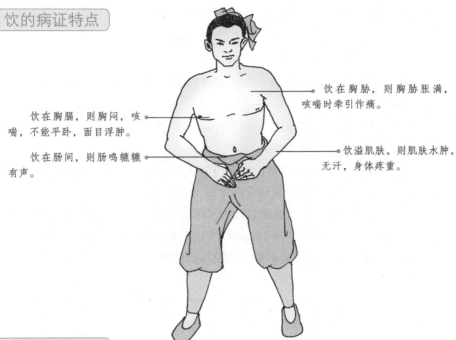

饮在胸胁，则胸胁胀满，咳喘时牵引作痛。

饮在胸膈，则胸闷，咳喘，不能平卧，面目浮肿。

饮在肠间，则肠鸣辘辘有声。

饮溢肌肤，则肌肤水肿，无汗，身体疼重。

另外两种饮病

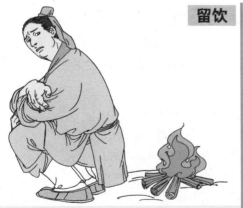

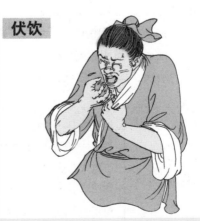

留饮	伏饮

指长期滞留不行的水饮，是中焦脾胃阳虚，失于运化，津液凝滞所致。症见口渴，四肢关节酸痛，背部寒冷，气短，脉象沉等。如果中阳不复，旧饮虽然得到排泄，但新饮还会再留积，因而此证迁延难愈。

指饮邪伏匿于体内，或留饮驱之而不尽，潜伏为患的病证。症见胸满咳喘，咳吐痰涎，背痛腰疼，剧烈喘咳导致眼泪自出，身体随喘咳耸动不已等。相当于今天的慢性支气管炎、肺气肿、肺源性心脏病等。

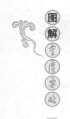

⑤ 痰饮咳嗽病之一:

痰饮

痰饮为津液代谢紊乱而导致的病变。肺、脾、肾三脏的阳气衰弱,或机能出现障碍,三焦气化失司,都可能导致此病。

【译文】病人心下有痰饮,胸胁支满,头晕目眩,可用苓桂术甘汤(药方见 126 页)治疗。

病人短气,有轻微的痰饮,应当先通利小便,用苓桂术甘汤治疗;肾气丸(药方见 138 页)也可治疗。

病人脉伏,大便次数增多,且大便急快,但是心下仍然坚满,这表明留饮有欲去之势,可用甘遂半夏汤(药方见 126 页)治疗。

病人心下有支饮,苦于头晕目眩,可用泽泻汤(药方见 126 页)治疗。

病人腹满,口舌干燥,肠间有水气,可用己椒苈黄丸(药方见 126 页)治疗。

如果瘦弱的人脐下悸动不安,吐涎沫而癫眩,这是有水饮的缘故,可用五苓散(药方见 126 页)治疗。

呕吐的病人本应当渴,渴表明疾病将愈,如今反而不渴,是心下有支饮的原因,应服小半夏汤(药方见 126 页)治疗。

病人突然呕吐,心下痞坚,胸膈间有水饮,眩晕悸动,可用小半夏加茯苓汤(药方见 126 页)治疗。

病人先渴后呕吐,是水饮停留心下的原因,可用小半夏加茯苓汤治疗。

痰饮应当用温药调治,水饮一旦停聚,病情转为急迫,可用开泄导郁外出的治法,以缓解症状,发汗、利小便、逐水为痰饮的治标之法。

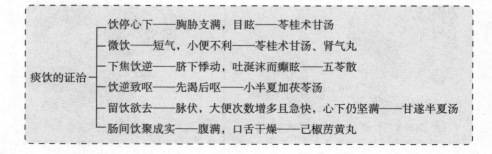

痰饮的证治 ——
- 饮停心下——胸胁支满,目眩——苓桂术甘汤
- 微饮——短气,小便不利——苓桂术甘汤、肾气丸
- 下焦饮逆——脐下悸动,吐涎沫而癫眩——五苓散
- 饮逆致呕——先渴后呕——小半夏加茯苓汤
- 留饮欲去——脉伏,大便次数增多且急快,心下仍坚满——甘遂半夏汤
- 肠间饮聚成实——腹满,口舌干燥——己椒苈黄丸

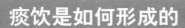

痰饮是如何形成的

　　痰饮，是人体脏腑功能失调，津液代谢出现障碍，由津液留滞导致的病理产物。由多种原因引起，如外邪侵犯肺、脾、肾等脏，或情志内伤，或素食肥甘、嗜酒等。一般以稠浊者为痰，清稀者为饮，通常合用。

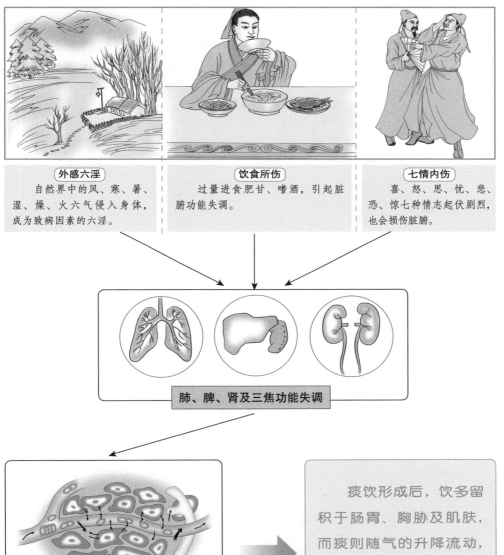

外感六淫
　　自然界中的风、寒、暑、湿、燥、火六气侵入身体，成为致病因素的六淫。

饮食所伤
　　过量进食肥甘、嗜酒，引起脏腑功能失调。

七情内伤
　　喜、怒、思、忧、悲、恐、惊七种情志起伏剧烈，也会损伤脏腑。

肺、脾、肾及三焦功能失调

水液壅塞，排泄失常，酿成痰饮。

　　痰饮形成后，饮多留积于肠胃、胸胁及肌肤，而痰则随气的升降流动，内及脏腑，外至筋骨皮肉，形成多种病证。

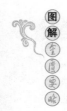

治痰饮的良方

苓桂术甘汤

茯苓 16克　桂枝 12克　白术 12克　甘草 8克

用法： 将以上 4 味药用 1.2 升水煮取 0.6 升，分 3 次温服，小便可通利。

甘遂半夏汤

甘遂 大者，3枚　半夏 12枚，用 0.4 升水煮取 0.1 升，去渣　芍药 5枚　甘草 1枚，如指大，炙

用法： 将以上 4 味药用 0.4 升水煮取 0.1 升，去渣，放入 0.1 升蜜，煎取 0.16 升，每天 1 次。

泽泻汤

泽泻 20克　白术 8克

用法： 将以上 2 味药用 0.4 升水煮取 0.2 升，分 2 次温服。

己椒苈黄丸

防己　椒目　葶苈 熬　大黄 各4克

用法： 将以上 4 味药研末，加蜜调成梧桐子大小的丸。先服 1 丸，每天 3 次，逐渐增加，以口中有津液为度。烦渴的病人，可加芒硝 1.5 克。

五苓散

泽泻 9克　猪苓 6克，去皮　茯苓 6克　白术 6克　桂 6克，去皮

用法： 将以上 5 味药研末，用白开水送服 1 克，每天 3 次。多喝温水，汗出即愈。

小半夏汤

半夏 64克　生姜 32克

用法： 将以上 2 味药用 1.4 升水煮取 0.3 升，分 2 次温服。

小半夏加茯苓汤

半夏 64克　生姜 32克　茯苓 12克

用法： 将以上 3 味药用 1.4 升水煮取 0.3 升，分 2 次温服。

痰饮一旦产生，便能流窜全身，停聚各处，导致多种疾病发生。主要症状为：

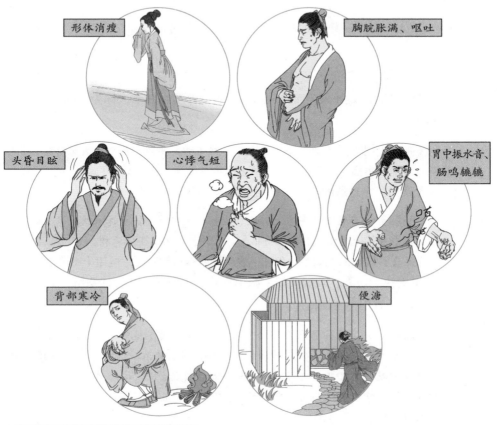

形体消瘦

胸脘胀满、呕吐

头昏目眩

心悸气短

胃中振水音、肠鸣辘辘

背部寒冷

便溏

痰饮停滞不同部位的症状

痰饮停留部位	主要症状
肺	喘咳、胸闷、咯痰
心	胸闷、心悸、失眠、神志不清，严重的还会狂癫
胃	胸脘痞胀、恶心呕吐、食欲不振
经络筋骨	肢体麻木，半身不遂

痰饮停留部位	主要症状
头部	眩晕、昏迷
咽喉	咽部不适，如物梗喉
胸胁	胸胁胀满，咳嗽牵引疼痛
肠	肠鸣辘辘，甚至便溏腹泻

第四章 风寒劳弊：内科疾病（下）

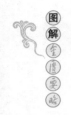

❻ 痰饮咳嗽病之二：

悬饮

悬饮由饮后水流积聚于胁下而致，以咳唾牵引胸胁疼痛为主症。

【译文】病人脉象沉而弦的，表示水饮停滞在胁下，称为"悬饮"，会引起胁下疼痛。

【简释】悬饮是水流积聚于胁下，肝络不和，阴阳升降之气被阻所致，所以出现胸胁痛的主症。脉象沉弦，表明水饮已经内结，必须破积逐饮。

【译文】患悬饮的病人，可用十枣汤（药方见本页）治疗。

【简释】十枣汤中的芫花、甘遂、大戟味苦峻下，能直达水饮结聚之处而破积；但这些药峻下颇烈，容易损伤正气，因而佐以大枣安中调和。

【译文】咳嗽的人如果脉象弦，表明体内有水饮停滞，也用十枣汤治疗。

患支饮的病人，咳喘烦闷，胸中疼痛，不至于猝死，能坚持一百天或一年的，也适宜用十枣汤治疗。

【简释】以上两条都是论述悬饮导致久咳的证治。咳嗽的人、支饮的人都是指痰饮咳嗽久病的人。水饮射肺而引发咳嗽，其脉象以弦为主。水饮积聚于肺，由咳嗽而并发胸中疼痛、烦闷，都是肺病饮邪累及于心，心肺俱病、病情加重的表现。如果病情不突然恶化，拖延百日甚至一年，正气仍未极虚，可考虑用十枣汤逐水饮，咳嗽有望缓解。

十枣汤

芫花熬 **甘遂 大戟**各等份

用法：将以上3味药捣后过筛，以0.3升水先煮大枣10枚，取0.18升，去渣，放入药末。身体强壮的人温服1.7克，羸弱的人温服1.5克；如果不下，第二天增加1.5克服下，快下后吃些粥调养。

悬饮证治

- 脉证——脉象沉而弦，胸胁疼痛
- 治则——攻破逐水
- 方剂——十枣汤

如何治疗悬饮

　　悬饮是指体内水液输布运化失常、停积于胸胁的一类病证，以胸胁胀痛，咳唾时疼痛加重，病侧胸胁饱满为主症，类似于现代医学的胸腔积液、胸膜炎等。治疗时应遵循以下原则：

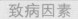

致病因素　　**治疗方法**

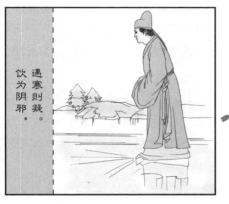

遇寒则凝。
饮为阴邪，

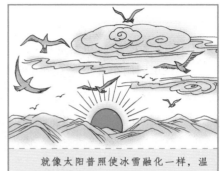

就像太阳普照使冰雪融化一样，温药是悬饮的治本大法。

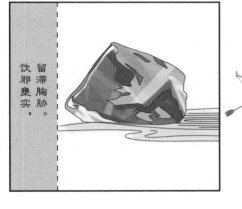

留滞胸胁。
饮邪壅实，

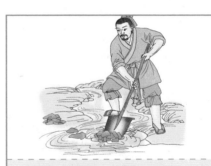

用攻逐、利水、发汗等方法，因势利导以祛除饮邪。

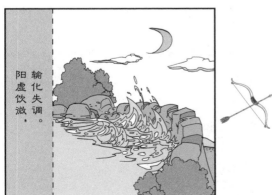

输化失调。
阳虚饮溢，

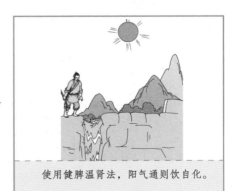

使用健脾温肾法，阳气通则饮自化。

第四章　风寒劳弊：内科疾病（下）

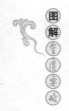

❼ 痰饮咳嗽病之三：

溢饮

溢饮是水饮溢于四肢体表，应当出汗却出不来，导致身体疼痛、四肢浮肿的病证。

【译文】 患溢饮的病人，应当发汗，用大青龙汤（药方见本页）治疗，也可服用小青龙汤（药方见本页）。

【简释】 溢饮是水饮溢于体表无法排出导致的病证，以身痛、无汗、肢肿为主症。水饮既然外溢于体表，治法应当从汗解。具体分析病情可知，溢饮有兼郁热于内者，也有兼肺中"伏饮"的。治疗时，前者适宜用大青龙汤，发汗兼清里热；后者适宜用小青龙汤，发汗兼温化里饮。

大青龙汤可以看作麻黄汤和越婢汤的合方。两方相合，既能发汗解表，又能清宣里热。根据其功效，可以广泛用于热病及杂病的治疗中。

小青龙汤是治疗寒饮咳喘的主方，临床应用非常广泛，用之得当，则药到病除；若病属于上实下虚的支饮，则小青龙汤中的辛散之药不宜使用。

大青龙汤

麻黄 24克，去节　桂枝 8克，去皮　甘草 8克，炙　杏仁 40个，去皮尖　生姜 12克，切　大枣 12枚　石膏 如鸡蛋大，碎

用法： 将以上 7味药用 1.8升水先煮麻黄，减 0.4升，掠去上沫，放入其他药，煮取 0.6升，去渣，温服 0.2升，服后微发汗。出汗多者，用温粉扑敷。

小青龙汤

麻黄 12克，去节　芍药 12克　五味子 32克　干姜 12克　甘草 12克，炙　细辛 12克　桂枝 12克，去皮　半夏 32克，洗

用法： 将以上 8味药用 2升水先煮麻黄，减 0.4升，掠去上沫，放入其他药，煮取 0.6升，去渣，温服 0.2升。

溢饮证治 ┬─ 外寒里热──发汗兼清泻郁热──大青龙汤

　　　　　└─ 外寒里饮──发汗兼温化里饮──小青龙汤

溢饮的辨证论治

观察证候	总结病证	治疗方法
肢体或全身水肿，胁肋满痛，饮食减少，嗳气不舒，小便短少，脉弦	气滞水停证	理气消肿
周身浮肿，腰膝酸软，食少腹胀，大便溏薄，小便不利或夜尿清长，舌质淡苔白，尺脉弱	脾肾阳虚水停证	温补脾肾、利水消肿
两目微肿，头晕耳鸣，手足心热，胁肋隐痛，面色潮红，口咽干燥，舌红少苔，脉弦细	肝肾阴虚证	滋补肝肾
全身水肿，按之没指，小便短少，身体困重，胸闷，苔白腻，脉沉缓	水湿浸渍证	利水消肿
面目或肢体微肿，面色黧黑，唇舌肌肤有瘀点，舌苔薄腻，脉弦或濡	血瘀水停证	化瘀利水
肢体浮肿，小便短少，神疲乏力，食少腹胀，面色无华，月经量少色淡，脉细无力	气血两虚证	补益气血

溢饮的主要症状

溢饮指脾肺俱虚，失于运化，导致饮邪泛溢于体表肌肤的病证。以浮肿、畏冷、乏力等为主要症状，兼见以下临床表现：

晨起眼睑浮肿，鼻梁变厚，面部和手指发紧，随后乳房发胀不适，腹部膨胀，接着移行到下身，足、踝和小腿明显水肿，到傍晚或夜间时最明显。

情绪不稳，精神抑郁甚至错乱。

随天气变化，水肿可加剧，并伴有头痛、恶心、指端麻木等症。

发于女性，水肿往往与月经有关，呈周期性，中年妇女占多数。

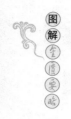

⑧ 痰饮咳嗽病之四：

支饮

支饮是指水饮之邪停聚于胸，导致胸闷短气、剧烈咳喘、身体浮肿、头晕目眩等症状的病证。

【译文】 如果支饮停留在胸膈间，会导致气喘胸满，心下痞坚，面色黧黑，脉象沉紧。得病数十天，医生用下法和吐法都未取得满意效果，可用木防己汤（药方见 135 页）治疗。服药后，如果心下痞坚变得虚软，表明即将病愈；如果心下仍然痞坚，则三日后复发，且病情加剧，可用木防己汤去石膏加茯苓芒硝汤（药方见 135 页）加以治疗。

【简释】 胸膈之间有支饮停滞，水饮凌心射肺，导致病人咳喘、心下痞坚、面色黧黑。这种虚实兼有的支饮重证，应当用木防己汤通阳补虚清热。药方中的防己、桂枝一苦一辛，行水饮而散结气，石膏辛凉可清郁热，服药后痞坚虚软，表明疾病将愈。如果心下仍然痞坚，病情可能再度加剧，此时应当加强通利的力度，因此去除原方中辛凉的石膏，而加茯苓以利小便，加芒硝以通大便，使饮邪从二便中散去。

【译文】 患支饮胸满的病人，可用厚朴大黄汤（药方见 135 页）治疗。

患支饮咳喘不息的病人，可用葶苈大枣泻肺汤（药方见 87 页）治疗。

病人剧烈咳喘得不能平躺，可用小青龙汤（药方见 130 页）治疗。

服用小青龙汤后，病人痰唾多而口干舌燥，寸口脉沉，尺脉微，手足冷，气从小腹上冲胸咽，手足麻木，面赤如同喝醉酒，气又下流至阴股，小便不利，经常晕眩，可服用茯苓桂枝五味甘草汤（药方见 135 页），治疗气冲。

服用茯苓桂枝五味甘草汤后，冲气有所下降，但咳喘、胸闷更加严重，可服用桂苓五味甘草汤去桂加干姜、细辛（药方见 134 页），以治疗咳喘、闷满。

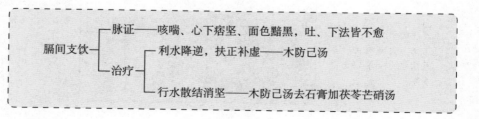

膈间支饮
- 脉证——咳喘、心下痞坚、面色黧黑，吐、下法皆不愈
- 治疗
  - 利水降逆，扶正补虚——木防己汤
  - 行水散结消坚——木防己汤去石膏加茯苓芒硝汤

【译文】服用苓甘五味姜辛汤后，咳喘、闷满停止，但是口渴，冲气复发，是细辛、干姜为热药，动其冲气所致。服用苓甘五味姜辛汤后还可能产生另一种变化，即口渴不久自己停止，咳喘胸满又复发，这是支饮复盛的缘故。支饮内盛上逆引起眩晕，且呕吐不止，应服桂苓五味甘草去桂加姜辛夏汤（药方见 134 页），以治水止呕。

服用桂苓五味甘草去桂加姜辛夏汤后，水去呕止，但病人身体浮肿，可加杏仁（药方见 135 页）治疗。事实上，此证用麻黄最好，但因病人有手足麻木的症状，因而不能用麻黄。如果不考虑这一点而使用了麻黄，必然引起厥逆，这是因为病人下虚，麻黄能发其阳气。

服用苓甘五味加姜辛半夏杏仁汤后，如果面热如同喝醉酒，这是胃热上冲熏其面的原因，可加大黄（药方见 135 页）以引热下行。

【简释】痰饮的病因，有的因为脾不散精，有的由于肺失通调，也有的因为肾虚不能化水，而共同的病机为痰湿凝滞，阳气被遏，痰饮之邪乘虚停滞于身体局部。所以治本之法为用温药调和，并根据痰饮病的不同部位，采用发汗、逐水、利小便等具体治标方法。

如果从现代医学的角度来看整篇痰饮咳嗽的内容，有些比较清楚，如悬饮类似胸膜炎、胸腔积液；支饮与慢性支气管炎、哮喘、肺气肿、肺源性心脏病等类似；而溢饮和痰饮则相对难以概括。狭义的溢饮，水停滞于胃肠，造成胃下垂、慢性胃炎及幽门梗阻等，较容易理解，事实上所涉及的内容更广，如心下坚满、腹满等。因此痰饮病的症状，可能与黏膜的炎症分泌物、组织与器官之间的渗出液和漏出液相关联，涉及呼吸、消化、神经、循环、泌尿、内分泌等系统的多种疾病。

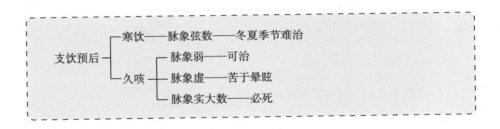

支饮的证治

支饮是指体内水液输布运化失常，停积于胸胁的一类病证，以胸胁胀痛，咳唾时疼痛加重，病侧胸胁饱满为主，类似于现代医学的胸腔积液、胸膜炎等。治疗时应遵循以下原则：

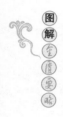

支饮证治

腰间支饮
- 脉证 → 气喘胸满，心下痞坚，面色黯黑，脉象沉紧，得病数十天，用下法和吐法效果都不好
- 治疗 → 降逆利水，扶正补虚
- → 应行水散结化瘀

支饮晕眩 → 晕眩且小便不利 → 应消饮利水，健脾制水 → 泽泻汤

支饮胸满 → 胸满，咳逆不止，气短不能平卧 → 应理气逐水，除热通腑

支饮难以呼吸 → 胸满，呼吸时张口抬肩，口吐稀涎 → 应泻肺逐饮 → 葶苈大枣泻肺汤

支饮呕吐
- 呕吐，口不渴 → 应散寒降逆化饮 → 小半夏汤
- 呕吐，心下痞满，目眩，惊悸 → 应散寒降逆化饮，宁心镇悸利水 → 小半夏加茯苓汤

支饮咳嗽 → 脉象弦，咳嗽烦闷，胸口剧烈疼痛，延续一百天甚至一年 → 应攻积逐水 → 小半夏加茯苓汤

支饮剧烈咳喘 → 剧烈咳喘得不能平躺 → 应温肺散寒，逐饮止咳 → 小青龙汤

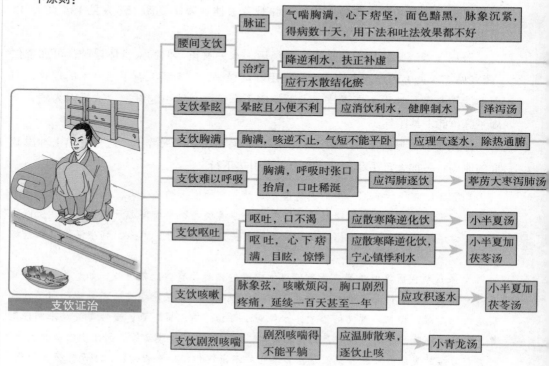

苓甘五味姜辛汤

配方	用量
茯苓	24 克
甘草	12 克
干姜	12 克
细辛	12 克
五味子	32 克

用法：将以上 5 味药用 1.6 升水煮取 0.6 升，去渣，温服 0.1 升，每天 3 次。

服药后，咳喘、闷满停止，但口渴，冲气复发；也可能口渴不久停止，但咳喘胸满又复发。

桂苓五味甘草去桂加姜辛夏汤

配方	用量
茯苓	24 克
甘草	8 克
细辛	8 克
干姜	8 克
五味子	32 克
半夏	32 克

用法：将以上 6 味药用 1.6 升水煮取 0.6 升，去渣，温服 0.1 升，每天 3 次。

服药后，水去呕止，但病人身体浮肿。

木防己汤	
配方	用量
木防己	12 克
石膏	鸡蛋大的 12 枚
桂枝	8 克
人参	16 克

用法：将前 4 味药用 1.2 升水煮取 0.4 升，去渣，放入芒硝，再微煎，分 2 次温服，微下利则愈。

用法：将这 4 味药用 1.2 升水煮取 0.4 升，分 2 次温服。

木防己汤去石膏加茯苓芒硝汤	
配方	用量
木防己	8 克
桂枝	8 克
人参	16 克
茯苓	16 克
芒硝	6 克

厚朴大黄汤	
配方	用量
厚朴	1 尺
大黄	24 克
枳实	4 枚

用法：将这 3 味药用 1 升水煮取 0.4 升，分 2 次温服。

茯苓桂枝五味甘草汤		
配方	用量	制法
茯苓	16 克	
桂枝	16 克	去皮
甘草	12 克	炙
五味子	32 克	

用法：将以上 4 味药用 1.6 升水煮取 0.6 升，去渣，分 3 次温服。

服药后，冲气有所下降，但咳喘、胸闷更加严重。

服小青龙汤后，病人痰多口干，寸口脉沉，尺脉微，手足冷，气从小腹上冲胸咽，手足麻木，面赤如同喝醉酒，气又下流至阴股，小便不利，经常晕眩。

苓甘五味加姜辛半夏杏仁汤	
配方	用量
茯苓	16 克
甘草	12 克
五味子	32 克
干姜	12 克
细辛	12 克
半夏	32 克
杏仁（去皮尖）	32 克

用法：将以上 7 味药用 2 升水煮取 0.6 升，去渣，温服 0.1 升，每天 3 次。

服药后，如果面热如同喝醉酒，可加大黄以引热下行。

苓甘五味加姜辛半夏杏大黄汤	
配方	用量
茯苓	16 克
甘草	12 克
五味子	32 克
干姜	12 克
细辛	12 克
半夏	32 克
杏仁	32 克
大黄	12 克

用法：将这 8 味药用 2 升水煮取 0.6 升，去渣，温服 0.1 升，每天 3 次。

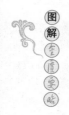

❾ 古时的糖尿病：

消渴

消渴是以多饮、多食、多尿、形体消瘦乏力或尿有甜味为特征的一种病证。有人认为，消渴相当于今天的糖尿病。

❄ 消渴的病机

【译文】如果寸口部脉象浮迟，浮脉表示虚证；迟脉表示劳证；虚属于卫气不足，劳则属于营气衰弱。

如果趺阳脉浮数，浮脉表示胃中邪气充盛，数脉表示胃热。胃热则消化水谷快，容易饥饿，大便坚硬；胃中邪气充盛，则水湿渗于膀胱引起小便频数，小便频数则大便更加坚硬。当小便频数与大便坚硬两种症状同时出现，就是消渴。

趺阳脉数，胃中有邪热，因消化水谷快，而容易饥饿，大便必然坚硬，小便必定次数增多。

【简释】消渴的病机非常复杂，这里仅从营卫虚竭和胃热气盛两方面进行探讨。寸口脉候心肺，心主血属于营，肺主气属于卫。此时浮脉和迟脉同时出现，浮表示阳虚气浮，是卫气不足的征象；迟脉表示血脉不充，是营气虚少的征象。因而古人认为，消渴发展到晚期可能演变为虚劳。

趺阳脉候胃，当趺阳脉象数时，表明胃热气盛；热能消化水谷和耗损津液，因而大便坚硬；气有余便是火，火可迫水，因而小便频数；胃热大便坚硬，气盛小便频数，这就是消渴。

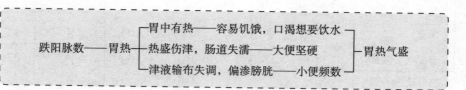

趺阳脉数——胃热——胃中有热——容易饥饿，口渴想要饮水——

——热盛伤津，肠道失濡——大便坚硬——胃热气盛

——津液输布失调，偏渗膀胱——小便频数——

消渴的病因和症状

消渴的发病特点

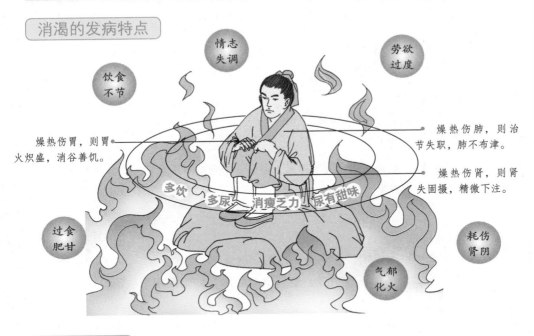

饮食不节

情志失调

劳欲过度

燥热伤肺，则治节失职，肺不布津。

燥热伤胃，则胃火炽盛，消谷善饥。

燥热伤肾，则肾失固摄，精微下注。

过食肥甘

气郁化火

耗伤肾阴

多饮　多尿　消瘦乏力　尿有甜味

消渴的症状

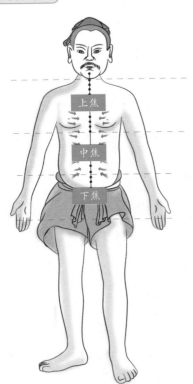

上焦

中焦

下焦

1. 肺热津伤
口干舌燥，烦渴多食，尿频量多，舌边尖红，苔薄黄，脉洪数。

2. 胃热炽盛
口渴，多食易饥，尿多，消瘦乏力，大便干燥，苔黄，脉滑实有力。

3. 肾阴亏虚
尿频量多，混浊如脂；或尿甜，头晕耳鸣，腰膝酸软，乏力，口干唇燥，舌红少苔，脉细数。

4. 阴阳两虚
小便频数，混浊如脂，严重的还会饮多少水就排多少尿，面色黧黑，腰膝酸软，发冷，舌淡苔白，脉沉细无力。

137

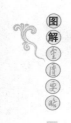
肾虚下消

【译文】男子患消渴，由于肾气衰弱，难以蒸腾化气以摄水，因而小便增多，喝一斗水，也会小便一斗，此时应当服用肾气丸（药方见本页）治疗。

【简释】消渴而小便反而增多，是肾虚阳气衰弱，既不能蒸腾津液以上润，又不能化气以摄水的原因。肾气丸温振肾气，是治本之法。

热甚伤津

【译文】如果口渴想要喝水，且口干舌燥，应当服用白虎加人参汤（药方见 73 页）治疗。

【简释】消渴病人口渴想要喝水，喝水后仍然口干舌燥，是肺胃热盛津气两伤的证候，后世称为"上消"。白虎加人参汤可清热益气生津，现在已被证明确实对糖尿病有一定疗效。

其他证治

【译文】患厥阴，症状为：口渴而饮水不停，气机上逆冲心，心胸疼痛灼热，有饥饿感却不想进食，吃后就会吐出。如果误用下法治疗，就会导致腹泻不止。

由于里热未消，导致口渴而饮水不止，应当服用文蛤散（药方见 139 页）治疗。

【简释】口渴想要饮水，然而饮下的水不能消体内的热，反而被热所消，因而渴饮不止，但没有停水呕吐和小便不利的症状。文蛤散咸凉润下，清热利湿，可起到生津止渴的效果。

肾气丸：

干地黄 32克 薯蓣 16克 山茱萸 16克 泽泻 12克 茯苓 12克 牡丹皮 12克 桂枝 4克 附子 4克，地

用法：将以上 8 味药研磨，加蜂蜜炼制成梧桐子大小的药丸，用酒送服15 丸，可加至 25 丸，每日 2 次。

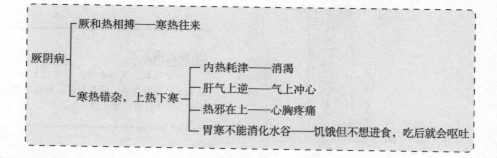

消渴的治疗和预防

消渴类似于今天的糖尿病，症状为多饮、多食、多尿、身体消瘦等，以阴虚为本，燥热为标。从古至今，人们针对消渴创造总结了许多行之有效的治疗方法和预防措施。

消渴的辨证施治

肺热津伤	治以清热润肺，生津止渴
胃热炽盛	治以清胃泻火，养阴增液
肾阴亏虚	治以滋阴固肾，润燥止渴
阴阳两虚	治以温阳滋阴，补肾固摄

文蛤散	
配方	用量
文蛤	20 克

用法：将文蛤捣为散剂，用开水 0.1 升，调和服用 1 克。

消渴的预防

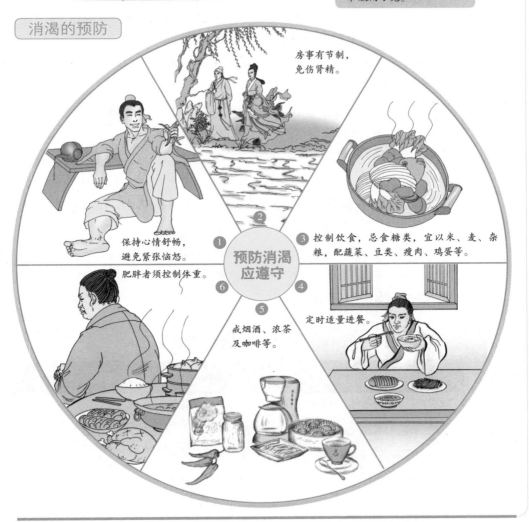

房事有节制，免伤肾精。

控制饮食，忌食糖类，宜以米、麦、杂粮，配蔬菜、豆类、瘦肉、鸡蛋等。

保持心情舒畅，避免紧张恼怒。

肥胖者须控制体重。

预防消渴应遵守

① ② ③ ④ ⑤ ⑥

戒烟酒、浓茶及咖啡等。

定时适量进餐。

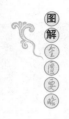

⑩ 难倒英雄汉的隐病：

小便不利

小便不利指排尿异常，小便困难且量少，病因可以分为外感与内伤两方面。

气不化津

【译文】病人脉象浮，轻度发热，口渴，应当通利小便和发汗，可服用五苓散（通阳解表，健脾利水）治疗。

【简释】脉象浮、微热，表明表邪未尽；小便不通利，表明膀胱气化功能衰弱；如果口渴，则表明津液不能上承。通利小便、发汗是表里阳气通达的治法，五苓散通阳利水，阳气通达则水液便可正常输布。

【译文】病人口渴想要喝水，然而饮水之后又吐出，称为"水逆证"，应当服用五苓散治疗。

【简释】当消渴进一步深入时，病人口渴难耐，但入水即吐，这是饮水过多，胃难以受纳，或胃虚而难以化水导致的。五苓散有健胃助消化的作用，因而对此证颇有疗效。

水热互结

【译文】病人如果脉象浮，身体发热，口渴想要喝水，小便不通利，可服用猪苓汤（药方见141页）治疗。

【简释】脉象浮、身体发热，并不是表邪未解，而是里热蒸灼于内所导致的，因而口渴想要喝水；由于水湿与邪热内结，导致膀胱气化功能失司，所以小便不通利。猪苓汤利水滋阴，水去则热无法附着，津液恢复则口渴也就消止了。

五苓散与猪苓汤方证比较

	五苓散证	猪苓汤证
症状	小便不利、脉象浮、身体发热、口渴想要喝水	
病机	热邪初入，热与水结而阴未伤	热邪侵入已久，水热互结而阴未伤
治则	化气利水	滋阴利水为主，兼以清热
方药	猪苓、茯苓、泽泻、白术、桂枝	猪苓、茯苓、泽泻、阿胶、滑石

小便不利的病因和证候

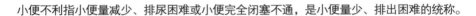

小便不利指小便量减少、排尿困难或小便完全闭塞不通，是小便量少、排出困难的统称。

病因和治法

病因	治法
阴虚、发热、大汗、吐泻、失血	宜滋阴养血
肺气失宣	宣通肺气
脾虚不运	健运脾胃
肾关不利	温补肾元
三焦决渎	疏通三焦
肺热气壅	清肺
热结膀胱	泻热
气机瘀滞	理气
瘀腐阻塞水道	化瘀
肾元虚衰	温肾
胞转	渗利

猪苓汤		
配方	用量	制法
猪苓	4克	去皮
茯苓	4克	
阿胶	4克	
滑石	4克	
泽泻	4克	

用法： 先用 0.8 升水煮猪苓、茯苓、滑石、泽泻 4 味，取 0.4 升，去渣，再加入阿胶烊化，每次温服 0.14 升，每天 3 次。

常见证候

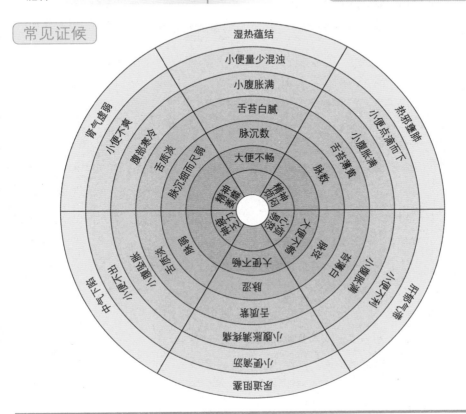

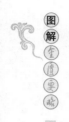

下寒上燥

【译文】病人小便不通利，水饮滞留于内，口渴难忍，应当用栝蒌瞿麦丸（药方见 143 页）治疗。

【简释】肾主水而司气化，如果肾的气化功能失常，则小便不通利且水气内停；气不化津，则津液不能输布，上焦反生燥热，因而口渴难忍。栝蒌瞿麦丸实为肾气丸的变制，有生津润燥、通利小便、温阳化气的作用，帮助恢复津液上蒸，水气下行。

其他治法

【译文】如果小便不通利，可用蒲灰散（凉血化瘀）治疗，或用滑石白鱼散（清热利湿）、茯苓戎盐汤（健脾利湿）治疗（三药方皆见本页）。

【简释】小便不通利的原因很多，证治也各异。上述三方，主证相同，但兼证不同。蒲灰散可清热利湿化瘀，除了主治小便不利外，还兼治小便短赤、尿血、尿痛、痛引脐中。滑石白鱼散可凉血化瘀、清热利湿，兼证与蒲灰散类似。茯苓戎盐汤可补肾健脾、清热除湿，主治腹部胀满，小便不利，尿后淋漓不尽。

肾阳不足 ── 无法蒸化津液 ── 津液不能上承 ── 上焦燥热 ── 病人口渴难耐 ── 上燥
          膀胱气化功能失司 ── 小便不利 ── 水停滞不行 ── 有水气 ── 下寒

蒲灰散

蒲灰 7克 滑石 3克

用法：将以上 2 味药捣为散剂，每次用开水送服 1 克，每天 3 次。

滑石白鱼散

滑石 2克 乱发 2克,烧 白鱼 2克

用法：将以上 3 味药捣为散剂，每次用开水送服 1 克，每天 3 次。

茯苓戎盐汤

茯苓 32克 白术 8克 戎盐 如弹丸大 1枚

用法：原文无记载。

　　小便不利，包括小便困难、尿频、尿痛、尿潴留（即膀胱内积有大量尿液而不能排出）等，中医分为以下病证辨证治疗。

气淋

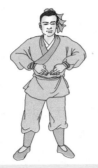

证候：小便涩滞，余沥不尽；小腹拘急；舌质淡胖，苔薄白；精神倦乏，气短懒言；脉弱无力。

治疗：补中益气，化气通淋。

劳淋

证候：小便赤涩，淋漓不已，时发时止，遇劳即发；腰膝酸软；五心烦热；舌红少津；脉沉细数。

治疗：养阴补肾，清热通淋。

阴虚癃闭

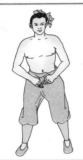

证候：小便滴流或不通，尿少色赤；神疲倦怠，头昏目眩；腰膝酸软；五心烦热；夜梦遗精；舌红苔薄；脉细数。

治疗：养阴通下。

肾阳亏虚

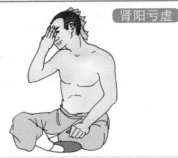

证候：小便不通或滴沥不爽，小便排出无力，或尿失禁；腰以下冷；腿膝无力；面色青白；舌淡胖；脉沉细无力。

治疗：温补肾阳，通利膀胱。

栝蒌瞿麦丸		
配方	用量	制法
栝蒌根	8克	
茯苓	12克	
薯蓣	12克	
附子	1枚	炮
瞿麦	4克	

　　用法：将这5味药研成细末，加炼蜜做成梧桐子大小的丸，每次用开水送服3丸，每天3次。如果无效，可把药量增到七八丸，直到小便通利，肚中温暖为止。

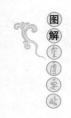

⓫ 难以启齿之病：

淋病

淋病表现为小便淋漓涩痛或闭塞不通等，可以分为五淋，即石淋、血淋、膏淋、气淋、劳淋。

🔥 主要症状

【译文】 患淋病，症状为小便不通畅，排尿频数且量少，有如同粟米状的东西随着尿液点滴排出，小腹拘急，疼痛牵引到脐中。

【简释】 淋病，后世有石淋、血淋、膏淋、气淋、劳淋之分。上文提到如同粟米状的东西随尿液排出，这是石淋的特点。由于肾虚有热，尿液被热邪蒸煎，结成固体物质，形状如同粟米，滞留于肾或膀胱里。当砂石随着尿液排出时，尿道受损，因而小便涩痛，痛引腹脐。

🔥 治疗禁忌

【译文】 患淋病，不要随意使用发汗法，否则可能出现尿血的症状。

【简释】 久患淋病的人，大多下焦阴虚，膀胱蓄热，如果再用发汗法，必然动血伤阴，迫血妄行，从而引起尿血。

膀胱热盛——蒸煎尿液——结如砂石┬ 尿道阻塞——小便艰难、涩痛
　　　　　　　　　　　　　　　├ 气机受阻——小腹拘急，疼痛牵引到脐中
　　　　　　　　　　　　　　　└ 小的砂石可随尿液排出——砂石如同粟米状

淋病的病因和辨证治疗

淋病是以小便频数量少、排出不畅、尿道疼痛灼热，或小腹拘急、痛引腰腹为主要表现的病证。

病因一：
外阴不洁，秽浊之邪上犯膀胱；或湿热外邪由其他脏腑传入膀胱所致。

病因二：
心经火热炽盛，下移小肠，气化不利，不能分清泌浊，波及膀胱所致。

病因三：
肝郁化火，热郁气结，膀胱气化不利所致。

病因四：
脾气亏虚，中气下陷；或肾气虚弱，气化失职所致。

实证：
尿中带血，尿色紫红，苔黄脉滑；治法宜清利湿热，凉血止血。

虚证：
尿中带血，尿血色淡，苔淡脉细；治法宜滋阴清热。

虚证：
兼见气短面白，苔淡脉细；治法宜补中益气。

实证：
兼见胸胁胀满，舌青脉弦；治法宜疏肝行气利水。

血淋

气淋　**膏淋**

劳淋　**石淋**

实证：
尿如泔水，兼见舌红脉数；治法宜清利湿热，分清泌浊。

虚证：
尿如泔水，兼见舌淡脉细；治法宜补肾固涩。

淋病长期不愈，一旦劳累就会复发，苔淡脉弱；治法宜健脾益肾。

尿中夹砂石，严重时则带血，舌红苔黄脉数；治法宜清热利湿排石。

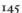

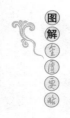

⑫ 体内"水患"与浮肿：

水气病概述

水气病主要是因肺、脾、肾三脏发生病变，导致阳气亏损无法约制水液、水气停滞于内而致，可分为风水、皮水、正水、石水、黄汗等五种。

🔥 分类与主症

【译文】 老师说：水气病可分为风水、皮水、正水、石水、黄汗五种。风水的脉象浮，外证表现为全身骨节疼痛，怕风；皮水的脉象也浮，外证表现为身体浮肿，用手按压皮肤后凹陷不起，不怕风，腹部胀满如鼓，不口渴，应当用发汗法治疗；正水的脉象沉迟，外证表现为气喘；石水的脉象沉，外证表现为腹部胀满，不喘；黄汗的脉象沉迟，病人身体发热，胸部胀满，四肢与头面浮肿，如果长期不愈，必定会形成痈脓。

寸口脉象沉滑，表示体内有水气，面目浮肿，身体发热，称为"风水"。病人的双眼睑微肿，像是刚睡醒一样，颈部脉管跳动不已，时常咳嗽，用手按压其手脚的皮肤则凹陷不起，属于风水。

患太阳病，脉象浮紧，本应兼有骨节疼痛的症状，如今反而不痛，且身体沉重而酸，口不渴，出汗后病情得到好转，这属于风水。如果出现怕冷的症状，是病人身体虚弱时，又误用汗法损伤阳气的缘故。

病人口渴而不怕冷，属于皮水。如果全身浮肿又怕冷，症状类似于周痹（胸中憋闷，骨节疼痛，不能进食，傍晚时烦躁不安，难以入眠），则属于黄汗。

病人如果咳嗽、气喘、口不渴，属于脾胀病，症状与水肿病类似，用发汗法治疗即可痊愈。

治疗水气，不论病人口渴且腹泻，或小便次数较多，都不能用发汗法治疗。

风水
- 脉象浮，关节疼痛，怕风
- 脉象浮而洪，体痒，久了会形成痂癫，身体红肿，难以俯仰，怕风
- 寸口脉沉滑，双眼睑微肿，颈部脉管跳动不已，咳嗽，手脚皮肤按压后凹陷不起
- 脉象浮紧，骨节反而不痛，身体沉重而酸，口不渴

水气的病因

　　水气，是由于气的升降出入失常而导致水邪停聚，泛溢周身，出现以肿为主要症状的病证。类似于现代医学的各类肾脏疾病、充血性心力衰竭、内分泌失调及营养障碍等疾病所致的水肿。

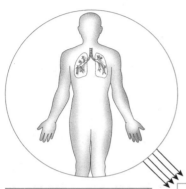

病因一：肺失宣降

　　肺气失于宣降，会影响呼吸功能，导致呼吸异常，出现咳嗽、气喘、胸闷、呼吸不利等症。

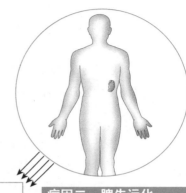

病因二：脾失运化

　　脾失健运，消化吸收不良，会出现食欲不振、腹胀、便溏或腹泻，甚至倦怠、消瘦等症。

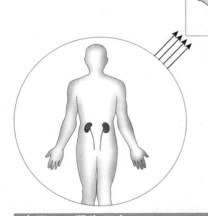

病因三：肾失开合

　　肾阳虚弱，导致气化失司，水液代谢障碍。如果气虚不固，开多合少，会出现多尿、遗尿、尿失禁等症；如果气化不利，合多开少，则会出现尿少、水肿等症。

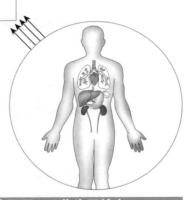

病因四：三焦失于输布

　　三焦指人体胸腹腔的上、中、下三个区域。如果三焦气化不利，可导致上焦肺、中焦脾、下焦肾对水液输布和排泄发生障碍，产生病变。

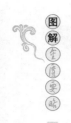

五脏水

患心水，会出现身体沉重、气短、不能平卧、烦躁不安、前阴肿胀等症状。

患肝水，会出现肚腹胀大、不能自由转侧、胁下与腹部疼痛、口中经常出现少许津液、小便时通时闭等症状。

患肺水，会出现身体浮肿、小便困难、大便溏泄如鸭粪等症状。

患脾水，会出现腹部胀大、四肢沉重、口中没有津液、气短、小便艰难等症状。

患肾水，会出现腹部胀大、肚脐肿胀、腰痛、小便不利、阴部潮湿如同牛鼻上的湿汗一样、双脚逆冷、面部消瘦等症状。

血分与水分

有人问：病证有血分和水分的不同，是什么原因呢？

老师回答：如果月经先断绝，然后才患水肿病，是瘀血阻滞水道所导致的，称为"血分"，这种病很难治疗；如果先患水肿病，然后月经才断绝，是水液阻滞血道所导致的，称为"水分"，这种病比较容易治愈。知道是什么原因吗？因为只要先消退水肿，水液运行正常，月经自然通畅。

病机

病人脉象浮洪，浮脉表示感受风邪，洪脉表示水气充盛，风邪与水气相搏，如果风邪战胜水气，会出现瘾疹，导致身体发痒，痒是风邪外泄的表现，称为"泄风"；如果久病不愈，则会形成痂癞；如果水气战胜风邪，就会形成水气，导致身体俯仰困难。风邪与水气相搏，会出现全身浮肿，此时可用发汗法治疗。病人如果怕风且内虚，属于风水病；如果不怕风，小便通利，上焦有寒，口中流涎，则属于黄汗。

如果寸口脉象弦紧，弦脉表示卫气运行不畅，因而怕冷，水液无法正常运行，而下注于肠间。

如果少阴部脉象紧沉，紧脉表示痛证，沉脉表示有水，所以导致小便艰难。

五脏水
- 心水——身体沉重、气短、不能平卧、烦躁不安、前阴肿胀
- 肝水——肚腹胀大、胁下与腹部疼痛、口中经常出现少许津液、小便时通时闭
- 肺水——身体浮肿、小便困难、大便溏泄如鸭粪
- 脾水——腹部胀大、四肢沉重、口中没有津液、气短、小便艰难
- 肾水——腹部胀大、肚脐肿胀、腰痛、小便不利、阴部潮湿、双脚逆冷、面部消瘦

古人从病因、脉证的角度将水气病分为风水、皮水、正水、石水和黄汗五类。

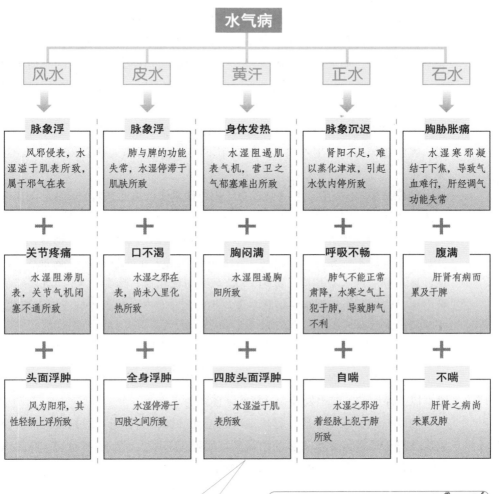

水气病

风水	皮水	黄汗	正水	石水
脉象浮	**脉象浮**	**身体发热**	**脉象沉迟**	**胸胁胀痛**
风邪侵表，水湿溢于肌表所致，属于邪气在表	肺与脾的功能失常，水湿停滞于肌肤所致	水湿阻遏肌表气机，营卫之气郁塞难出所致	肾阳不足，难以蒸化津液，引起水饮内停所致	水湿寒邪凝结于下焦，导致气血难行，肝经调气功能失常
+	**+**	**+**	**+**	**+**
关节疼痛	**口不渴**	**胸闷满**	**呼吸不畅**	**腹满**
水湿阻滞肌表，关节气机闭塞不通所致	水湿之邪在表，尚未入里化热所致	水湿阻遏胸阳所致	肺气不能正常肃降，水寒之气上犯于肺，导致肺气不利	肝肾有病而累及于脾
+	**+**	**+**	**+**	**+**
头面浮肿	**全身浮肿**	**四肢头面浮肿**	**自喘**	**不喘**
风为阳邪，其性轻扬上浮所致	水湿停滞于四肢之间所致	水湿溢于肌表所致	水湿之邪沿着经脉上犯于肺所致	肝肾之病尚未累及肺

黄汗，因全身出黄色的汗而得名。如果患黄汗病长期不愈，湿久则化热，湿热与气血相搏，就会导致血败肉腐，进而形成痈脓。

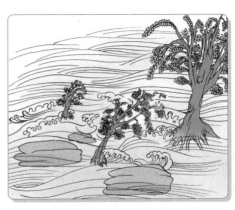

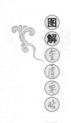

有人问：患腹泻后，病人口渴饮水，小便不通利，腹部胀满，阴部水肿，是什么原因呢？

老师回答：按病理来说，应当属于水气病；如果小便通畅，且出汗，则病可自行痊愈。

老师说：如果寸口脉象沉迟，沉脉表示有水，迟脉表示有寒，寒与水相搏。如果跌阳脉象伏，表示饮食不能消化，脾气虚衰就会大便溏泄，胃气虚衰则身体浮肿。如果少阳脉象沉弱，少阴脉象细，在男子就会引起小便不通利，在妇人就会导致月经不通；月经的来源是血，因而经血不通会形成水气病，称为"血分"。

跌阳脉象本应当伏，如今反而紧，是体内寒邪壅盛的缘故，如寒邪、疝瘕、腹中痛等病，医生不用温法却误用下法，攻下后病人便会胸部胀满，呼吸气短。

跌阳脉象本应当伏，如今反而数，也可能是体内热邪壅盛的缘故，因而食物消化得很快，小便频数；如果小便反而不通利，则表明将要变为水气病。

如果寸口脉象浮迟，浮脉表示邪热，迟脉表示潜藏，热与潜相搏，称为"沉"。如果跌阳脉象浮数，浮脉表示邪热，数脉表示水谷精微停滞而难以运化，热与停滞的水谷相搏，称为"伏"。沉与伏相搏，称为"水"。沉表示络脉空虚，伏表示小便困难，络脉空虚与小便困难相合，导致水邪泛溢于肌肤，于是形成水气病。

证治

老师说：治疗各种水肿病，对于腰部以下浮肿的，应当通利小便；对于腰部以上浮肿的，应当发汗，这样病才能痊愈。

患水气病，眼泡浮肿，好像蚕卧在上面一样，面容与双眼光亮润泽，脉象伏，属于口渴且饮水很多的消渴病。如果腹部胀大，小便不通利，脉象沉绝，则表示水气停滞内里，可以用下法治疗。

脉证与预后

病人脉象沉，应当兼有水气，且身体肿胀沉重。如果患水病而脉象暴出无根，则属于死证。

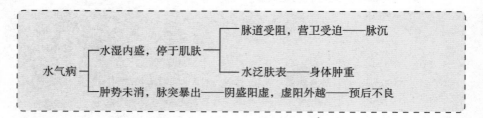

风水的类型（二）

古代医家除了根据病因、脉证为水气病分类之外，还根据五脏证候将其分为心水、肺水、肝水、脾水和肾水。

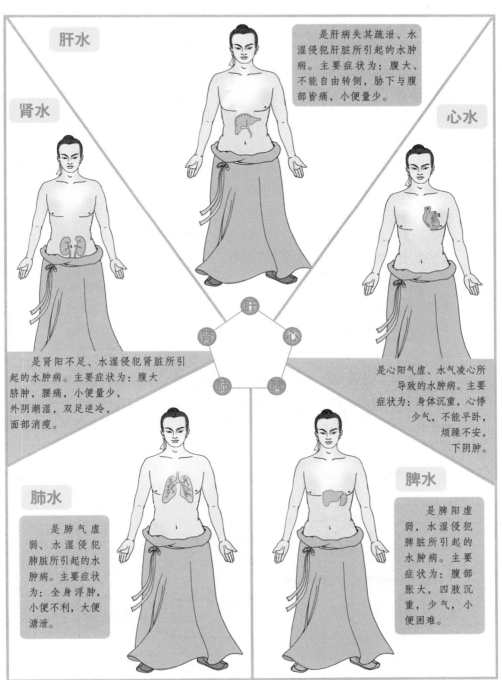

肝水

是肝病失其疏泄、水湿侵犯肝脏所引起的水肿病。主要症状为：腹大、不能自由转侧，胁下与腹部皆痛，小便量少。

肾水

是肾阳不足、水湿侵犯肾脏所引起的水肿病。主要症状为：腹大脐肿，腰痛，小便量少，外阴潮湿，双足逆冷，面部消瘦。

心水

是心阳气虚、水气凌心所导致的水肿病。主要症状为：身体沉重，心悸少气，不能平卧，烦躁不安，下阴肿。

肺水

是肺气虚弱、水湿侵犯肺脏所引起的水肿病。主要症状为：全身浮肿，小便不利，大便溏泄。

脾水

是脾阳虚弱，水湿侵犯脾脏所引起的水肿病。主要症状为：腹部胀大，四肢沉重，少气，小便困难。

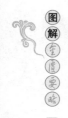
⑬ 水气病之一：

风水

风水是水气病的一种，症状表现为：身体浮肿，眼泡水肿，怕冷，关节疼痛，身体沉重。

表虚

【译文】患风水，脉象浮，身体沉重，汗出怕风，可服用防己黄芪汤（药方见47页）治疗。

【简释】风水起病于风邪侵袭体表，因而脉象浮；水饮泛溢于肌肤，导致身体沉重；表卫气虚不固又引起汗出恶风，因而治疗时用防己黄芪汤益气固表，利水除湿。

热郁

【译文】患风水，怕风，全身浮肿，脉象浮，口不渴，不断自汗而出，应当服用越婢汤（药方见153页）治疗。

【简释】风水，因风致水，来势急剧而病在体表，所以初病出现脉象浮、怕风等症状。水被风激而泛溢全身，因而周身浮肿。口渴，是邪已化为热的征象。不断出汗，表明风热之邪性偏开泻，当汗出热泻后体表暂时没有大热。

其他

【译文】患水气病，脉象沉小的，属于少阴病；脉象浮表示为风病，没有水气而虚胀的，表示为气病。患水气病，一般发汗后就能痊愈。病人如果脉象沉，应当服用麻黄附子汤（药方见153页）治疗；如果脉象浮，可服用杏子汤（药方未见）治疗。

【简释】水气病身体浮肿的，如果脉象沉小，则大多与少阴肾有关，属于正水。

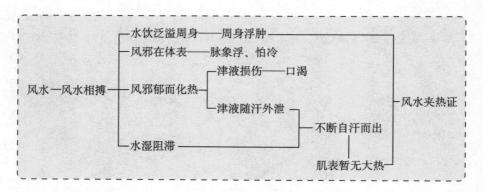

风水的证候

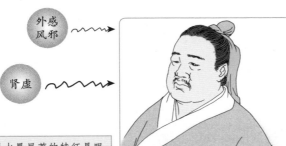

外感风邪 ➜

肾虚 ➜

毒疮侵袭 ⬅

风水最显著的特征是眼睑、颜面浮肿，也不排除下肢、全身浮肿。

其他症状都是风水病变过程中的并发症状，如发热、恶寒、头身骨节疼痛、鼻塞流涕、咽痛、咳嗽等。

风水夹热的证治

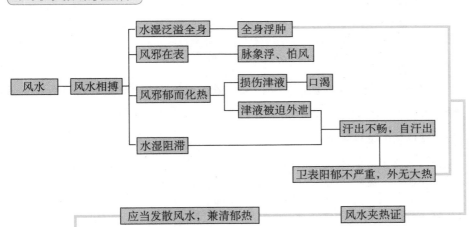

风水 ─ 风水相搏

- 水湿泛溢全身 ─ 全身浮肿
- 风邪在表 ─ 脉象浮、怕风
- 风邪郁而化热
  - 损伤津液 ─ 口渴
  - 津液被迫外泄
- 水湿阻滞

汗出不畅，自汗出

卫表阳郁不严重，外无大热

应当发散风水，兼清郁热

风水夹热证

越婢汤

配方	用量	功效
麻黄	24 克	发汗解表，宣肺行水，发越外邪
石膏	32 克	宣泄郁热，与麻黄配伍可宣降结合，以服肺气
生姜	12 克	温振中阳，助麻黄宣散水气
大枣	15 枚	补益中气，健脾制水
甘草	8 克	益气固本，制水健脾

用法：将以上 5 味药用 1.2 升水先煮麻黄，掠去浮沫，加入其余药物，煮取 0.6 升，分 3 次温服。病人如果怕风，加入附子 1 枚（炮）；若浮肿严重，可加白术 16 克。

麻黄附子汤

配方	用量
麻黄	12 克
甘草	8 克
附子	1 枚

用法：将以上 3 味药用 1.4 升水先煮麻黄，掠去浮沫，加入其他药，煮取 0.5 升，每次温服 50 毫升，每天 3 次。

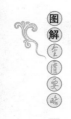

⑭ 水气病之二：

皮水

皮水，水气病的一种，症状表现为：周身面目浮肿严重，小便不通利，手足逆冷。

🔥 夹热

【译文】患皮水，面目与全身都浮肿，脉象沉，小便不通利，导致水湿滞留，所以形成水气病。如果小便通利，表明水去而津液损伤，所以出现口渴的症状，应当服用越婢加术汤治疗。

【简释】皮水的形成，与肺失通调、脾失健运有关。水液不能循着常道输布，因而周身浮肿严重，脉象沉，小便不利。水郁于内而化热，因而可用越婢汤发汗散水，清热除湿，配白术可加强除湿的效果。

🔥 肿甚

【译文】患皮水，四肢浮肿，水气流溢在肌肤中，导致四肢肌肉轻微跳动，可服用防己茯苓汤（药方见155页）治疗。

【简释】长期患皮水，四肢浮肿严重，卫气壅阻，水气在肌肤中相搏，因而四肢肌肉有跳动感。防己茯苓汤中防己、黄芪配伍可益气利水，桂枝、茯苓配伍可通阳利水，黄芪、桂枝相配又有温通表阳、振奋卫气的功效。

🔥 阳郁

【译文】患皮水，如果手足逆冷，可服用蒲灰散（药方见142页）治疗。

【简释】手足逆冷也称"厥"，是湿热炽盛、阻遏气机、阳气不能布达于四肢造成的。服用蒲灰散，可清热化湿，通利小便；如果水湿排除，阳气得伸，则手足逆冷也可以自行痊愈。

🔥 其他

【译文】患皮水，表实无汗且兼夹杂里热的病人，可服用越婢加术汤（药方见153页，加白术16克即可）治疗。如果无热，可以用甘草麻黄汤（药方见155页）治疗。

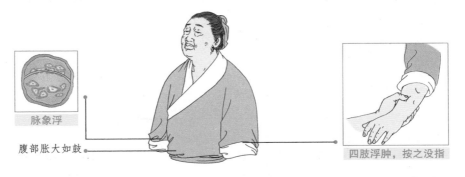

脉象浮

腹部胀大如鼓

四肢浮肿，按之没指

皮水与风水的异同

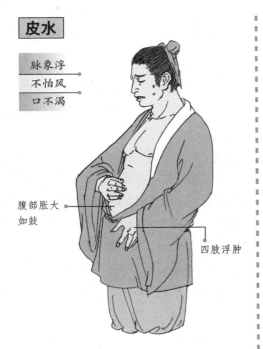

皮水

脉象浮

不怕风

口不渴

腹部胀大
如鼓

四肢浮肿

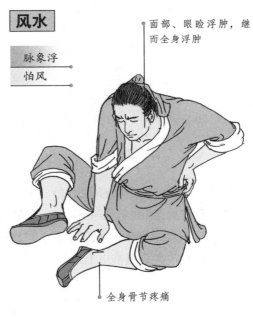

风水

脉象浮

怕风

面部、眼睑浮肿，继
而全身浮肿

全身骨节疼痛

防己茯苓汤

防己 12克 黄芪 12克 桂枝 12克
茯苓 24克 甘草 8克

用法：将以上 5 味药用 1.2 升
水煮取 0.4 升，分 3 次温服。

甘草麻黄汤

甘草 4克 麻黄 16克

用法：将以上 2 味药用 1 升水先煮麻黄，
掠去浮沫，加入甘草，煮取 0.6 升，每次温服
0.2 升。盖上厚被发汗，如果不出汗，可再服
一次。应当避免感受风寒。

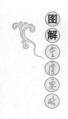

⑮ 水气病之三：

黄汗

黄汗，水气病的一种，以主症命名：汗出染衣，颜色如同柏汁一样黄；还伴有身体肿重、口渴、发热汗出等症。

营郁湿阻

【译文】有人问：患黄汗，身体浮肿，发热，汗出而口渴，症状与风水类似，汗沾在衣服上，颜色黄得像柏汁一样，脉象沉，这是怎样患病的呢？

老师回答：这是出汗后，又浸入水中洗浴，水湿从汗孔渗入肌肤而导致的，可服用黄芪芍桂苦酒汤（药方见157页）治疗。服药后应该会心烦，但服6～7天以后，病情就会好转。如果心烦不止，是苦酒味酸收敛，服用过度，导致湿阻于内的缘故。

【简释】黄汗的症状和风水类似。黄汗的主要特点为：汗出染衣，颜色黄得像柏汁，还表现为发热汗出、口渴、身体沉重等症。关于黄汗的成因，上文指出与出汗时洗澡，汗液排泄异常有关。

气虚湿盛

【译文】患黄汗，两小腿寒冷；如果不冷反而发热，则属于历节。如果进食后出汗，又经常夜间盗汗的，属于虚劳。如果汗出之后反而发热，时间长了身上肌肤就会粗糙像鳞甲一样。长期发热不退的，一定会形成恶疮。

如果身体沉重，出汗后身体感到轻松的，时间长了必然肌肉掣动，胸中痒痛，并且腰部以上出汗，腰部以下无汗，腰髋部位胀痛，好像有虫在皮肤中爬行一样，严重的不能吃饭，身体疼痛沉重，烦躁不安，小便不通利，这属于黄汗，可用桂枝加黄芪汤（药方见157页）治疗。

【简释】黄汗与历节、虚劳不同，黄汗以汗沾衣、色正黄为主症，历节以全身关节疼痛为主症；黄汗的汗出与发热有关，而虚劳则多夜间盗汗。

黄芪芍药酒汤证与桂枝加黄芪汤证的比较

鉴别点	黄芪芍桂苦酒汤证	桂枝加黄芪汤证
主治	黄汗	
主证	身体浮肿，发热，汗出而渴，汗沾衣，色正黄，脉象沉	身体疼痛沉重，腰部以上出汗，腰部以下无汗，腰髋胀痛，不能饮食
治则	益气固表，调和营卫，散湿祛水	调和营卫，通阳散湿，益气固表

黄汗的病机

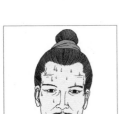

出大汗之后

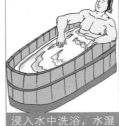

浸入水中洗浴，水湿从汗孔渗入肌肤

导致黄汗，脉象沉，身体浮肿，发热出黄汗，口渴。

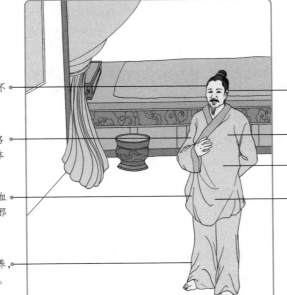

汗出过多，营阴外泄，致使肌肤失其濡养，枯燥如鱼鳞。

阳气被遏，心气不行，因而烦躁不安。

湿热导致胸阳闭阻，气机阻塞不通，因而胸中疼痛。

脾胃受损，经络阻滞不通，因而身体疼重。

阳虚于上，卫表不固，因而腰以上出汗；湿邪下趋，阳气不能通达于下，因而腰以下无汗。

里热不退，气血运行不畅，瘀血与邪热相搏，形成恶疮。

筋脉失其濡养，因而全身肌肉𥆧动。

膀胱气机不畅，因而小便不利。

黄芪芍桂苦酒汤	
配方	用量
黄芪	20克
芍药	12克
桂枝	12克

用法：将以上3味药用苦酒0.2升、水1.4升的混合液煮取0.6升，每次温服0.2升。

桂枝加黄芪汤	
配方	用量
桂枝	12克
芍药	12克
甘草	8克
生姜	12克
大枣	12枚
黄芪	8克

用法：将这6味药用1.6升水煮取0.6升，温服0.2升，过一会儿后喝0.2升左右的热稀粥，以助药力，再盖上被子微微发汗；如果不出汗，可再服一次。

第四章 风寒劳弊：内科疾病（下）

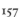

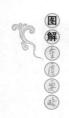
⓰ 水气病之四：

气分

气分，表现为阳气不足、气血俱虚引起的手足逆冷、腹满肠鸣、肌肤麻木浮肿、骨节疼痛等症。

阳虚寒凝

【译文】老师说：如果寸口部脉象迟涩，脉迟表示有寒，脉涩表示血虚。趺阳脉象微迟，脉微表示脾阳不足，脉迟表示寒气内盛。寒盛阳虚，难以温暖四肢，因而手足逆冷；手足逆冷表明营卫运行不畅，营卫运行一旦不畅，就会腹部胀满、肠鸣；阳气不通，无法温暖肌肤则身冷，阴气不通则骨节疼痛；阴气和阳气相调和，气机才能正常运行，胸中宗气流转，寒气就可以消散；实证是由于邪实而大便不通，燥屎结于肠中，频繁排除矢气，虚证则由于肾气不固而遗尿，称为"气分"。

患气分，心下坚硬，形大如盘，边缘如杯状，可服用桂枝去芍药加麻辛附子汤（药方见 159 页）治疗，也可服用枳术汤（药方见 159 页）治疗。

治验

有人问：患水气的病人，面目与四肢都浮肿，小便不利，诊脉时判断此证并非水气病，病人又提到胸中疼痛，气逆上冲咽部，咽喉中仿佛有块肉梗塞一样，还会咳嗽气喘。依老师看，此证的脉象应是怎样的？

老师回答：如果寸口部脉象沉紧，脉沉表示有水，脉紧表示有寒，沉紧相搏，初病时比较轻微，由于年轻体壮，并不会有异样的感觉；等到年老体弱时，由于营卫失调，阳虚阴盛，致使下焦的寒水随着肾气向上冲逆，引起咽喉部梗塞，胁下拘急疼痛。医生误认为是留饮，使用攻下法，然而逆气依然没降，寒水依旧不去，医生又采用吐法，导致胃气亏虚，咽喉干燥想喝水，小便不通，饮食不消化，因而面目与四肢浮肿。医生又用葶苈丸泻水，开始时水肿稍微消退，然而稍有不慎，食饮过度，浮肿又恢复如故，还出现胸胁疼痛的症状，类似奔豚病发作一样，水气随着逆气上迫于肺，于是病人咳嗽、气喘。治疗时应当先降冲逆之气，再治咳嗽；咳嗽停止了，喘息自然也就痊愈了。必须先治冲气、咳嗽、气喘等新病，然后再治水气的旧患。

气分常见的症状为心窝部坚硬、手足逆冷、腹满肠鸣、肌肤麻木浮肿、骨节疼痛等，其中心窝部坚硬的治法如下：

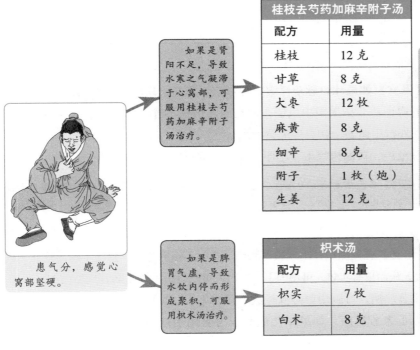

患气分，感觉心窝部坚硬。

如果是肾阳不足，导致水寒之气凝滞于心窝部，可服用桂枝去芍药加麻辛附子汤治疗。

桂枝去芍药加麻辛附子汤	
配方	用量
桂枝	12 克
甘草	8 克
大枣	12 枚
麻黄	8 克
细辛	8 克
附子	1 枚（炮）
生姜	12 克

用 法：用1.4升水先煮麻黄，去水面浮沫，加入其余5味药，煮取0.4升，分3次温服。服药后应当会出汗，如同小虫在皮中爬行一般，是病情即将痊愈的征兆。

如果是脾胃气虚，导致水饮内停而形成聚积，可服用枳术汤治疗。

枳术汤	
配方	用量
枳实	7 枚
白术	8 克

用 法：将这2味药用水1升，煮取0.6升，分3次温服。如腹腕部变软，则水饮寒邪消散。

桂枝去芍药加麻辛附子汤和枳术汤方证比较

鉴别点		桂枝去芍药加麻辛附子汤	枳术汤
症状	同	心下坚硬，大如盘	
	异	手足逆冷、身冷恶寒、腹满肠鸣、骨节疼、肌肉麻痹	心腹部痞满而胀
病机	同	水饮滞留于心下所致	
	异	阳虚阴凝，水寒凝结心下，表里同病	脾虚气滞，水饮痞结于心下，病在中焦
治则	同	阴阳之气相调和，气机才能正常运行；胸中宗气流转，寒气就可消散	
	异	温阳散寒，通利气机，宣散水饮	行气消痞，健脾利水
药物组成	异	桂枝、生姜、甘草、大枣、麻黄、细辛、附子	枳实、白术

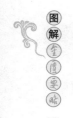
⑰ 通体发黄的烦恼——黄疸病之一：

湿热黄疸

黄疸病是湿毒郁结化热导致的，其症状表现为"三黄"，即尿黄、目黄、身黄。

病机

【译文】如果寸口脉象浮缓，浮脉表示风热，缓脉表示湿热内蕴的痹证。这里的痹证并非指太阳中风证，而是四肢烦扰不舒；脾主黄色，湿热蕴结于脾胃，外行于体表，就会形成黄疸病。

脉象沉，口渴想喝水，小便不通利，都可能形成黄疸病。

【简释】黄疸病的病因为湿毒郁结化热，形成湿热之邪而深入血分，血分瘀热泛溢于全身，因而导致"三黄"：下注膀胱则尿黄，上泛面目则目黄，外熏肌肤则身黄。

各种证治

【译文】患黄疸病，出现腹部胀满、小便不畅而色红、自汗不断等症状，表示肌表无病而里有实热，可用泻下法，以大黄硝石汤（药方见161页）治疗。

患黄疸病，可服用茵陈五苓散（药方见161页）治疗。

男子患黄疸病，如果小便通利，可服用治疗虚劳的小建中汤（药方见83页）。

治疗各类黄疸病，可服用猪膏发煎（药方见161页）。

误治与预后

【译文】患黄疸病，如果小便颜色不变，像要腹泻，腹部胀满，气喘，此时不能用清热法，否则热虽除去，但会引起胃气上逆而呃逆；如果出现呃逆，应当服用小半夏汤（药方见126页）治疗。

患黄疸病，应当以18天为病愈的期限，治疗10天以上就应痊愈，如果病情反而严重了，则属于难治之证。患黄疸病，如果口渴，比较难治；如果口不渴，则较易治疗。若病邪在里，必然会呕吐；若病邪在表，则会发热、怕冷。

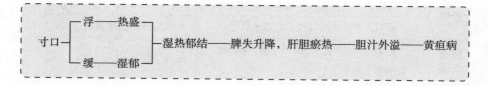

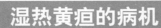
湿热黄疸的病机

　　湿热黄疸是由于感受湿热疫毒等外邪，导致湿浊阻滞，脾胃肝胆功能失调，胆液不循常道，随血泛溢而引起的以目黄、身黄、尿黄为主要症状的肝胆病证。男女老少皆可罹患，以青壮年居多。

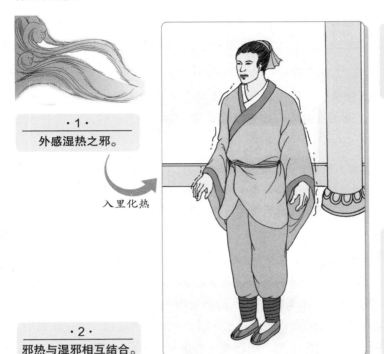

·1·
外感湿热之邪。

入里化热

·2·
邪热与湿邪相互结合。

·3·
湿热郁闭于脾，泛溢于全身，而形成黄疸。

·4·
脾主四肢、肌肉，为生化之源，湿热互结，郁闭于脾，脾失健运，生化乏源，四肢肌肉失去濡养，因而四肢烦热不舒。

治疗湿热黄疸的处方

大黄硝石汤	
配方	用量
大黄	16 克
黄柏	16 克
硝石	16 克
栀子	15 枚

用法：将以上 4 味药用 1.2 升水煮取 0.4 升，去渣，加入硝石再煮，取 0.2 升，每天 1 次。

茵陈五苓散	
配方	用量
茵陈蒿末	10 克
五苓散	5 克

用法：将以上 2 味药混合，饭前用水送服 1 克，每天 3 次。

猪膏发煎	
配方	用量
猪膏	32 克
乱发	如鸡蛋大小的 3 枚

用法：将以上 2 味药混合煎煮，直到乱发溶化，分两次服用，可使病邪随小便排出。

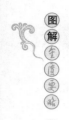

18 黄疸病之二：
女劳疸夹瘀

女劳疸，黄疸病的一种，与房劳肾虚或肝气瘀滞有关，表现为每天傍晚发病、额头发黑、出微汗、手足心发热等症。

病机

【译文】病人额头发黑，出微汗，手足心发热，每天傍晚时发病，膀胱拘急，小便清长，即为女劳疸。如果腹部胀满，如同积水一样，则属于不治之症。

【简释】女劳疸与肾虚有关，肾虚而其色外现，所以病人额头发黑；肾虚生热，因而病人出微汗、手足心发热；由于病不是单纯的湿热内结，所以小便自利。当病发展到后期时，腹部肿胀，表明脾肾两败，所以以为不治之症。

证治

【译文】患黄疸病，一般在下午四五点钟时发热，如果没有发热反而怕冷，表明得了女劳疸。如果膀胱拘急，小腹胀满，周身发黄，额头发黑，足心发热，表明得了黑疸。如果腹部胀满如同有积水一样，大便必然呈黑色，且时常溏泄，表明得了女劳病，而不是水气病。如果腹部胀满，则比较难治。如果小便颜色黄，大便颜色漆黑，则很有可能患了女劳疸，可服用硝石矾石散（药方见 163 页）治疗。

【简释】女劳疸、酒疸、谷疸长时间不愈，都有可能变为黑疸。黑疸表现为腹部胀满如同积水，大便色黑而溏泄，这是黄疸发展到后期脾肾两败、消化道出血的危重病情。硝石矾石散中的硝石味苦性咸寒，能入血分消瘀除热；矾石可入气分利水化湿；因石药伤胃，所以需用大麦粥汁调服以保养胃气。

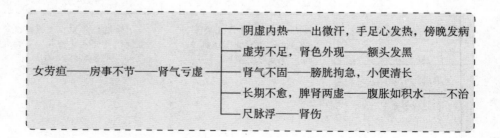

女劳疸——房事不节——肾气亏虚——
- 阴虚内热——出微汗，手足心发热，傍晚发病
- 虚劳不足，肾色外现——额头发黑
- 肾气不固——膀胱拘急，小便清长
- 长期不愈，脾肾两虚——腹胀如积水——不治
- 尺脉浮——肾伤

女劳疸的病机

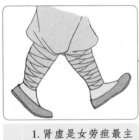

1. 肾虚是女劳疸最主要的病因，正是因为肾虚，病情才一步步恶化。

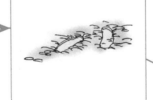

2. 肾虚容易引起内热，导致手足心发热，中午过后更加严重。

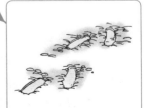

3. 虚热逼迫津液外出，因而出微汗。

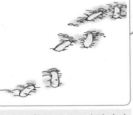

4. 肾阴不足，小腹失去濡养，因而小腹拘急不舒。

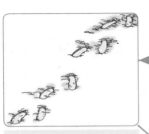

5. 肾虚导致肾气亏虚，无法约制膀胱，于是小便畅通量多。

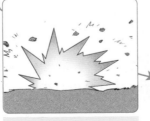

6. 最终导致女劳疸。

患女劳疸，如果肾虚导致脾肾俱败，则会出现水湿积聚而腹部胀满，属于难治之证。

！

治疗女劳疸的处方

硝石矾石散			
配方	用量	制法	功效
硝石	等份		性味苦寒，能消坚散积
矾石	等份	烧	性味酸寒，能化痰祛湿，解毒

用法：将以上2味药捣为散剂，用大麦粥汁调和，每次服1克，每天3次。病邪可随大小便排出。

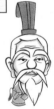

硝石和矾石都属于矿石药物，长期服用或过量服用则容易损伤脾胃，因而加入大麦粥汁调和饮服，以保护胃。

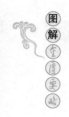

⑲ 黄疸病之三：

谷疸

谷疸因发作的原因与饮食有关，所以得此名，主要症状为：饮食不消化，吃饱后头晕目眩，小便不利，全身发黄。

病机

【译文】 趺阳脉象紧数，数脉表示胃中有热，胃热能消食，因而善饥；紧脉表示有寒，寒邪损伤脾阳，因此食后即腹部胀满。如果尺部脉象浮，表明风热伤肾；趺阳脉象紧，表明寒邪伤脾。风寒相搏，所以进食后就会感到头部眩晕；湿热浊气壅滞于胃，因而食物难以消化；湿热浊气下注，导致小便不通利；又因脾脏感受寒湿，及注入膀胱的湿热，导致全身发黄，称为"谷疸"。

患阳明病而脉象迟的，表明饮食不能过饱，否则会感到头晕目眩，烦闷不安，小便困难，这是谷疸即将发作的征象。虽然服用泻下药，但腹部胀满依然不减的，是脉迟的缘故。

【简释】 谷疸由脾虚导致，脾寒不运，湿浊内停，所以趺阳脉紧；脾胃湿热郁结，所以消化功能减退，如果勉强进食，反而会助湿增热，导致膀胱气化，小便不利。

证治

【译文】 患谷疸，发热怕冷，不想吃东西，食后感到头目眩晕，心胸烦闷，时间久了则全身发黄而形成谷疸。应当服用茵陈蒿汤（药方见165页）治疗。

【简释】 谷疸多由外感邪毒、内伤饮食、脾胃运化失调、湿热内郁无法外泄而形成。脾胃运化失调，所以食欲不振，如果勉强进食，反而会导致湿热上冲，于是头晕目眩、烦闷不安。

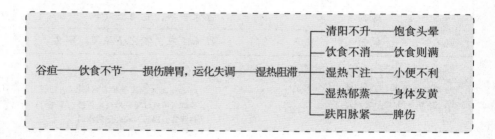

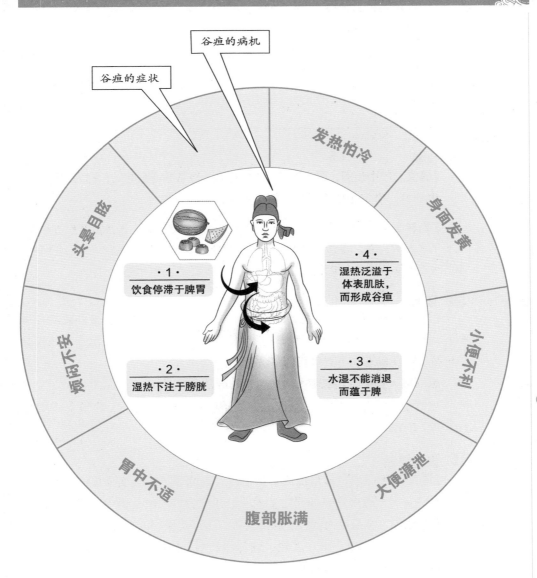

谷疸的病机

谷疸的症状

发热怕冷

身面发黄

头晕目眩

小便不利

烦闷不安

大便溏泄

胃中不适

腹部胀满

·1·
饮食停滞于脾胃

·2·
湿热下注于膀胱

·4·
湿热泛溢于体表肌肤，而形成谷疸

·3·
水湿不能消退而蕴于脾

茵陈蒿汤	
配方	用量
茵陈蒿	24 克
栀子	14 枚
大黄	8 克

用法： 先用 2 升水煮茵陈蒿，减去 1.2 升，加入其余 2 味药，煮取 0.6 升，去渣，分 3 次温服。

服茵陈蒿汤后，小便应当通利，颜色如同皂角汁一样鲜红，过一夜后腹部胀满即可减轻，这是因为热邪已从小便中排出。

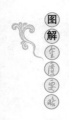

⑳ 黄疸病之四：

酒疸

酒疸的病因为饮酒过度，湿热内郁，主要症状为：心中烦乱，饮食不下，小便不通。

🔥 病机

【译文】 心中烦闷、躁热不安、不能进食、经常恶心呕吐的，称为"酒疸"。患酒疸，必定小便不通利，胃中灼热，足心发热。

【简释】 酒疸的形成，缘于湿热，所以必然小便不利。湿热上蒸则心中热，湿热下注则足心热，湿热内郁肠胃则腹部胀满，湿热上犯则鼻腔干燥、想呕吐。想呕吐是病势趋向上，用吐法；腹满是病势趋向下，可用下法。

🔥 证治

【译文】 患酒疸，有的病人不发热，安静且语言不乱，但腹部胀满，想呕吐，鼻腔干燥。如果脉象浮，表明病邪在上，可以用涌吐法治疗；如果脉象沉弦，表明病邪在下，可用泻下法治疗。

患酒疸，胃中有热想呕吐的，可以用吐法治疗。

患酒疸，心中烦闷不安，或心中发热疼痛，可用栀子大黄汤（药方见167页）治疗。

🔥 误治变证

【译文】 患酒疸，如果误用下法治疗，时间长了会转变为黑疸，眼睛发青，面色发黑，胃中灼热如同吃了大蒜一样难受，大便呈黑色，搔抓皮肤时感觉不到痛痒，脉象浮而弱，皮肤黑而黄，这都是误用泻下法所致。

老师说：患黄疸，出现发热、烦躁、气喘、胸胁胀满、口咽干燥等症，是初病时误用艾灸、温针或熏浊等火攻法强迫出汗，导致热邪与火邪相搏的缘故。如果身体发热，面目发黄，腹中灼热，表明热邪郁结在里，应当用泻下法治疗。

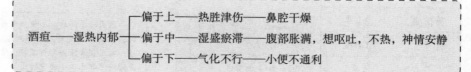

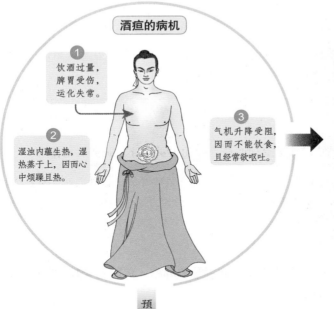

酒疸的病机

① 饮酒过量，脾胃受伤，运化失常。

② 湿浊内蕴生热，湿热蒸于上，因而心中烦躁且热。

③ 气机升降受阻，因而不能饮食，且经常欲呕吐。

栀子大黄汤	
配方	用量
栀子	14 枚
大黄	4 克
枳实	5 枚
豉	64 克

用法：将以上4味药用1.2升水煮取0.4升，分3次温服。

预后

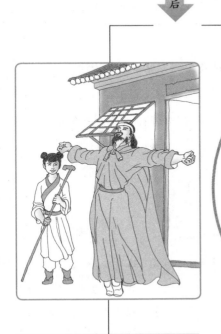

酒疸自行痊愈

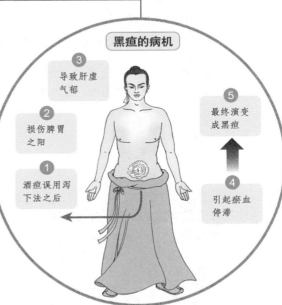

黑疸的病机

③ 导致肝虚气郁

② 损伤脾胃之阳

① 酒疸误用泻下法之后

⑤ 最终演变成黑疸

④ 引起瘀血停滞

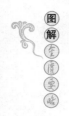

21 精神紧张的折磨：

惊悸

"惊"指惊恐、精神紧张、坐卧不安，多由外因引起，如意外刺激等；"悸"指感觉心跳加快，多由内因引起，悸久则善惊。

病机

【译文】如果寸口部脉象动而弱，脉动表示惊证，脉弱表示悸证。

【简释】惊与悸既有区别又有联系。惊多发于外因，惊则气乱，所以脉动不已；悸多发于内因，血虚不能养心，所以脉弱无力。惊必然兼悸，悸不必兼惊，但悸久则善惊。

证治

【译文】用温针和火熏法发汗而感受热邪的，可服用桂枝去芍药加蜀漆牡蛎龙骨救逆汤（药方见本页）治疗。

【简释】由于损伤心阳，神气浮越，所以出现惊狂、坐卧不安等症。用桂枝汤去除芍药的酸性，加上蜀漆的辛性，使邪风火气从外散解；加龙骨、牡蛎，则有安心神固阳气的功效。

【译文】如果心下悸动，可用半夏麻黄丸（药方见本页）治疗。

【简释】此处的心下悸动，病位在胃，是水饮停滞而导致的心下悸动，治疗时应除饮和胃。半夏麻黄丸，用半夏消散水饮，麻黄宣发阳气，使水饮消散则心下悸动自然停止。

桂枝去芍药加蜀漆牡蛎龙骨救逆汤

桂枝 12克，去皮　甘草 8克，炙　生姜 12克　牡蛎 20克，熬　龙骨 16克　大枣 12枚　蜀漆 12克，洗去腥味

用法：将以上 7 味药研成细末，先用 2.4 升水煮蜀漆，煮至 2 升，加入其余药末，煮取 0.6 升，去药渣，温服 0.2 升。

半夏麻黄丸

半夏　麻黄各等份

用法：将以上 2 味药研为细末，加炼蜜做成小豆大小的丸，每次用水送服 3 丸，每天 3 次。

惊悸的三种类型

惊悸，又名心悸，俗称"心慌""心跳"，是以心中悸动、胸闷心慌、善惊易恐为主症的病证。此病多呈阵发性，因情志波动、惊恐或劳累而发作，可分为以下三种类型：

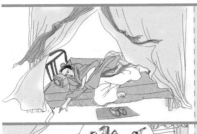

① 无故自惊而悸动不宁之证

虚劳损伤血脉，导致心气不足，邪气乘虚而入，引起悸动不定。

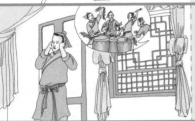

② 因惊而悸之证

外界突然的刺激，导致心胆正气受损，引发悸动不安。

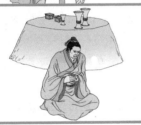

③ 突然心跳欲厥之证

心胆素虚，长期亏损，又遇水饮、瘀血、痰火等扰心，因而出现阵发性悸动不宁。

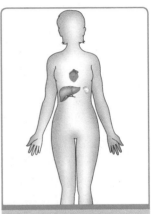

惊悸虽然与水饮、瘀血、痰火等有关系，但心胆虚是根本病因。

木形人易惊悸

惊悸多发生于木形人，因为木性多秉风气，风性善变，所以该类人平时敏感多疑，忧郁善嫉，遇事易惊。尤其易发生于年轻人身上，且以女性为多。

木形人体质特征

身材较瘦，个子比普通人高，皮肤白，喜欢安静，不喜欢户外活动。如果是男性，则如玉树临风；女性则婀娜多姿且不爱多言，属于沉默寡言型。

木形人典型人物

林黛玉就是典型的木形人体质。

木形人特别注意

木形人大多出生于春季。这类人要注意的器官是肝与胆，其次是筋骨和四肢。

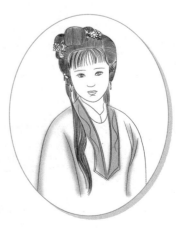

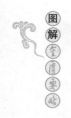

㉒ 面白无华的病态：

吐衄下血

吐血指血从口出，量多色鲜或黯紫；衄血指鼻出血，或血从鼻、齿、舌、耳流出；下血指血从大便而下。

✍ 病机、脉证、治禁与预后

【译文】老师说：如果从春季至夏季鼻出血，属于太阳表证；从秋季至冬季鼻出血，则属于阳明里热证。

【简释】由于经脉循行的关系，衄血多从太阳、阳明考虑。春夏季节阳气升发，多外感，秋冬季节阳气内敛，多内伤；事实上未必如此，文中的理解应当有一定前提。

【译文】喜欢饮酒的人，如果咳嗽，必然导致吐血，这是饮酒过度的缘故。

病人如果面色苍白，不发热怕冷，脉象沉而弦，就会鼻出血；如果脉象浮而弱，用手重按则无脉，表明会下血；如果病人烦躁、咳嗽，必定会吐血。

如果寸口部脉象弦，弦脉表示阳气衰减，脉大则中空；阳气衰减表示有寒，大而中空表示血虚，寒与虚相搏，称为"革"。在女子则患漏下和流产，在男子则患出血。

经常流鼻血的人，不能随便发汗，否则会引起额头旁的动脉紧张拘急，两眼直视，不能自由转动，无法入睡。

【简释】经常衄血的人，阴血亏损，即使有表证，也不能用汗法治疗，否则会导致阴血重伤，筋脉失养，以致出现额旁动脉拘急、两眼直视等症。

【译文】患失血病，不能随便发汗，否则不仅导致阴血受伤，还会损伤阳气，出现怕冷、打寒战的症状。

老师说：病人如果尺部脉象浮，眼睛昏花，看不清东西，就会不停地流鼻血；如果眼睛昏花消失，视物清晰，则表示鼻出血已经痊愈。

衄血病人发汗——阴血重伤，濡养失职
- 经脉失养——额旁动脉拘急
- 眼睛失养——眼睛直视不能转动
- 心神失养——不得安眠

衄血的证候

什么是衄血

含义	病因	治法	不宜
广义指非外伤性头部诸窍及肌表出血。常以血出的部位而命名，包括眼衄、耳衄、鼻衄、齿衄、舌衄、肌衄等，以鼻衄为多见	其病因包括火与虚：肝火、胃火、风热犯肺，热毒内蕴，肾精亏虚，气血两亏等	治宜根据火之虚实及所病脏腑的不同而采用清热泻火、滋阴降火、凉血止血、益气摄血等治法	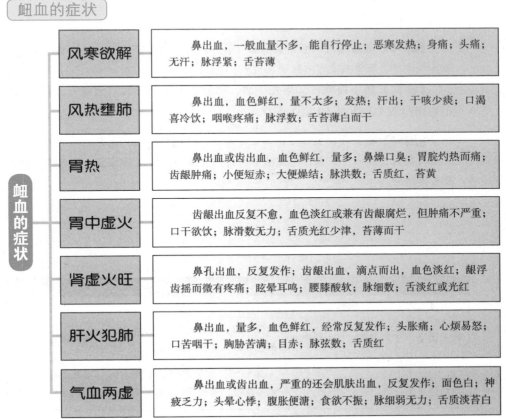
狭义指鼻出血	阴虚火盛迫血妄行、瘀血内阻不归经、阳虚不能固阴或脾虚不能摄血等因所致	治宜相应采用泻火、清热、凉血滋阴及补气摄血、引火归元、活血止血等治法	治疗不宜火灸，不宜发汗，用药避免辛、燥、香、窜

衄血的症状

衄血的症状

风寒欲解	鼻出血，一般血量不多，能自行停止；恶寒发热；身痛；头痛；无汗；脉浮紧；舌苔薄
风热壅肺	鼻出血，血色鲜红，量不太多；发热；汗出；干咳少痰；口渴喜冷饮；咽喉疼痛；脉浮数；舌苔薄白而干
胃热	鼻出血或齿出血，血色鲜红，量多；鼻燥口臭；胃脘灼热而痛；齿龈肿痛；小便短赤；大便燥结；脉洪数；舌质红，苔黄
胃中虚火	齿龈出血反复不愈，血色淡红或兼有齿龈腐烂，但肿痛不严重；口干欲饮；脉滑数无力；舌质光红少津，苔薄而干
肾虚火旺	鼻孔出血，反复发作；齿龈出血，滴点而出，血色淡红；龈浮齿摇而微有疼痛；眩晕耳鸣；腰膝酸软；脉细数；舌淡红或光红
肝火犯肺	鼻出血，量多，血色鲜红，经常反复发作；头胀痛；心烦易怒；口苦咽干；胸胁苦满；目赤；脉弦数；舌质红
气血两虚	鼻出血或齿出血，严重的还会肌肤出血，反复发作；面色白；神疲乏力；头晕心悸；腹胀便溏；食欲不振；脉细弱无力；舌质淡苔白

第四章 风寒劳弊：内科疾病（下）

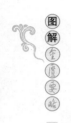

【译文】患吐血病，如果出现咳嗽、气喘、脉象数、发热、无法平卧等症，则病人将死。

【简释】咳喘而吐血，血从口中出，量较大，相当于今天的咯血；脉象数表示有热，"热"在这里应理解为阴不敛阳、虚阳上浮；不能平卧，表明精神极度烦躁不安，病情已非常危重。

各种证治

【译文】病人吐血不止，可用柏叶汤（药方见 173 页）治疗。

【简释】长期吐血不止，如果是中气虚寒、气不摄血导致的，应当用柏叶汤治疗。因为此药方中柏叶寒凉降下以止血，干姜、艾叶温守中焦，马通汁可引血下行以止血。

【译文】病人若心烦不安、吐血、鼻出血，可服用泻心汤（药方见 173 页）治疗。

【简释】火热直入营血，灼伤血络，血热乱行导致衄血，心神也就烦躁不安；泻心汤苦寒直降，清热凉血而止血。

【译文】患下血病，如果先大便，然后才下血，称为"远血"，可服用黄土汤（药方见 173 页）治疗。

【简释】远血指出血部位距离肛门较远，一般血色黯黑或形如柏油，多是中焦脾气虚寒，统摄无力而血液下渗所致。

【译文】患下血病，如果先下血，然后才大便，称为"近血"，可服用赤小豆当归散（药方见 59 页）治疗。

【简释】近血指出血部位距离肛门较近，血色鲜红，多是湿热郁结大肠、迫血下行所致。临床中以肛门周围脓肿和痔疮出血居多，清热除湿、活血凉血止血是常用治法。

黄土汤证和赤小豆当归散证的比较			
方证	病机	症状	治则
黄土汤证	中焦虚寒，气不摄血	先便后血，血色黯黑，手足不温，面色苍白，脉象细而无力	温脾摄血
赤小豆当归散证	大肠湿热，迫血下行	先血后便，血色鲜红，大便不畅或有黏液，舌苔黄腻，脉象数	清热除湿，凉血止血

衄血的辨证施护

肺经热盛

①让病人平卧低枕或坐着头向后仰。
②用凉水浸湿毛巾敷于前额，也可用拇指和食指捏紧两侧鼻翼根，初步止血。
③病室空气不宜干燥，冬天屋内生炉子后可在地面洒一些水，湿润空气可防止鼻燥而出血。
④鼻出血较少的病人，可劝其不要惊慌，并用止血粉（炒蒲黄、黄芩、血余炭各等量一起研末）填入鼻腔压迫止血。
⑤让病人多喝些清凉的饮料如橘子汁、西瓜汁等。

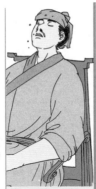

坐着头往后仰

胃热壅盛

①病人鼻出血量多且血色鲜红的，可用止血海绵、三七粉纱条塞入鼻腔或用消毒后的马勃散蒲片放于鼻腔出血点进行止血。
②消除病人紧张情绪，防止因情绪激动而衄血复发。
③合理调节饮食，宜食清淡而富有营养之食如藕粉、瘦肉、鱼、牛奶、鸡蛋、蔬菜等，禁止过食辛辣动火之物，戒烟酒。
④中药宜凉服，多饮清凉饮料。

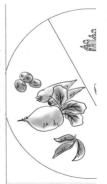

宜食清淡之物

肝火上逆

①病人如果心烦易怒，应劝其尽量不要恼怒，克制急怒的脾气，以防止生气衄血加重。
②室内湿度不宜过高，空气要流通，衣服不宜穿得过多。

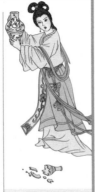

尽量不要恼怒

气不摄血

①注意休息，不宜过度劳累。
②严密观察病情，如果鼻出血不止，并兼有其他出血，症见面色苍白、大汗淋漓，是气随血脱的缘故，可用独参汤益气固脱。
③治疗时除了应避免辛、燥、香、窜的药物以防升散外，还忌发汗、火灸法。

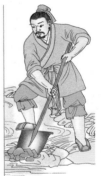

不宜过度劳累

治衄血的良方

柏叶汤

配方	用量
柏叶	12 克
干姜	12 克
艾	3 把

用法：将以上 3 味药用 1 升水，取马通汁 0.2 升同煮，煮取 0.2 升，分 2 次服。

泻心汤

配方	用量
大黄	8 克
黄连	4 克
黄芩	4 克

用法：将以上 3 味药用 0.6 升水，煮取 0.2 升，每天 1 次。

黄土汤

配方	用量
甘草	12 克
干地黄	12 克
白术	12 克
附子（炮）	12 克
阿胶	12 克
黄芩	12 克
灶中黄土	32 克

用法：将以上 7 味药用 1.6 升水，煮取 0.6 升，分 2 次温服。

第四章 风寒劳弊：内科疾病（下）

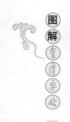

㉓ 血行不畅的病证：

瘀血

瘀血指血液运行不畅、停滞于体内所产生的各种病证，具体表现为：胸部闷满、腹部胀满、口唇干燥、舌头青紫等。

判断的基准

【译文】病人胸部胀满，口唇干枯而不润泽，舌头青紫，口中干燥，只想漱口而不想将水吞咽下去，没有发热怕冷症状，脉象浮大而迟，从身体外形来看，腹部并没有胀满，但病人自己感觉腹部胀满，这是体内有瘀血导致的。

【简释】瘀血阻滞，气机痞满，因而胸闷或腹满；病因不在肠胃，而在于瘀血内结，所以腹部胀满从外表上看不出来，但病人自己能感觉到。瘀血留滞，因而舌头青紫。血不外荣，所以口唇干燥。津不上润，故而口舌干燥想漱口却不想咽下水。这些都是瘀血的症状。

脉证治法

【译文】病人自己感觉有热，胸满心烦，口咽干燥且渴，脉象并没有热象，这是邪热伏于血分导致的，属于瘀血停滞之证，可用攻下法逐瘀血。

【简释】此处提到的"口干燥而渴"看似与上文矛盾，其实是瘀血郁热的轻重不同而已。瘀热不严重时，只想漱口不想咽下水；瘀热加重时，则口舌干燥而口渴。文中的"攻下法"应当作广义理解，当瘀热不严重时，可用桃核承气汤、抵当丸等泻热祛瘀。

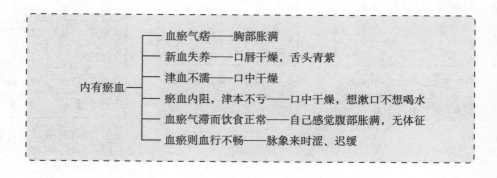

内有瘀血
— 血瘀气痞——胸部胀满
— 新血失养——口唇干燥，舌头青紫
— 津血不濡——口中干燥
— 瘀血内阻，津本不亏——口中干燥，想漱口不想喝水
— 血瘀气滞而饮食正常——自己感觉腹部胀满，无体征
— 血瘀则血行不畅——脉象来时涩、迟缓

瘀血的病因和证候

瘀血指体内有血液停滞，或血运不畅，阻滞于经脉及脏腑内的血液。瘀血是疾病过程中形成的病理产物，又是某些疾病的致病因素。

瘀血的两种病因

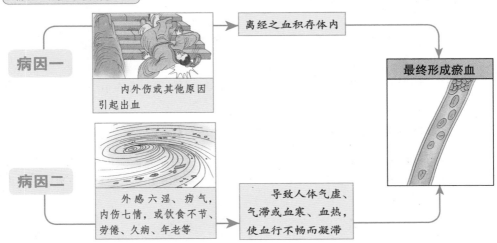

病因一

内外伤或其他原因引起出血

离经之血积存体内

最终形成瘀血

病因二

外感六淫、疠气，内伤七情，或饮食不节、劳倦、久病、年老等

导致人体气虚、气滞或血寒、血热，使血行不畅而凝滞

瘀血的证候

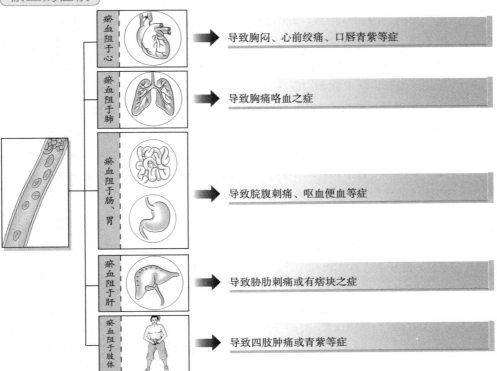

瘀血阻于心 —— 导致胸闷、心前绞痛、口唇青紫等症

瘀血阻于肺 —— 导致胸痛咯血之症

瘀血阻于肠、胃 —— 导致脘腹刺痛、呕血便血等症

瘀血阻于肝 —— 导致胁肋刺痛或有痞块之症

瘀血阻于肢体 —— 导致四肢肿痛或青紫等症

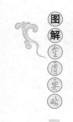

㉔ 秽毒内蕴，胃气上逆：

呕吐

呕吐指邪气侵扰于胃，胃失调和，导致胃气上逆，从而引起胃不纳食、食物吃下就吐出的症状。

治则

【译文】经常呕吐又患有痈脓的病人，不能只治疗呕吐，脓液排尽，呕吐自然就会痊愈。

病人如果想要呕吐，不能随便用泻下法治疗。

【简释】引起呕吐的原因很多，治法有可止与不可止之分。如果某一脏腑生痈脓，脓毒邪气影响胃气上逆而呕吐，就不能单纯治疗呕吐，应当治痈脓，脓去则呕吐自然痊愈。

寒证

【译文】有人问：病人脉象数，数脉表示有热，本应消谷善饥，却出现呕吐现象，是什么原因呢？老师回答：这是由于误用发汗法，导致损伤阳气，正气虚弱，因而脉象数。此时的数脉属于假热，所以不能消化水谷，这是胃阳不足、胃中虚冷的缘故。脉弦表示里虚，胃中阳气亏损不足，因而早上吃的食物，晚上就会吐出，形成胃反病。由于寒邪在下焦，医生却误用下法，导致脉象弦，所以称为"虚证"。

如果寸口部脉象微数，脉微表示气虚，气虚会导致营虚，营虚则血虚，血液不足则会引起胸口寒冷。趺阳脉象浮涩，脉浮表示胃阳虚弱，脉涩表示脾阳受损，脾伤则无法运化水谷，因而早晨进食，晚上吐出；晚上进食，早晨又会吐出，胃中的食物无法消化，称为"胃反病"。如果病人脉象紧涩，表明病情难治。

【简释】胃反的主症为朝食暮吐，暮食朝吐，宿食不化。病机为脾伤不能消谷，以致宿食不化又被吐出。文中借浮而涩的脉象强调脾胃两伤，又以紧涩的脉象提示胃反难治的情况。

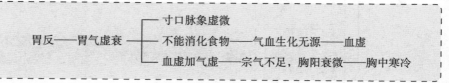

胃反——胃气虚衰——┌──寸口脉象虚微
　　　　　　　　　├──不能消化食物——气血生化无源——血虚
　　　　　　　　　└──血虚加气虚——宗气不足，胸阳衰微——胸中寒冷

呕吐的症状和食疗

呕吐是胃内之物反入食管、经口吐出的一种反射动作。可分为三个阶段，即恶心、干呕和呕吐，也有些呕吐没有恶心或干呕的先兆。

呕吐的症状

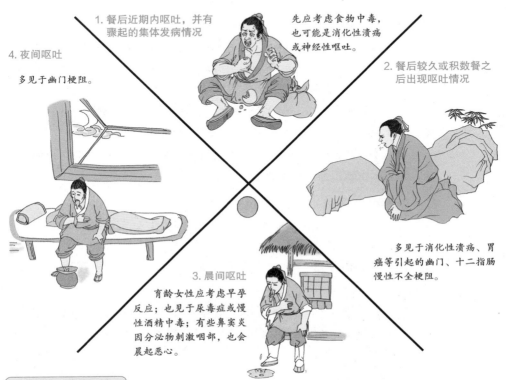

1. 餐后近期内呕吐，并有骤起的集体发病情况

先应考虑食物中毒，也可能是消化性溃疡或神经性呕吐。

4. 夜间呕吐

多见于幽门梗阻。

2. 餐后较久或积数餐之后出现呕吐情况

多见于消化性溃疡、胃癌等引起的幽门、十二指肠慢性不全梗阻。

3. 晨间呕吐

育龄女性应考虑早孕反应；也见于尿毒症或慢性酒精中毒；有些鼻窦炎因分泌物刺激咽部，也会晨起恶心。

呕吐的食疗法

1 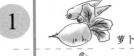 萝卜

将萝卜叶捣烂取汁，用开水送服或加红糖水冲服。适用于呕吐。

2 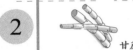 甘蔗

取甘蔗汁1小杯和生姜汁1汤匙，混匀后加热饮服，每天两次。适用于反胃吐食或干呕不止。

3 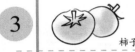 柿子

取柿饼1～2个，捣成泥状，每次用开水送服15克，或蒸熟连服数日。适用于反胃呕吐。

4 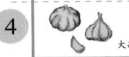 大蒜

大蒜头1～2个，烧熟，用开水冲蜂蜜送服。适用于呕吐。

第四章 风寒劳弊：内科疾病（下）

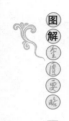

【译文】病人患胃反病而呕吐的，可服用大半夏汤（药方见179页）治疗。

【简释】胃反的病机为脾阴胃阳两虚，脾气当升不升，胃气当降不降，胃气上逆，因而胃反呕吐。长期反复呕吐，进食减少，精微缺乏，则日渐消瘦。大半夏汤中半夏降逆止呕，人参安虚补中，白蜜润燥通便。

【译文】病人呕吐而胸部胀满的，可服用茱萸汤（药方见179页）治疗。

【简释】由胃虚寒凝引起，以呕为主症。胃虚寒而气上逆，且有肝气上犯，寒气直上头顶，形成厥阴头痛。局部虚寒导致的呕吐，治疗时除了大半夏汤外，还可用理中汤和四逆汤。

【译文】病人呕吐，脉微弱无力，小便通利，身体微微发热，四肢逆冷，则比较难治疗。应当服用四逆汤（药方见179页）治疗。

病人如果先呕吐后口渴，表示病情即将痊愈。病人如果先口渴后呕吐，则表示水饮停滞于心下胃脘，属于饮病。

【简释】先呕后渴，是水饮通过呕吐而排出，渴是胃阳恢复的征象，所以即将痊愈；如果先渴后呕，是由于渴而饮水过多，以致水液停留于胃，胃气上逆引起呕吐，所以属于饮病。

【译文】治疗各类呕吐而饮食不能下，可服用小半夏汤（药方见126页）。

病人由于水饮内停于胸膈以上而导致呕吐，且呕吐以后想喝水，表示病情即将痊愈，应当立即给其水喝。对于想喝水的病人，可服用猪苓散（药方见179页）治疗。

【简释】病在胸膈上，胃中停饮上逆胸膈而致呕吐，呕吐后想喝水，这是好的征兆，可让病人稍稍饮水。同时用猪苓散健脾利水，以免饮入的水又停滞。这种治法既能帮助运化，也有防患于未然的作用。

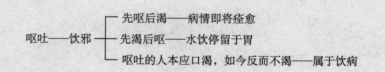

呕吐——饮邪
- 先呕后渴——病情即将痊愈
- 先渴后呕——水饮停留于胃
- 呕吐的人本应口渴，如今反而不渴——属于饮病

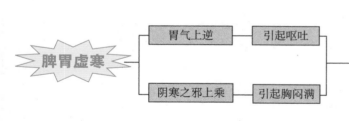

脾胃虚寒

胃气上逆 —— 引起呕吐

阴寒之邪上乘 —— 引起胸闷满

茱萸汤

配方	用量	功效
吴茱萸	64 克	温中散寒
人参	12 克	降逆止呕
生姜	24 克	补益中气
大枣	12 枚	固本益气

用法：将以上 4 味药用 1 升水煎取 0.6 升，每次温服 0.14 升，每天 3 次。

胃中停饮

膈气不降，引起呕吐 —— 胃阳得复，思水润燥，如果饮水过量 —— 胃弱不消，旧饮未尽，又添新饮

猪苓散

配方	用量	功效
猪苓	等份	淡渗利水
茯苓	等份	健脾行水
白术	等份	健脾运湿

用法：将以上 3 味药捣为散剂，每次服用 1 克，每天 3 次。

阴寒内盛虚阳于外

虚阳外浮 —— 导致身体微热，四肢冰冷

阳虚失固 —— 导致小便自利、清长

阴寒逆于上 —— 引起呕吐

阳气虚弱 —— 引起脉象浮

四逆汤

配方	用量	功效
附子(生)	1 枚	回阳救逆
干姜	6 克	温阳散寒
炙甘草	8 克	甘缓和中

用法：将以上 3 味药用 0.6 升水煮取 0.24 升，去药渣，分 2 次温服。体质强壮的人，可以加入大附子 1 枚，干姜 12 克。

中焦虚寒

脾胃功能失调，无法消磨水谷 —— 升降失常 —— 导致呕吐（胃反病）

大半夏汤

配方	用量	功效
半夏	128 克	降逆，除痞开结
人参	12 克	补虚益气
白蜜	64 克	补中润燥

用法：将这 3 味药，取 2.4 升水，与蜜调和，扬 240 遍，煮药取 0.5 升，温服 0.2 升，剩余的分 2 次服用。

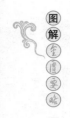

【译文】患胃反病，呕吐和口渴交替出现，吐后口渴想要喝水，可用茯苓泽泻汤（药方见181页）治疗。

【简释】此处的"胃反"强调呕吐非常严重，是反复呕吐之意。呕吐后口渴想要喝水，饮水后又呕吐，是水饮未化的缘故，所以用茯苓泽泻汤健脾通阳，化饮以止呕。茯苓泽泻汤是茯苓汤的变方，重用茯苓、泽泻，增强通利作用，加用甘草、生姜，温散作用也随之加强。

【译文】病人干呕，呃逆，吐清涎，可用半夏干姜散（药方见181页）治疗。

【简释】干呕、吐逆、吐涎沫，这三个症状既可以单独发生，也可以兼见。寒饮上逆，胃气失调，这是三者的共同点，但由于饮邪有差别，胃逆有轻重，所以或表现为干呕，或为吐逆，或为吐涎沫，或者二证三证同时出现。

【译文】病人感觉胸中烦闷难受，想要气喘却又不喘，想要呕吐但又吐不出，想要呃逆又不呃逆，感觉胸中非常烦闷，但又无可奈何，可服用生姜半夏汤（药方见181页）治疗。

【简释】寒饮积滞于胸胃，阳气不能伸展而气机逆乱，导致出现似喘非喘、似呕非呕、似哕非哕等难以名状的不适症状。生姜半夏汤以辛散为主，舒展胸阳而畅达气机。

热证

【译文】病人如果干呕又腹泻，可用黄芩加半夏生姜汤（药方见181页）治疗。

【简释】热利与干呕并见一般是由热邪内犯肠胃引起的。邪热在肠，则腹泻腹痛；胃气上逆则恶心呕吐。由于以腹泻为主，所以用黄芩汤清肠热止泻，加半夏、生姜调和胃阳。

```
                ┌─肝胃虚寒──呕吐，胸满，干呕，吐涎沫，头痛──茱萸汤
虚寒呕吐──┤─阴盛格阳──呕吐，小便通利，微热，手足逆冷──四逆汤
                └─虚寒胃反──呕吐──大半夏汤
```

呕吐的证候和治方

呕吐物的性质

① 幽门梗阻

患幽门梗阻呕吐物会含有隔餐或隔日食物，有腐酵酸臭气味。

② 十二指肠梗阻

患十二指肠乳头以下的肠梗阻或频繁剧烈呕吐，呕吐物会含大量黄色苦味胆汁。

③ 幽门梗阻或急性胃扩张

患幽门梗阻或急性胃扩张，会大量呕吐，一次呕吐物可超过1升。

④ 低位肠梗阻

患低位肠梗阻，呕吐物会有大便臭味。

⑤ 高酸性胃炎

患高酸性胃炎、活动期十二指肠溃疡或胃泌素瘤，会呕吐大量酸性胃液。

⑥ 消化道出血

如果消化道出血，呕吐物会呈咖啡样或鲜红色。

治呕吐的良方

茯苓泽泻汤

茯苓 32克　泽泻 16克　甘草 8克 桂枝 8克　白术 12克　生姜 16克

用法： 将以上药（除泽泻）用2升水煮取 0.6升，加入泽泻再煮取 0.5升，每次温服 0.16升，每天 3次。

生姜半夏汤

半夏 64克　生姜汁 0.2升

用法： 用 0.6升水煮半夏，取 0.4升，加入生姜汁，煮取 0.3升，等药液稍凉后，分4次服，白天 3次，夜晚 1次，症状消失后可停药。

半夏干姜散

半夏　干姜 等份

用法： 将以上 2味药捣为散剂，取 1克，用浆水 0.3升煎取 0.14升，每天 1次。

黄芩加半夏生姜汤

黄芩 12克　甘草 8克，炙　芍药 8克　半夏 32克 生姜 12克　大枣 12枚

用法： 将以上 6味药用 2升水煮取 0.6升，去药渣，每次温服 0.2升，白天 2次，夜晚 1次。

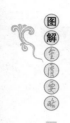

【译文】病人进食后又立刻吐出，应当服用大黄甘草汤（药方见183页）治疗。

【简释】进食后呕吐是胃热上冲或肠腑不通导致的，必然引起舌头发红、舌苔发黄，脉象滑而有力，所以需用大黄甘草汤治疗。重用大黄为君药，少用甘草为佐药，可通大便，泻实热，清肠通腑，使浊气下行，呕吐自止。

【译文】病人呕吐，兼有发热症状，可服用小柴胡汤（药方见183页）治疗。

【简释】呕吐而发热，是邪热在少阳的症状。想要止呕吐，必须先解邪热，因而使用小柴胡汤调和脏腑，清透邪热，降逆止呕。

【译文】病人呕吐后口渴想要大量喝水，可用文蛤汤（药方见183页）治疗。兼能治疗微感风寒、脉紧而头痛的症状。

【简释】呕吐后为什么会口渴想要喝大量的水呢？是因为剧烈呕吐使胃中津液损伤，反升燥热，所以想要饮水以自救。

寒热错杂

【译文】病人如果呕吐，肠鸣，心下痞满，可服用半夏泻心汤（药方见183页）治疗。

【简释】寒热之邪乘虚互相结聚于中焦，脾胃功能失调，气机不通，因而心下痞满；胃气不降还会导致呕吐；脾气不升则肠鸣腹泻。半夏泻心汤是寒热并用、辛开苦降、调补脾胃的方剂，以半夏、干姜散寒开结，黄芩、黄连清热降逆，人参、甘草、大枣补中益气，对调补中焦有很好的作用。

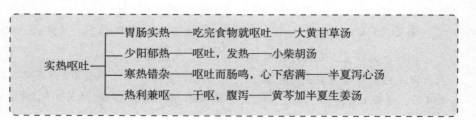

实热呕吐 ┬ 胃肠实热——吃完食物就呕吐——大黄甘草汤
　　　　├ 少阳郁热——呕吐，发热——小柴胡汤
　　　　├ 寒热错杂——呕吐而肠鸣，心下痞满——半夏泻心汤
　　　　└ 热利兼呕——干呕，腹泻——黄芩加半夏生姜汤

呕吐的治方（二）

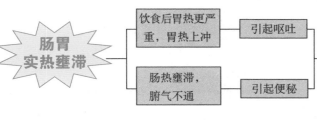

肠胃实热壅滞

饮食后胃热更严重，胃热上冲 → 引起呕吐

肠热壅滞，腑气不通 → 引起便秘

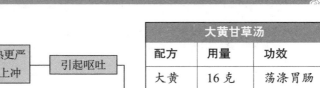

大黄甘草汤

配方	用量	功效
大黄	16 克	荡涤胃肠
甘草	4 克	清热泻火

用法：将以上 2 味药用 0.6 升水煮取 0.2 升，分 2 次温服。

肝胆少阳有热

少阳郁热，正邪相搏 → 引起发热，寒热往来

热邪横逆侵胃，胃失和降 → 引起呕吐

小柴胡汤

配方	用量
柴胡、黄芩	32 克、12 克
半夏、生姜	32 克、12 克
人参、大枣、甘草	12 克、12 枚、12 克

用法：将以上 7 味药用 2.4 升水煮取 1.2 升，去药渣，再煎取 0.6 升，每次温服 0.2 升，每天 3 次。

上焦水热互结

水饮上逆 → 引起呕吐

热盛伤津 → 口渴贪饮

应清热止渴，宣化水饮

文蛤汤

配方	用量
文蛤	20 克
石膏	20 克
麻黄、杏仁、甘草	12 克、50 枚、12 克
生姜、大枣	12 克、12 枚

用法：将以上 7 味药用 1.2 升水煮取 0.4 升，温服 0.2 升，有汗出则病情可痊愈。

寒热互结中焦痞满

胃气上逆 → 引起呕吐

中焦气机不畅 → 引起心下痞满

脾不健运 → 导致肠鸣、泄泻

半夏泻心汤

配方	用量
干姜、半夏	12 克、24 克
黄芩、黄连	12 克、4 克
人参、大枣、炙甘草	12 克、12 枚、12 克

用法：将以上 7 味药用 2 升水煮取 1.2 升，去药渣，再煮取 0.6 升，每次温服 0.2 升，每天 3 次。

第四章　风寒劳弊：内科疾病（下）

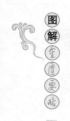

25 寒凝气闭，胸阳闭阻：

哕病

哕指呃逆，胃气上逆，上冲于咽喉间，因而时常发出短而低且自己无法控制的声音。

【译文】 病人如果呃逆，腹部胀满，应当观察病人的大小便，弄清楚究竟是大便困难还是小便不通利。如果小便不利，应当通利小便；如果大便不通，则应当通畅大便，这样才能使呃逆得以痊愈。

【简释】 当哕病与腹满同时出现，则腹满为本，哕病为标。如果腹满是实证，实则气上逆而发生呃逆，这时如果小便不利，表明水邪上逆，治疗时应当通利其小便。如果大便不利，则是胃肠实热、邪气上逆导致的，治疗时应当通利大便。如果病到后期出现呃逆，多为脾肾衰败的征象，补益唯恐不及，万不可用下法。

【译文】 病人干呕或呃逆，手足逆冷，可服用橘皮汤（药方见185页）治疗。

【简释】 干呕和哕病临床症状表现不同：干呕多为恶心呕吐；哕指呃逆，由于胃气上逆，喉间气逆，发出"呃呃"的声音。这两种症状一般不会同时出现。至于手足逆冷，是寒气闭阻于胃、中阳被郁、阳气不达四肢的原因。

【译文】 病人出现呃逆症状，可服用橘皮竹茹汤（药方见185页）治疗。

【简释】 哕有胃寒型，如上段译文；也有胃热型，如本段译文所述，由于胃中虚热、胃气上逆导致呃逆。治疗时应补虚清热，降逆止哕。

【译文】 六腑的精气衰竭于外，会出现四肢冰冷，逆气上冲，双脚挛缩等症；五脏的精气衰竭于内，则会导致腹泻不止，严重的甚至手足麻木不仁。

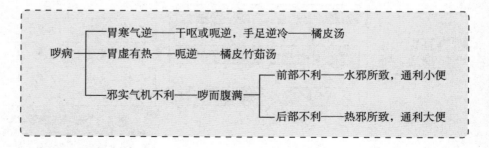

哕病的辨证施治

哕病又称"呃逆"，俗称"打嗝"，以喉间呃呃连声、声短而频不能自制、有声无物为主症。病位主要在中焦，由胃气上逆动膈而成。

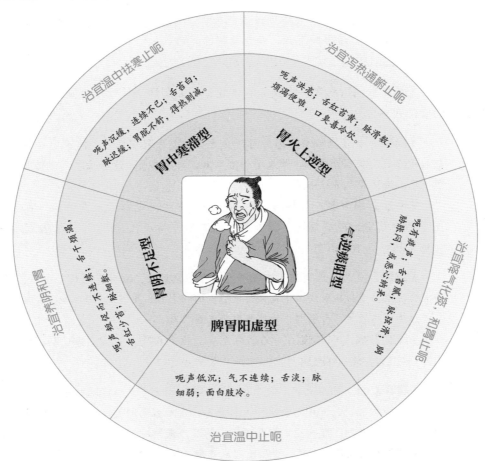

橘皮汤		
配方	用量	功效
橘皮	16 克	理气和胃
生姜	24 克	温中散寒

用法：将以上 2 味药用 1.4 升水煮取 0.6 升，温服 0.2 升。

橘皮竹茹汤		
配方	用量	功效
橘皮	128 克	理气和中
竹茹	128 克	和胃止呕
人参	4 克	补脾益气
生姜	24 克	理中止呕
大枣	30 枚	和胃益气
甘草	20 克	安中

用法：将这 6 味药用 2 升水煮取 0.6 升，每次温服 0.2 升，每天 3 次。

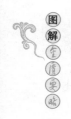

㉖ 让人手脚无力的虚病：

泄泻

泄泻指排便次数增多，粪便清稀甚至如同水液。治疗此证应当先分清急性或慢性，一般急性属胃肠有病，慢性属脾肾有病。

【译文】 病人腹泻，大便完谷不化，不能用汗法治疗，否则出汗后会导致腹部胀满。

【简释】 大便如水夹杂着完谷不化之物，是脾胃虚寒、不能运化水谷的缘故。治疗时应当温养中土。如果不急治其里却反攻其表，汗出后则中阳更虚，阳虚不运，进而导致腹脘胀满。

【译文】 患下利，如果腹部胀满，身体疼痛，则属于表里同病，应当先用温药治其里，再治其表。温里可用四逆汤（药方见 179 页）；治表宜用桂枝汤（药方见 107 页）。

【简释】 凡是表里同病，正气不虚，应当先解表，然后再治里；正气已虚，则应当温里，而后再解表。本段译文中所说的"下利，腹部胀满"，为里气虚寒所致，身体疼痛表示外有表邪，治疗时应当先温其里。

【译文】 病人水样腹泻，夹杂有无法消化的食物，体内有寒，体外有热，出汗后四肢冰凉，可服用通脉四逆汤（药方见 187 页）治疗。

【简释】 由于体内有寒、体外有热，导致下利无度，造成阴盛于内、格阳于外的真寒假热证。此证在下表现为下利清谷；在外由于阳气浮散则肌肤发热，阳气不能温煦全身则四肢冷逆，阳气不固，阴液外泄则冷汗不止。除此之外，脉象必然微细欲断绝或浮大无根，舌质淡胖或淡紫。应当立即用通脉四逆汤回阳救逆。

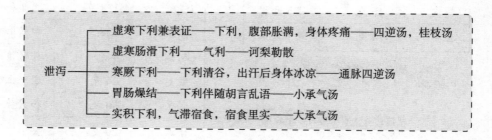

泄泻的类型

1 因风而泻型

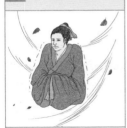

感受风邪所致，证见腹泻、肌热鼻干、无汗恶风、头痛腰痛。治宜用泻法。

2 因寒而泻型

感受寒邪所致，证见恶寒发热、脘腹疼痛、呕吐泄泻、尿清不浊。治宜用泻法。

3 因暑而泻型

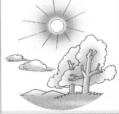

感受暑邪所致，证见腹痛暴泻、痛泻交作、呕吐肠鸣，小便赤涩。治宜用泻法。

4 因湿而泻型

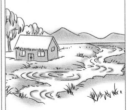

感受湿邪所致，证见脘腹胀满、呕吐恶心、不欲饮食、水泻、小便不利。治宜用平补平泻法。

5 因火而泻型

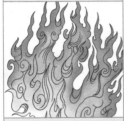

感受火邪所致，证见面热口渴、腹痛泻下，舌质红、苔黄，脉数。治宜用泻法。

6 脾虚泄泻型

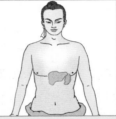

脾虚失运所致，证见面黄肌瘦、精神萎靡、不思饮食、食后泄泻。治宜用补法。

7 食滞泄泻型

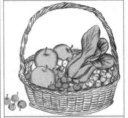

食滞停脾胃所致，证见腹痛拒按、痛而即泻、泻后痛减、泻物酸臭、饮食不化。治宜用泻法。

泄泻的治方

通脉四逆汤		
配方	用量	制法
附子（大的）	1枚	生用
干姜	12克	
甘草	8克	炙

用法： 将以上3味药用0.6升水煮取0.24升，去渣，分2次温服。强壮的人可用16克干姜。

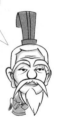

服药后盖被微发汗，切不可大汗淋漓、发汗太过。如果汗出病愈，就可以停药。

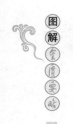

【译文】病人腹泻下利，大便随矢气排出，可服用诃梨勒散（药方见189页）治疗。

【简释】下利的病人，大便随矢气而出，滑脱不禁，是脾虚气陷、气虚不固所致。治疗时应服用诃梨勒散收敛固脱，用粥送服，以养胃气，一般适用于病情较慢、体质虚弱的病人。

【译文】患下利，又频频放屁，应当通利小便进行治疗。

患下利，寸关尺三部的脉象都平和，用手按压心窝部感觉坚硬的，应当立即攻下，可服用大承气汤（药方见41页）治疗。

患下利，脉象迟滑的，属于实证。如果下利不止，表明有宿食实热停滞不去，应当立即攻下，可服用大承气汤（药方见41页）治疗。

患下利，出现滑脉，是宿食积滞于内而导致的，用泻下法治疗，病可痊愈，应服用大承气汤（药方见41页）治疗。

【简释】下利而寸口脉三部九候都平和，但腹脐痛满，按之坚硬，表明为实证；脉象迟本应主寒，如果与滑脉共同出现，则不主寒而主实；下利而脉象滑的，表明有宿食未去，这三种情况都可以用泻下法，适宜服用大承气汤。

【译文】患下利，出现胡言乱语，表示肠内有燥屎，内结未除，可服用小承气汤（药方见189页）治疗。

病人患下利后，虚烦不安，用手按压心窝部感觉柔软，属于虚烦，可服用栀子豉汤（药方见189页）治疗。

【简释】下利后余热未尽，又见胸中烦闷不安，但是按压心下却感觉柔软不坚硬，因而可知属于虚烦。虚指心下虚软，并非虚弱。栀子豉汤方中的栀子可清除郁热，香豉可宣透郁热，二者合用，有清热除烦的功效。

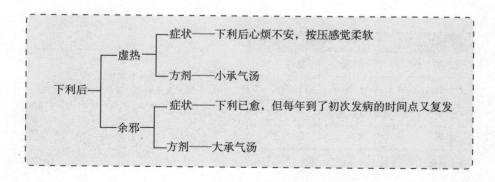

泄泻的预防调护

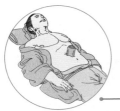

治疗泄泻，可以采用传统的拔火罐法，取穴天枢、关元、大肠俞、小肠俞，留罐10分钟，每天2次。

泄泻病人饮食要清淡易消化，不宜吃甜、冷、肥腻的食物。

注意饮食卫生

不喝生水

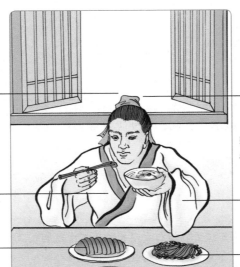

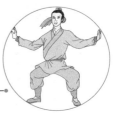

慢性泄泻病人，应加强锻炼身体，如体操、太极拳、气功等，以增强体质。

不暴饮暴食

不吃腐败变质的食物

泄泻的治方

天枢穴位于人体中腹部，肚脐向左右三指宽处。关元穴在下腹部，前正中线上，当脐中下3寸。大肠俞穴在腰部，当第四腰椎棘突下，旁开1.5寸。小肠俞穴位于骶部，在第一仙椎左右二指宽处，与第一骶后孔齐平。

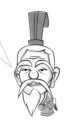

诃梨勒散		
配方	用量	制法
诃梨勒	10枚	煨

用法：将上药研为细末，用米粥调和，每天1次。

小承气汤		
配方	用量	制法
厚朴	8克	炙
枳实（大的）	3枚	炙
大黄	16克	

用法：将以上3味药用0.8升水煮取0.24升，去渣，分2次温服。大便通利后应停止服药。

栀子豉汤		
配方	用量	制法
栀子	14枚	
香豉	8克	用布包

用法：用0.8升水先煮栀子，得0.5升，加入香豉，煮取0.3升，去渣，分2次服用。如果温服一次就呕吐，则可停药。

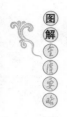

27 比泄泻更严重的腹泻：

痢疾

痢疾有腹痛、里急后重、下痢赤白脓血等症状，多发于夏秋季节，由湿热邪内伤脾胃，导致脾失健运，胃失消导，积滞酝酿于肠道而成。

【译文】 患虚寒下利，大便夹杂脓血的，应当服用桃花汤（药方见 191 页）治疗。

【简释】 下利，如果伴有腹痛严重、里急后重、便下脓血等症状，则为痢疾的特点。此段译文所述的便下脓血，是虚寒久痢所导致的，下的脓血，颜色发暗不鲜艳，且病人脉象微细，舌苔白，四肢不温，身体疲惫乏力，腹部喜温喜按，可知是中焦虚寒的缘故。因而采用桃花汤温中涩肠以固脱。

【译文】 患下利，寸部脉象浮数、尺部脉象涩的，大便时必定带有脓血。

患热利，里急后重的，应当服用白头翁汤（药方见 191 页）治疗。

【简释】 "热利"指湿热、疫毒导致的痢疾邪热深重，此证具体表现为便下脓血，颜色鲜红，肛门灼热，腹痛严重，脉象弦数，舌苔黄腻或黄燥。白头翁汤以白头翁清热凉血为主，黄连、黄柏、秦皮清热燥湿解毒，且秦皮还有涩肠的作用。

【译文】 病人腹泻且感到肺部疼痛的，应当服用紫参汤（药方见 191 页）治疗。

【简释】 紫参在《金匮要略》中共出现两次，另一次在咳嗽上气病中的泽漆汤中。《神农本草经》认为紫参"味苦辛寒，主心腹积聚，寒热邪气，通九窍，利大小便"。此处的"肺部疼痛"古来争议较大，应当理解为胸部疼痛或腹部疼痛；和"下利"相结合，理解为"腹部疼痛"更妥当。事实上，紫参所治的下利，类似于白头翁汤所治的热利。

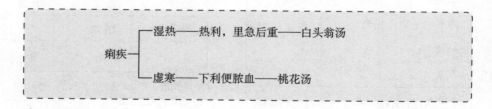

痢疾 —— 湿热 —— 热利，里急后重 —— 白头翁汤
　　　 虚寒 —— 下利便脓血 —— 桃花汤

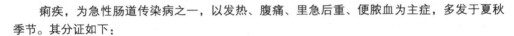

痢疾的类型（一）

痢疾，为急性肠道传染病之一，以发热、腹痛、里急后重、便脓血为主症，多发于夏秋季节。其分证如下：

1 白痢
病因 湿胜于热，邪伤气分。
症状 痢下黏腻白物，如同豆汁，腹痛后重，胸腹痞闷，小便色白或黄，也称"湿痢"。

5 休息痢
病因 正虚邪陷，留滞肠胃。
症状 痢久不愈，反复发作，神情疲惫，面色萎黄，四肢无力，脉象细弱。

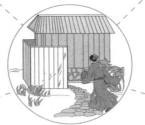

2 赤痢
病因 热胜于湿，邪伤血分。
症状 痢下物为黄赤色或纯赤色，如同鱼脑，腹痛，里急后重，小便赤热，或高热不退，也称"热痢"。

4 噤口痢
病因 多是湿热不化，壅塞胃口，或秽浊阻隔胃脘所致。
症状 下痢赤白，呕逆，不能纳食，胸脘痞闷，神疲乏力。

3 赤白痢
病因 湿热蕴积，气血两伤。
症状 赤白杂下，状如鱼脑，腥臭异常，腹痛，烦渴，脉濡而数，也称"湿热痢"。

痢疾的治方

桃花汤

配方	用量	制法
赤石脂	64克	一半切碎，一半研末
干姜	4克	
粳米	64克	

用法：将以上药（除赤石脂）用1.4升水将米煮熟，去渣，等温度适中后，取140毫升加入赤石脂药末1克服用，一天3次。如果病愈，剩余的药物就不要再服。

白头翁汤

配方	用量	功效
白头翁	8克	清热凉血，解毒止泻
黄连、黄柏	各12克	清热燥湿，坚阴止泻
秦皮	12克	清热，涩大肠

用法：将以上4味药用1.4升水煮取0.4升，去渣，温服0.2升。如果病情没改善，应再服。

紫参汤

配方	用量	功效
紫参	30克	清热利湿，解毒
甘草	12克	缓急，止痛

用法：先用1升水煮紫参取0.4升，然后加入甘草，煮取0.3升，分3次温服。

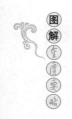

【译文】下利虽已痊愈，但每年到了初次发病的时候又复发，表示病邪并未完全根除，可用泻下法治疗，应当服用大承气汤（药方见41页）。

【简释】下利已经痊愈，但由于病邪未能根除，一旦遇到气候、饮食等原因，便有可能导致旧病复发，治疗时仍然可用下法以排除残留病邪。这种复发性痢疾，多适用于温下法。

【译文】患下利，脉象沉弦的，会肛门坠重。脉象大的，表明腹泻尚未停止；脉象微弱而数的，表明腹泻将自行停止，虽然发热，但病人不会死亡。

【简释】脉象沉弦，下利且里急后重，这是痢疾的特点。脉象沉表示病邪在里在下；脉象弦主寒主痛；下利腹痛，里急后重，是邪气入里、阻滞气机、脏腑之气不能畅通所致。如果脉象转大，表明病邪仍盛，因而下利还无停止之势；如果脉象转微弱而数，表明邪气渐衰，阳气渐渐恢复，因而下利有停止之势。此时身体发热，是阳气恢复的征象，所以病人不会死亡。

【译文】患下利，如果手足逆冷，脉象虚无，用灸法治疗后手脚仍不能变温；如果脉象不能恢复，反而出现微喘的，属于死证。如果少阴脉比跌阳脉弱小的，则属于顺证。

患下利，如果全身轻度发热且口渴、脉象弱的，病情将会自行痊愈。

患下利，脉象数，如果身体微微发热而出汗，病情将自行痊愈；如果脉象紧，表明病情尚未缓解。

患下利，脉象数且口渴，表明病情将自行痊愈；如果病情不愈，必然会下痢脓血，这是邪热壅积而导致的。

患下利，脉象弦且发热，身上出汗，表明病情将自行痊愈。

【简释】对下利预后的判断，一是注意脉象，二是注意全身情况，还有注意二者是否一致，即所谓脉证相符。

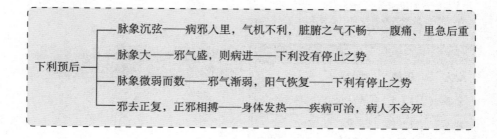

痢疾的类型（二）

1 湿热痢型

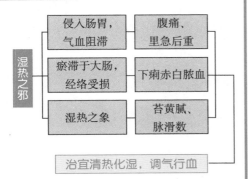

湿热之邪

- 侵入肠胃，气血阻滞 → 腹痛、里急后重
- 瘀滞于大肠，经络受损 → 下痢赤白脓血
- 湿热之象 → 苔黄腻、脉滑数

治宜清热化湿，调气行血

2 寒湿痢型

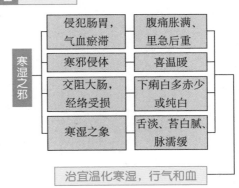

寒湿之邪

- 侵犯肠胃，气血瘀滞 → 腹痛胀满、里急后重
- 寒邪侵体 → 喜温暖
- 交阻大肠，经络受损 → 下痢白多赤少或纯白
- 寒湿之象 → 舌淡、苔白腻、脉濡缓

治宜温化寒湿，行气和血

3 疫毒痢型

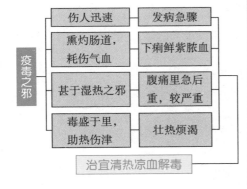

疫毒之邪

- 伤人迅速 → 发病急骤
- 熏灼肠道，耗伤气血 → 下痢鲜紫脓血
- 甚于湿热之邪 → 腹痛里急后重，较严重
- 毒盛于里，助热伤津 → 壮热烦渴

治宜清热凉血解毒

4 阴虚痢型

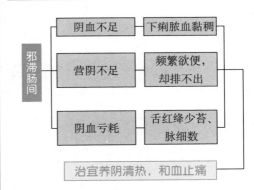

邪滞肠间

- 阴血不足 → 下痢脓血黏稠
- 营阴不足 → 频繁欲便，却排不出
- 阴血亏耗 → 舌红绛少苔、脉细数

治宜养阴清热，和血止痛

5 虚寒痢型

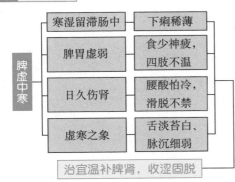

脾虚中寒

- 寒湿留滞肠中 → 下痢稀薄
- 脾胃虚弱 → 食少神疲，四肢不温
- 日久伤肾 → 腰酸怕冷，滑脱不禁
- 虚寒之象 → 舌淡苔白、脉沉细弱

治宜温补脾肾，收涩固脱

6 休息痢型

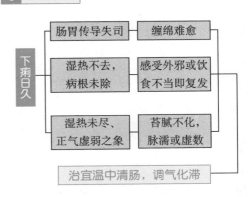

下痢日久

- 肠胃传导失司 → 缠绵难愈
- 湿热不去，病根未除 → 感受外邪或饮食不当即复发
- 湿热未尽，正气虚弱之象 → 苔腻不化，脉濡或虚数

治宜温中清肠，调气化滞

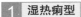

第四章　风寒劳弊：内科疾病（下）

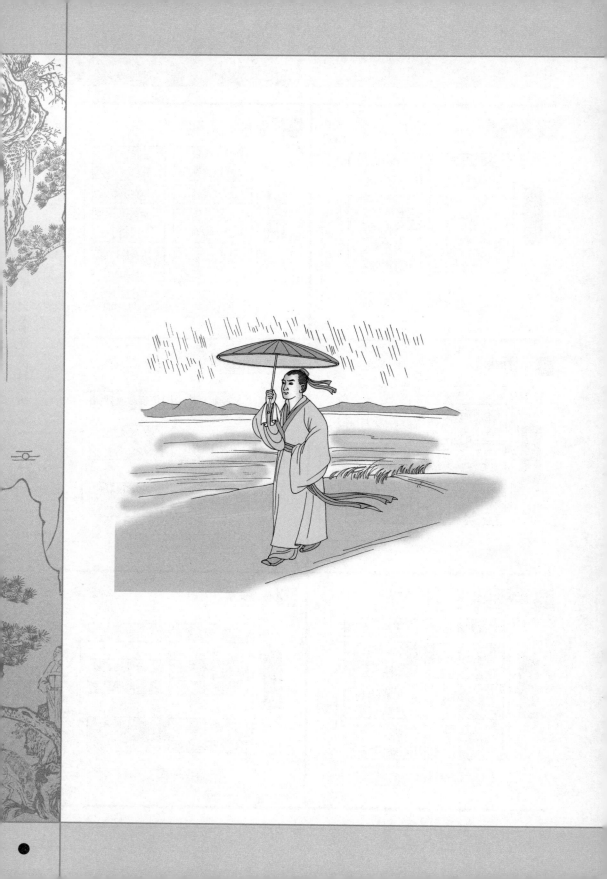

第 五 章

体表之恙：外科疾病

　　本章专述外科病证，涵盖疮痈肠痈浸淫病的脉证并治。其中痈肿只是提出了诊断方法；对肠痈的阐述比较详细，所创制的大黄牡丹汤和薏苡附子败酱散是历代医家治疗肠痈的主方，同时对急、慢性阑尾炎也有显著的疗效。

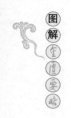

❶ 看得见的破溃：

疮痈

疮痈指发生于皮肉之间的急性化脓性疾病。主要是因外感六邪，七情、饮食内伤，毒邪侵犯，导致气血壅塞不通而引起的。

【译文】各类浮数的脉象，应当兼有发热的症状，然而病人不热反而怕冷，如同被冷水浇在身上一样，此时如果身体某处疼痛，表明此处将要形成痈肿。

【简释】此处的痈，一般认为指外痈。发热恶寒，多在痈肿初起时出现，脉象浮数；如果身体有疼痛的地方，多为红肿热痛。此处没有给出治法，虽然发热恶寒同时出现，但不能作为表证对待，与肺痈、肠痈一样，应当尽早用清热解毒法治疗。

【译文】老师说：想要分辨各种痈肿是否有脓，可将手按在患处，有热感的，表示有脓；没有热感的，则表示无脓。

【简释】外科对痈肿还有外治手法，至于什么时候切开，必须掌握时机，不能过早或过晚，所以辨脓非常重要。临床上以肉眼观察，当出现红肿热痛，用手触碰热感明显的，一般属于炎症亢盛时期，当脓形成后热感反而减退。另外，在临床中比有热无热更重要的辨脓标准是有无波动的感觉。

上述两段译文论述了痈肿的诊断方法。外感病和痈肿初起都会出现怕冷、脉象浮数的症状，但外感病是外邪侵表所导致，痈肿则是热毒内郁引起的。病因病机不同，治法自然也有所区别。

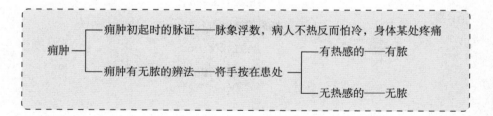

痈肿 ── 痈肿初起时的脉证 ── 脉象浮数，病人不热反而怕冷，身体某处疼痛
痈肿有无脓的辨法 ── 将手按在患处 ── 有热感的──有脓
　　　　　　　　　　　　　　　　　　　　　无热感的──无脓

方法一：有无热感

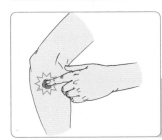

将手按在患处，有热感的，表示有脓。

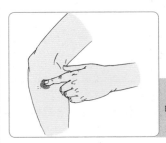

没有热感的，表示无脓。

方法二：有无波动

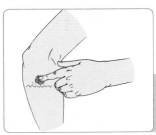

将手按在患处，有波动的，表示有脓。

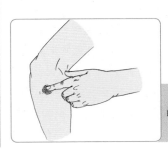

没有波动的，表示无脓。

疮痈的治疗

基础治疗

病人应适当休息和加强营养，必要时可用镇痛剂。

中医治疗

初期红肿及破溃阶段，可敷清热解毒生肌的药物，如八二丹、太乙膏等。

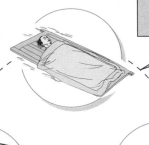

西医治疗

红肿范围大，中央部坏死组织多，或全身症状严重时，应做手术治疗，但唇痈不宜采用。一般采取"+"字或"++"字形切口，有时也可作"|||"形。

第五章　体表之恙：外科疾病

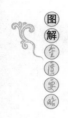
❷ 摸得着的脓肿：

肠痈

痈可分为内痈和外痈，内痈生于脏腑，外痈发在体表。因而，肠痈属于内痈的范畴。

【译文】 患肠痈，全身肌肤粗糙得像鳞甲一样，腹部皮肤拘急，按压时感觉柔软，像肿胀一样，不过并没有积聚肿块，同时身体不发热，脉象数，这是肠内有痈脓的缘故，应当服用薏苡附子败酱散（药方见 199 页）治疗。

【简释】 肠痈患者失治或误治，导致热毒结聚，肉腐化脓。其局部表现为腹部皮肤按压则紧张拘急，脓肿柔软如同肿胀。由于热毒积滞于局部而影响血分，因而全身发热不明显且脉象数。至于肌肤像鳞甲般粗糙，说明病程已久，热毒耗损营血，因而肌肤失荣。薏苡附子败酱散，重用薏苡仁、败酱草，以清热解毒、排脓消肿；少用附子为佐药，起到行瘀化滞的作用。

【译文】 患肠痈，小腹肿胀痞硬，按压时疼痛牵引到阴部，像患了淋病一样，小便正常，经常身体发热，自汗出，又怕冷。如果脉象迟而紧，表明痈脓尚未形成，应当用泻下法治疗。服药后，大便应当呈黑色，表示瘀血从大便中排出。如果脉象洪数，则表明痈脓已经形成，就不能用泻下法，而应服用大黄牡丹汤（药方见 199 页）治疗。

【简释】 肠痈病人，由于营血瘀滞于肠中，导致小腹痞满肿胀；经脉不通，不通则痛，因而小腹拘急，按压则痛；病邪在肠中，与膀胱邻近，热毒影响膀胱，引起小便频数，不过由于膀胱无病，所以小便通调；正邪相搏，营卫失调，故而经常发热、怕冷、汗出不止。治疗时可用大黄牡丹汤通腑泻热，凉血解毒。

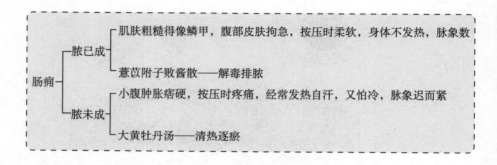

肠痈
- 脓已成
  - 肌肤粗糙得像鳞甲，腹部皮肤拘急，按压时柔软，身体不发热，脉象数
  - 薏苡附子败酱散——解毒排脓
- 脓未成
  - 小腹肿胀痞硬，按压时疼痛，经常发热自汗，又怕冷，脉象迟而紧
  - 大黄牡丹汤——清热逐瘀

肠痈的病因和治方

肠痈是热毒内聚、瘀结肠中而生痈脓的一种病证，类似于现代的阑尾炎、腹部脓疡等病。

肠痈的病因

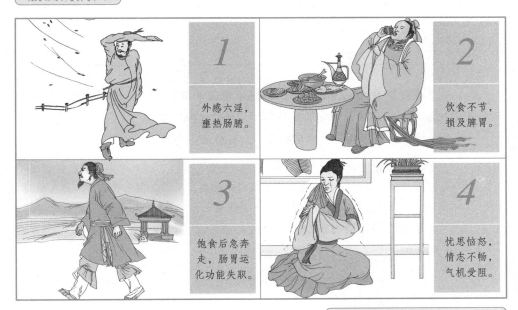

1　外感六淫，壅热肠腑。

2　饮食不节，损及脾胃。

3　饱食后急奔走，肠胃运化功能失职。

4　忧思恼怒，情志不畅，气机受阻。

肠痈的治方

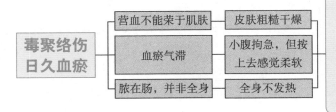

毒聚络伤日久血瘀

- 营血不能荣于肌肤 — 皮肤粗糙干燥
- 血瘀气滞 — 小腹拘急，但按上去感觉柔软
- 脓在肠，并非全身 — 全身不发热

薏苡附子败酱散

薏苡仁 10克 附子 2克 败酱草 5克

用法：将以上 3 味药研为末，取 1 克，用 0.4 升水煎取 0.2 升，一次服下。服药后，小便应当通利。

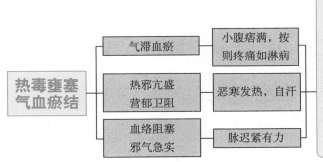

热毒壅塞气血瘀结

- 气滞血瘀 — 小腹痞满，按则疼痛如淋病
- 热邪亢盛营郁卫阻 — 恶寒发热，自汗
- 血络阻塞邪气急实 — 脉迟紧有力

大黄牡丹汤

大黄 16克 芒硝 8克 牡丹 4克 桃仁 50个 瓜子 32克

用法：将以上药（除芒硝）用 1.2 升水煮取 0.2 升，去渣，加入芒硝，再煮沸，每天 1 次。如果有脓则会通过大便排出；如果无脓，则会通过大便排出瘀血。

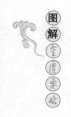

❸ 刀斧砍伤的结果：

金疮

金疮指刀斧所伤，"疮"在此处有"创伤"的含义，即刀斧等利器导致的外部创伤，多伴随着大量流血。

【译文】有人问：如果寸口部脉象浮微而涩，本应当出现吐血、下血等失血及出汗的症状，如今却没有出汗，是什么原因呢？

【译文】老师回答：这是病人身上有金疮，即被刀斧砍伤而失血的原因。

【简释】身上有创伤，为刀斧所伤，大量出血，则脉象浮微而涩；汗出过多也会出现浮微而涩的脉象，这是津血同源的缘故。所以，当出现脉象浮微而数时，又没有出汗，就应想到是金疮失血过多的原因。

【译文】治疗被刀斧等所伤而致的金疮病，可服用王不留行散（药方见201页）治疗。

【简释】金疮指由刀斧等金属器械造成的创伤，也属于外科疾患。由于经脉肌肤受创，局部气血壅滞，所以用王不留行散祛除瘀血，化滞行气。治疗后，营卫通行，于是肌肤得其所养，金疮自然也就痊愈。

王不留行散方中王不留行祛瘀活血，为主药；葫藘行血通经，消瘀化滞；桑白皮续接断脉，愈合伤口；黄芩、芍药清血热；川椒、干姜、厚朴温运血脉，行瘀利气；甘草补中生肌，调和诸药。此方气血兼顾，寒温相配，既可内服，又可外用。

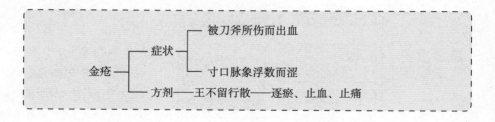

金疮指金属器械造成的伤口，包括战争及殴斗的枪弹、刀剑箭伤，以及劳动时刀斧、机械切削外伤等。

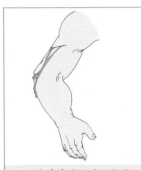

金疮多为开放性损伤，一般有伤口流血，轻则仅伤皮肤肌肉，重则伤及筋骨、脏腑，并有内出血。

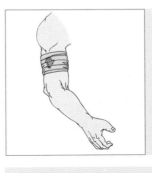

外表有伤口的，应及时消毒清创止血、抗感染等，防止出血过多或伤口感染化脓。

如果金疮感染，伤口不洁，就可能感受风邪而致痉，即金疮痉，相当于如今的破伤风。

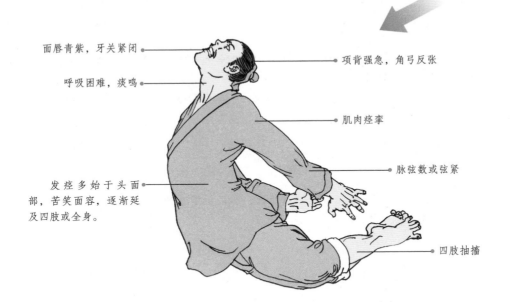

面唇青紫，牙关紧闭

呼吸困难，痰鸣

发痉多始于头面部，苦笑面容，逐渐延及四肢或全身。

项背强急，角弓反张

肌肉痉挛

脉弦数或弦紧

四肢抽搐

相关链接

治金疮的良方：王不留行散

　　王不留行 10 克，八月八日采　　葫藘细叶 10 克，七月七日采　　桑东南根白皮 10 克，三月三日采　　甘草 18 克　　川椒 3 克，除目及闭口，去汗

黄芩 2 克　　干姜 2 克　　厚朴 2 克　　芍药 2 克

　　先取王不留行、葫藘细叶、桑根白皮烧灰存性，不要使灰烧得太过，再将其他 6 味药分别捣末过筛，混合制成散剂，每次服 1 克，治疗小疮可以外敷，治疗大疮应当内服，妇人产后也可服用。如果病人外感风寒，则应去除桑根白皮。前 3 味药都要阴干 100 天。

第五章　体表之恙：外科疾病

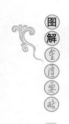

❹ 不可搔挠的痒疮：

浸淫疮

浸淫疮，俗称"黄水疮"，相当于湿疹，属于过敏性皮肤病，初起时形如粟米，奇痒而抓挠不止，搔破即流出黄水，蔓延迅速以致浸淫成片。

【译文】患浸淫疮，如果从口部蔓延到四肢的（由内向外），可以治疗；如果从四肢向口部发展的（由外向内），则很难治疗。

【简释】浸淫疮是一种皮肤病，起病之初，病灶范围很小，先痒后痛。由于抓破后流出的分泌物浸淫皮肤，逐渐蔓延，迅速遍及全身，所以称为"浸淫疮"。如果疮从口部向四肢蔓延，离心性发展，表明病邪由内向外发散，因而比较容易治疗；如果疮从四肢流向口中，向心性发展，表明病邪内攻，因而比较难治疗。不过这种预后，仅仅是根据内外浅深理论的假设，不是绝对的。

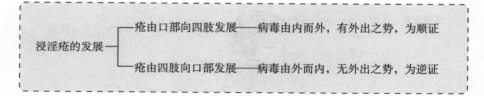

浸淫疮的发展 ── 疮由口部向四肢发展 ── 病毒由内而外，有外出之势，为顺证
　　　　　　 ── 疮由四肢向口部发展 ── 病毒由外而内，无外出之势，为逆证

【译文】患浸淫疮病，可服用黄连粉（药方未见）治疗。

【简释】浸淫疮由心火热毒所致，所以用黄连粉泻心火、解热毒，病邪消除，热毒散尽，浸淫疮自然也就痊愈了。

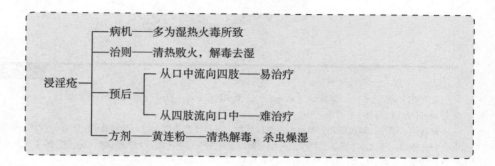

浸淫疮 ── 病机 ── 多为湿热火毒所致
　　　 ── 治则 ── 清热败火，解毒去湿
　　　 ── 预后 ── 从口中流向四肢 ── 易治疗
　　　　　　　　── 从四肢流向口中 ── 难治疗
　　　 ── 方剂 ── 黄连粉 ── 清热解毒，杀虫燥湿

浸淫疮是搔痒性湿疮，因发病时常群集或密集成片，呈泛发性而得名，相当于急性泛发性湿疹。

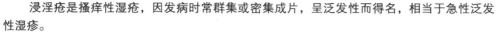

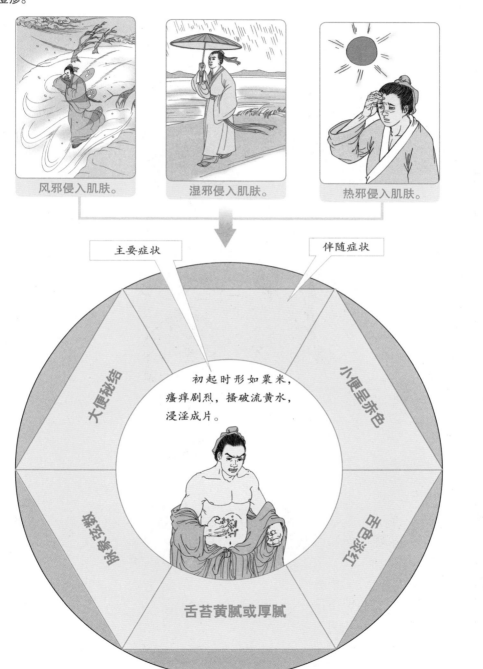

风邪侵入肌肤。

湿邪侵入肌肤。

热邪侵入肌肤。

主要症状

伴随症状

初起时形如粟米，瘙痒剧烈，搔破流黄水，浸淫成片。

大便秘结

小便呈赤色

脉象弦数

舌色淡红

舌苔黄腻或厚腻

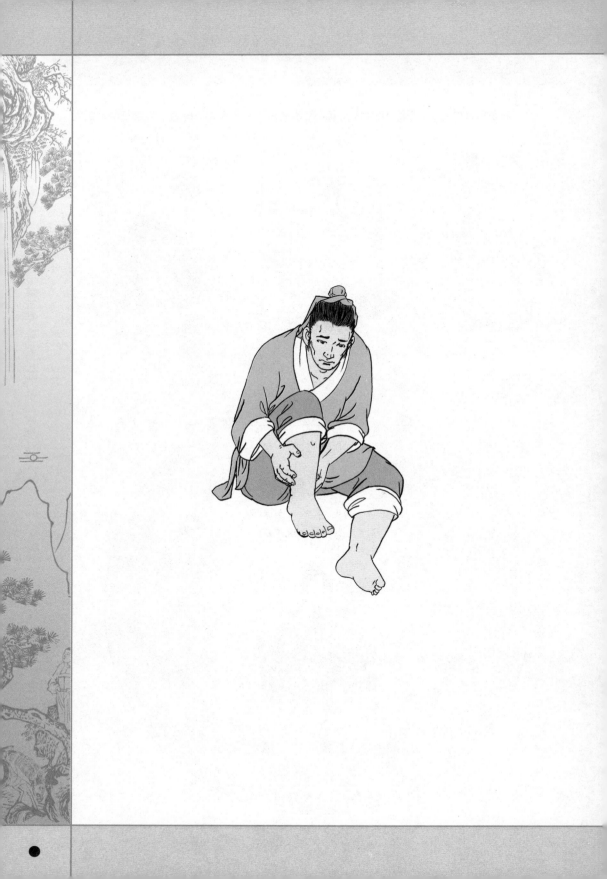

第 六 章

无章之患：其他病证

本章具体论述其他病证，包括跌蹶、手指臂肿、转筋、阴狐疝、蛔虫病。对这五种病证的叙述均较为简略，重在介绍它们的病因、症状和治疗方法。

【本篇图版目录】

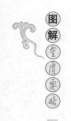
① 双脚僵直，行动不便：

跌蹶

跌蹶指因跌倒外伤所引起的两脚僵直、行动困难的一种病证，是太阳经受伤，牵引不利导致的。

【译文】 老师说：患跌蹶，病人只能向前行走，不能往后退，可针灸小腿肚的穴位进行治疗，针刺二寸深，这是太阳经遭受损伤的缘故。

【简释】 人的身体，阳明脉络在前面，太阳脉络在后面，所以阳明气旺，虽然没有明显疾病症状，但只能往前行走；如果太阳气旺，同样没有明显病状，但只能往后退步走。跌倒之后，导致双脚僵直不能正常行走，只能往前行走不能后退，正是太阳经受伤的原因，必须针刺腨肠穴二寸，因为腨肠穴是太阳经脉和阳明经脉共同经过的穴位，针刺后可使太阳与阳明之气相通，于是往前往后都可以随意行走了。

腨肠穴，即承筋穴，在小腿肚中，脚跟上七寸。平时不可针刺，或不可刺入太深，否则可能损伤经脉，导致如同跌蹶一样，只能向前走不能后退的症状。

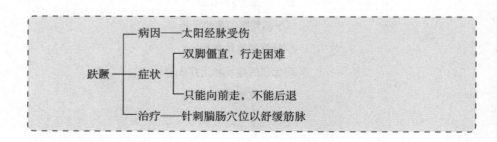

跌蹶 ┬ 病因——太阳经脉受伤
      ├ 症状 ┬ 双脚僵直，行走困难
      │   └ 只能向前走，不能后退
      └ 治疗——针刺腨肠穴位以舒缓筋脉

跌蹶是一种足背强直、脚跟无法落地，因而只能向前走、不能向后退的行动障碍疾病。

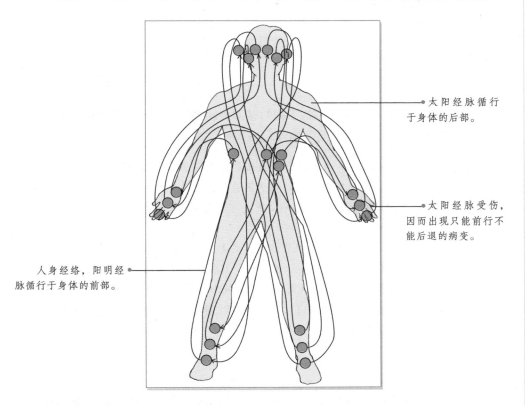

太阳经脉循行于身体的后部。

太阳经脉受伤，因而出现只能前行不能后退的病变。

人身经络，阳明经脉循行于身体的前部。

跌蹶的疗法

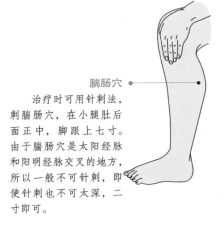

腨肠穴

治疗时可用针刺法，刺腨肠穴，在小腿肚后面正中，脚跟上七寸。由于腨肠穴是太阳经脉和阳明经脉交叉的地方，所以一般不可针刺，即使针刺也不可太深，二寸即可。

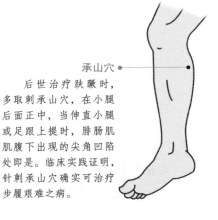

承山穴

后世治疗跌蹶时，多取刺承山穴，在小腿后面正中，当伸直小腿或足跟上提时，腓肠肌肌腹下出现的尖角凹陷处即是。临床实践证明，针刺承山穴确实可治疗步履艰难之病。

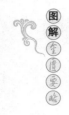

❷ 手臂振颤，全身抖动：

手指臂肿

手指臂肿，指手指和臂部发生肿胀颤动，或肌肉出现跳动的病证，一般认为由痰气壅滞阳明经而导致。

【译文】病人如果经常手指与臂部肿胀抽动，并且身体筋肉跳动，可服用藜芦甘草汤（药方未见）治疗。

【简释】《心典》认为，湿痰凝滞则关节肿胀，风邪袭伤经络则肌肉跳动。人的四肢属脾，然而肌肉之气受统于阳明经。足属足阳明，手属手阳明，如果手指臂膀经常肿胀颤动，是因为手阳明经有痰气壅塞，肌肉间阳明之气不能运通，则肌肉有跳动感。

病人手指部和臂部经常肿胀颤动，或者身体某一部分的肌肉也有跳动感，根据中医"风盛则动，痰盛则肿"的理论，可知此证是风痰阻滞经络所导致的。藜芦甘草汤方未见记载，不过从两种药的功效来推测，本方属于涌吐剂，吐出风痰，则上述各种症状自然就消失了。目前对于这种病证，常用导痰汤（药方见本页）或指迷茯苓丸（药方见本页），效果也很好。

导痰汤	指迷茯苓丸
制半夏6克　橘红3克　茯苓3克 枳实麸炒3克　胆南星3克　甘草1.5 克　生姜切,10片	法半夏8克　茯苓4克　枳实2克 朴硝1.5克

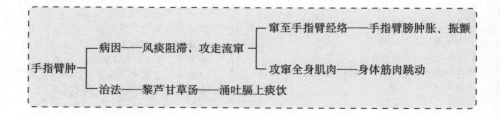

手指臂肿 ┬ 病因——风痰阻滞，攻走流窜 ┬ 窜至手指臂经络——手指臂膀肿胀、振颤
　　　　 │　　　　　　　　　　　　　　 └ 攻窜全身肌肉——身体筋肉跳动
　　　　 └ 治法——藜芦甘草汤——涌吐膈上痰饮

手指臂肿的病机

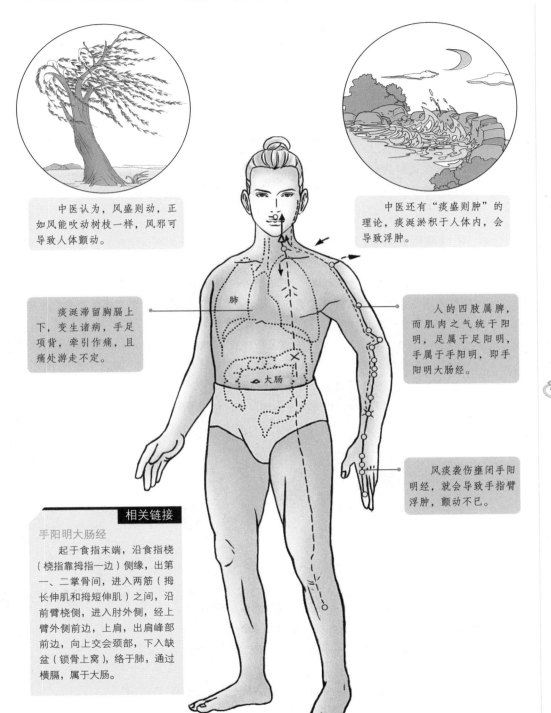

中医认为，风盛则动，正如风能吹动树枝一样，风邪可导致人体颤动。

中医还有"痰盛则肿"的理论，痰涎淤积于人体内，会导致浮肿。

痰涎滞留胸膈上下，变生诸病，手足项背，牵引作痛，且痛处游走不定。

肺

大肠

人的四肢属脾，而肌肉之气统于阳明，足属于足阳明，手属于手阳明，即手阳明大肠经。

风痰袭伤壅闭手阳明经，就会导致手指臂浮肿，颤动不已。

相关链接

手阳明大肠经

　　起于食指末端，沿食指桡（桡指靠拇指一边）侧缘，出第一、二掌骨间，进入两筋（拇长伸肌和拇短伸肌）之间，沿前臂桡侧，进入肘外侧，经上臂外侧前边，上肩，出肩峰部前边，向上交会颈部，下入缺盆（锁骨上窝），络于肺，通过横膈，属于大肠。

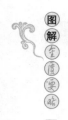
❸ 猝然的筋脉挛急：

转筋

转筋即筋脉拘挛，大多为下肢小腿肚肌肉出现拘挛疼痛的症状，通常发生于体液耗损、身体极虚之时。

【译文】患转筋，症状表现为：四肢强直，脉象直上直下、微弦。如果转筋已牵引到腹部，应当服用鸡屎白散治疗。药方很简单，即取适量鸡屎白捣为散剂，取 1 克，用 0.12 升水调和后温服。

【简释】转筋，是一种四肢拘挛疼痛的病证，脉象也出现强直急劲之象，与痉病的脉象"直上直下"相同。转筋的部位，一般见于下肢，严重时痉挛牵引到小腹而作痛，称为"转筋入腹"，可用鸡屎白散治疗。此证是由于湿浊化热损耗体液而导致的，由于鸡屎白性寒下气，可通利二便，服药后泻去了治病之因，转筋自然也会痊愈。

除了平常转筋之外，还有一种霍乱转筋，即霍乱吐泻严重，体液损耗太多而导致的。后世医家王孟英用蚕矢汤治疗热性霍乱转筋，即是受到鸡屎白散的启发。如果是寒性霍乱，吐泻过多，体液耗损严重，阳气亡失，不能煦养筋脉导致的转筋，必须用通脉四逆汤、白通汤等急救回阳，切不可误用鸡屎白散。

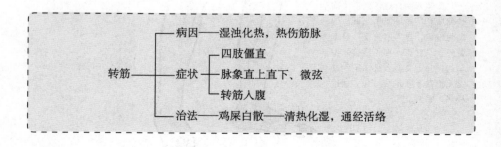

病因——湿浊化热，热伤筋脉

转筋——症状——四肢僵直

脉象直上直下、微弦

转筋入腹

治法——鸡屎白散——清热化湿，通经活络

转筋的两种类型

转筋多指腓肠肌挛急，是肢体筋脉牵掣拘挛、痛如扭转的病证。

平常转筋

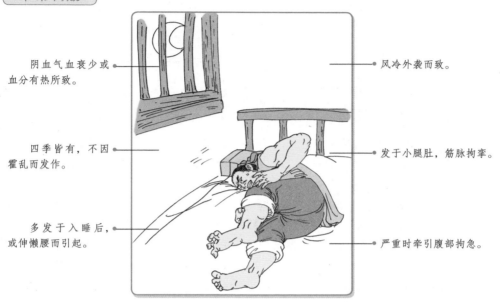

阴血气血衰少或血分有热所致。

四季皆有，不因霍乱而发作。

多发于入睡后，或伸懒腰而引起。

风冷外袭而致。

发于小腿肚，筋脉拘挛。

严重时牵引腹部拘急。

霍乱转筋

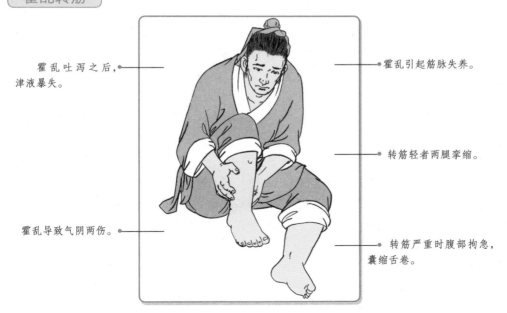

霍乱吐泻之后，津液暴失。

霍乱导致气阴两伤。

霍乱引起筋脉失养。

转筋轻者两腿挛缩。

转筋严重时腹部拘急，囊缩舌卷。

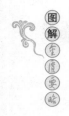

❹ 男性的隐痛

阴狐疝

阴狐疝，指一侧阴囊有时大有时小、有时上有时下的病证，由寒凝肝经所导致。

【译文】患阴狐疝气病，一侧阴囊有时大有时小、有时上有时下，应当服用蜘蛛散（药方见 213 页）治疗。

【简释】《心典》中认为，阴狐疝气，是由于寒湿袭阴导致睾丸受病，出现一左一右，大小不同，一上一下，反复无常的症状，其变化莫测的性状与狐狸相似，因而称为"狐疝"。

张仲景认为，阴狐疝气是一种一侧阴囊有时大有时小、有时上有时下的病证。这种疝气，当病人平卧时缩入腹中，起身行走时又坠入阴囊，有的感觉胀痛，有的感觉重坠。治疗时可用蜘蛛散，方中的蜘蛛有破结通利的作用，与桂枝配伍可通阳化气。然而蜘蛛种类很多，且有毒者不在少数，所以从安全方面考虑，后世已经很少再用。如今治疗阴狐疝气常用疏肝理气的药物，如木香、茴香、香附、乌药之类，都取得了很好的疗效。

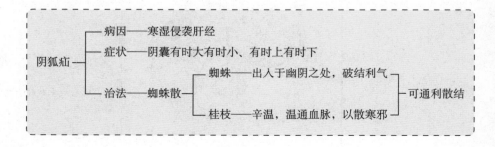

阴狐疝的症状和治疗

阴狐疝，也称"狐疝"，指发作时小肠坠入阴囊，导致阴囊时大时小的疝气，类似于今天的腹股沟疝。

阴狐疝的症状

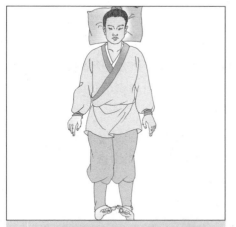

小肠坠入阴囊，时上时下，平卧或用手推时肿物可缩入腹内。

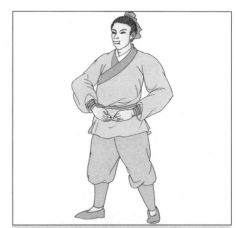

站立时小肠又坠入阴囊，导致胀痛重坠，病人非常痛苦。

阴狐疝的治疗

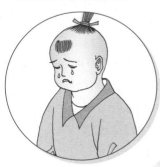

儿童

成人

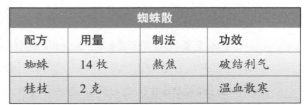

蜘蛛散			
配方	用量	制法	功效
蜘蛛	14 枚	熬焦	破结利气
桂枝	2 克		温血散寒

用法：将以上 2 味药捣为散剂，取 1 克，加水调和服用，每天 2 次。也可以做成蜜丸服用。

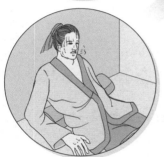

成人患阴狐疝后，除了服药保守治疗外，建议通过手术根治。

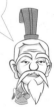

由于蜘蛛大多有毒，后世治疗此病常用木香、茴香、香附、乌药等药。

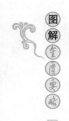

⑤ 寄生虫之害：

蛔虫病

蛔虫病，是一种肠道寄生虫病，常引起腹痛。在过去属于常见病证，近几十年发生了巨变，在城市中几乎销声匿迹。

脉证

【译文】有人问：患腹痛病，怎样根据脉象来分辨是一般的腹痛，还是由寄生虫所引起的腹痛呢？老师回答：一般性腹痛会出现沉弦的脉象，如果出现洪大的脉象，则表示是由蛔虫引起的。

【简释】蛔虫病的主要症状是腹痛，然而腹痛这一症状，是很多疾病所共有的，因而必须从各方面进行辨别。阳虚脏寒引起的腹痛，脉象应当沉而弦；如果脉象反而洪大，全身不热，就应考虑是蛔虫腹痛。

心痛与蛔厥

【译文】患蛔虫病，口吐清水，心口疼痛，发作有一定的规律，已经用杀虫药治疗而无效的，可服用甘草粉蜜汤（药方见215页）治疗。

【简释】蛔虫聚于腹内，扰于上膈，虫动则心痛，有时轻缓有时剧烈，并伴随着呕吐，之前已经用毒药杀虫而无效，可考虑用甘草粉蜜汤安蛔止痛。此方的目的在于，疼痛之时不急于杀虫，而以缓解急迫为主，以甘甜之物作为妥协，日后再伺机一举将虫全部杀灭。

【译文】患蛔厥病的人，应当吐出蛔虫，如今却有时安静有时烦躁，表明内脏虚寒，蛔虫向上进入胸膈，因而引起烦躁，过一会儿后烦躁就会停止。如果进食后就呕吐，且心烦，是由于蛔虫闻到食物的气味后上窜，导致病人自行吐出蛔虫。患蛔厥病，可服用乌梅丸（药方见215页）治疗。

【简释】蛔厥病是由于蛔虫寄生在肠中，喜温恶寒，如果肠寒不适于蛔虫生存，则蛔动不安、上扰胸膈所导致。

```
                ┌── 蛔虫腹痛──── 脉象反而洪大
    蛔虫病 ──────┼── 服用毒药杀虫未果──用甘草粉蜜汤缓解
                └── 蛔厥──吐蛔，时静时烦，食后呕吐，腹痛，手足逆冷──乌梅丸
```

九虫病

寄生虫寄生在人体内，不仅消耗人的气血津液，还会损伤脏腑组织，导致疾病的发生。九虫病是比较常见的寄生虫病，具体如下：

蛔虫病	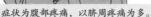 症状为腹部疼痛，以脐周疼痛为多。	病情加重 ➡	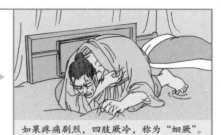 如果疼痛剧烈，四肢厥冷，称为"蛔厥"。

肉虫病	可伤人肝，使人烦满不安
弱虫病	令人唾液增多
赤虫病	导致肠鸣或腹泻、便脓血等
白虫病	也称"寸白虫病"，症状为腹痛、腹胀、泄泻，或泻出白色节片等
蛲虫病	症状为肛门痒，虫从肛门溢出，兼见面色白、烦惊不安等
肺虫病	症状为咯血声嘶，兼见咳嗽不止
胃虫病	症状为呕吐、哕逆、嘈杂，嗜食泥炭、生米等异物
钩虫病	也称"黄胖病"，症状为贫血、营养不良引起的浮肿、腹痛及胃肠功能障碍等

治蛔良方

甘草粉蜜汤		
配方	用量	功效
甘草	8克	补脾养胃
粉	4克	养中安胃
蜜	16克	甘平养胃

用法：先用0.6升水煮甘草取0.4升，去除药渣，加入粉、蜜后搅和均匀，煎成类似薄粥的样子，温服0.2升。瘥愈后应当停药。

乌梅丸		
配方	用量	功效
乌梅	300个	安胃杀虫
细辛、附子(炮)、桂枝	24克，24克，24克	通阳散寒
干姜、川椒	40克、16克（去汗）	温热通阳
黄连、黄柏	64克、24克	除烦止呕
当归、人参	16克、24克	益气祛邪

用法：将以上10味药分别研末过筛，混合均匀，用苦酒浸泡乌梅一夜，去核，放在1升米下蒸，饭熟后将乌梅捣成泥，与其他药混合，放入白中，与蜜共捣两千下，做成梧桐子大小的丸，于饭前服10丸，每天3次，可逐渐增加到20丸。忌生、冷、滑、臭等食物。

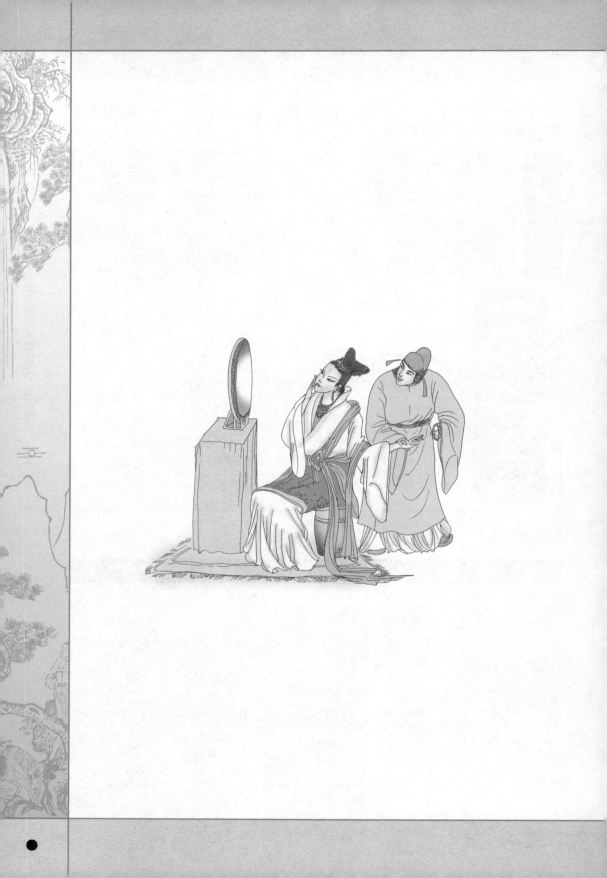

第 七 章

关注半边天：妇科疾病

本章专述妇科疾病，涵盖妇人妊娠、产后、杂病脉证并治及经、带、胎、产、杂病等病种。由此可知，《金匮要略》对妇产科病的辨证论治严谨，治法、剂型多样，已具中医妇产科学的雏形，为后世妇产科学的发展奠定了基础。

【本篇图版目录】

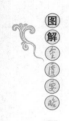

一、妇人妊娠病

❶ 以呕吐为主症：

恶阻

妊娠恶阻，指妇人怀孕后恶心呕吐不止，伴随不能进食、口渴等症，一般在怀孕两个月时最为严重，是胃气亏损、浊气上逆所致。

阴阳不和

【译文】老师说：妇人脉象平和，只有尺部脉象稍弱，口渴，不欲进食，没有发热怕冷现象，这是妊娠的反应，可服用桂枝汤（药方见107页）治疗。通常妊娠六十天左右时会出现上述症状，如果由于医生误治，病情延误一个月且病人上吐下泻，则应当停止服药。

【简释】妇人妊娠初期大多脉象平和如常人，而尺部脉象稍弱，并非妊娠常脉，多见于体质虚弱或习惯性漏胎的妇人；由于妊娠呕吐，损耗津液，所以感到口渴；不欲饮食，指因呕吐而厌食，但喜酸食或辛辣之物；妊娠之后，机体代谢发生变化，因而出现体温稍高、倦怠等现象。一般妊娠两个月是恶阻较严重的时期，如果不知道是妊娠恶阻而进行误治，势必损伤正气，所以应当立即停止错误疗法。

胃虚饮停

【译文】如果妇人怀孕呕吐不止，可服用干姜人参半夏丸（药方见219页）治疗。

【简释】妇人妊娠常有早孕反应，如恶心呕吐，一般持续时间不长，可不药而愈。然而上文中所说的"呕吐不止"，指妊娠恶阻严重的症状。是由胃虚兼有寒饮、浊气上逆导致的，可服用干姜人参半夏丸。干姜温中散寒，人参扶正益气，半夏化饮降逆，生姜汁不仅止呕，还可解半夏的毒性。另外，恶阻呕吐不止，往往不能受药，服药后就会吐出，此时可采用药粉舔服方法，即将药物研成粉末，用舌头舔舐，这样胃容易受纳。

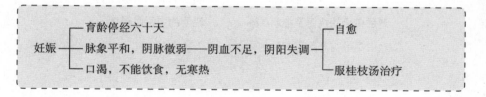

妊娠 ── 育龄停经六十天 ── 自愈
      ── 脉象平和，阴脉微弱 ── 阴血不足，阴阳失调 ── 服桂枝汤治疗
      ── 口渴，不能饮食，无寒热

妊娠恶阻的症状

妊娠恶阻指妇人怀孕后恶心呕吐不止,伴随有无法进食、口渴等症,一般在怀孕两个月的时候最为严重,是胃气亏损、浊气上逆所致。

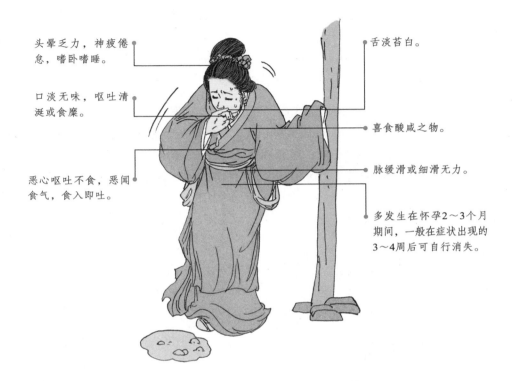

头晕乏力,神疲倦怠,嗜卧嗜睡。

口淡无味,呕吐清涎或食糜。

恶心呕吐不食,恶闻食气,食入即吐。

舌淡苔白。

喜食酸咸之物。

脉缓滑或细滑无力。

多发生在怀孕2~3个月期间,一般在症状出现的3~4周后可自行消失。

第七章 关注半边天:妇科疾病

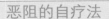

恶阻的自疗法

① 保持精神的安定与舒畅。
② 保持居室清洁、安静、舒适,避免异味的刺激。呕吐后应立即清除呕吐物,以免恶性刺激,并用温开水漱口,保持口腔清洁。
③ 注意饮食卫生,宜进食营养价值高且易消化的食物,可采取少吃多餐的方法。
④ 为防止脱水,应保持每天的液体摄入量,宜多吃些西瓜、生梨、甘蔗等水果。
⑤ 呕吐严重者,应卧床休息。
⑥ 保持大便通畅。
⑦ 呕吐严重者,可在饭前口含生姜1片,以达到暂时止呕的效果。

干姜人参半夏丸		
配方	用量	功效
干姜	4克	温中散寒
人参	4克	扶正补虚
半夏	8克	降逆止呕

用法 将以上3味药研末,用生姜汁调和,制成梧桐子大小的丸,每次服10丸,每天3次。

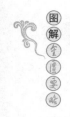

❷ 胎不保的征兆：

下血

妊娠下血，是因平素患有疾病，瘀血不去，胎元失养；或由于阳气亏损不能收摄，导致阴血不能内守，因而淋漓下血。

🔥 积病

【译文】 妇人平时患有积病，停经不足三个月，又出血断续不止，自己感觉肚脐周围有胎动，这是积病导致的。如果停经前三个月的月经都正常，停经六个月后才感觉胎动，这才是真正的胎儿。如果停经前三个月，月经一直紊乱，在停经后三个月又漏下颜色晦暗的瘀血，这是积病而不是胎儿。之所以会漏血不止，是积病未除的缘故，应当用泻下法攻散其积，可服桂枝茯苓丸（药方见 221 页）治疗。

【简释】 关于积病和正常妊娠的鉴别，可以追问病史，如果妊娠之前月经大致正常，可以判断这是胎儿；如果积病患者常有不规律出血，则可推断不是胎儿。积病不消除，下血也就很难停止，所以可用桂枝茯苓丸消积化瘀。

🔥 胞阻

【译文】 老师说：妇人子宫出血，通常有三种情况：一是月经淋漓不止，二是小产后出血不止，三是怀孕期间阴道出血。如果怀孕后腹部疼痛，属于胞阻病，可服用芎归胶艾汤（药方见 221 页）治疗。

【简释】 妇人漏下情况较为复杂，有平时经常月经不调而淋漓不尽的，有流产后下血不止的，也有妊娠以后下血的。如果妊娠后既出现下血，又有腹痛症状，则可断定为胞阻。胞阻是由于阴血下漏，不能入胞养胎而导致的，治疗时可用胶艾汤调补冲任，固经安胎。

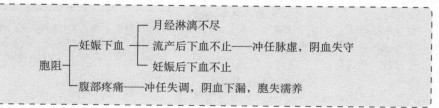

妊娠下血的辨证论治

自然界中的人随时都可能受外邪侵袭而患病，疾病的种类也因病因、病机、病变部位、疾病性质等因素的不同而多种多样。

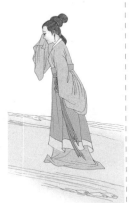

气血虚弱

病因：平素体弱，脾胃久虚，中气不足；或久病、大病之后，气血两虚，不足以养胎。

证候：妊娠初期，胎动下坠，阴道少量流血，色淡红，面色㿠白而心悸气短，腰酸腹胀。

治法：补气益血，固肾安胎。

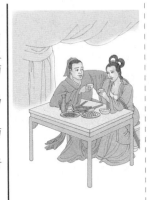

肾虚

病因：孕后不节房事，或先天肾气不足，或堕胎小产数伤肾气，胎失所系。

证候：妊娠期中，腰酸腹坠，阴道下血，头晕耳鸣，小便频数，甚至失禁。

治法：固肾安胎，佐以益气。

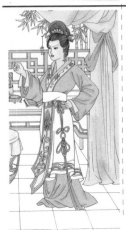

血热

病因：孕后阴血下聚血海以养胎元，阳气偏盛，或孕后得热病，热邪内盛，损伤胎气。

证候：妊娠胎漏下血，色鲜红；或胎动下坠，心烦不安；或有潮热，小便短黄，大便秘结。

治法：滋阴清热，养血安胎。

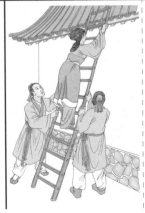

外伤

病因：跌扑闪挫或劳力过度，损伤气血，影响冲任，以致不能养胎、载胎而胎动不安。

证候：妊娠外伤，胎动下坠，腰酸腹胀，严重时胎漏下血。

治法：益气养血，固摄安胎。

第七章 关注半边天：妇科疾病

治妊娠下血的良方

桂枝茯苓丸

桂枝 茯苓 牡丹*去心* 芍药 桃仁*去皮尖，熬，等份*

用法：将以上5味药研末，加蜜做成兔屎大小的丸，每次饭前服1丸。如果效果不明显，可增加至3丸。

芎归胶艾汤

川芎 8克 当归 12克 芍药 16克 干地黄 16克 阿胶 8克 甘草 8克 艾叶 12克

用法：将以上药（除阿胶）用1升水、0.6升清酒混合煮取0.6升，去除药渣，加入阿胶溶化，每次温服0.2升，每天3次。若病不愈，可再服。

221

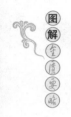

❸ 未临产却似临产：

腹痛

此处的腹痛多发生在怀孕中晚期，即妊娠六七个月时，出现腹部疼痛，并伴随着腹部寒冷和坠重感，类似于今天的子宫颈松弛症。

阳虚寒盛

【译文】妇人怀孕六七个月时，脉象弦，身体发热，怕冷，感觉腹胀加重，腹部疼痛，小腹部好像被扇子扇风一样寒冷，这是子宫大开的缘故，可服用附子汤（药方未见）温暖子宫。

【简释】妊娠六七个月，胎儿已大。如果腹部阵阵作痛，全身发热，腹部寒冷，张仲景认为是由于肾阳亏虚，阴寒内盛导致子宫张开，类似于子宫收缩、胎儿即将娩出的状况；现代医学则认为类似于子宫颈松弛症，这类病人往往在妊娠六七个月时发生流产。用附子汤温暖子宫，药方未见记载，多认为即是伤寒少阴病的附子汤。如果真的是子宫颈松弛症，临床治疗不应当仅限于药物，其他疗法也可供选择。

肝脾不和

【译文】妇人怀孕后，感觉腹胀、拘急、隐隐作痛，应当服用当归芍药散（药方见 223 页）治疗。

【简释】妇人怀孕期间，胎儿的发育需要母体血气的滋养，因而容易导致阴血的偏虚。肝藏血，肝血虚则肝气偏盛。肝病传入脾，或者脾本来就虚，于是导致肝脾不和的证候。临床表现为腹中拘急疼痛，或隐隐作痛，以及小便不利、下肢浮肿等。应当用当归芍药散养血调肝，渗湿健脾。药方中重用芍药缓解腹痛，与当归、川芎配伍可调肝养血；白术补脾燥湿，与茯苓、泽泻配伍可渗湿祛浊。精妙之处在于将药制成散剂用酒送服，能通气血，调肝脾，因而腹痛自然可以痊愈。

妊娠腹痛 ── 如果属于表证──外邪袭表，阳气瘀滞──脉象浮，发热恶寒，头身疼痛
　　　　　── 如果属于里证──阴寒内盛，里虚阳浮──脉象弦，发热恶寒，感觉腹胀加重，腹部疼痛，如同被风吹一样

妊娠腹痛的辨证论治

妊娠腹痛，也称"胞阻"，是妊娠期因胞脉阻滞或失养、气血运行不畅而发生的小腹疼痛。

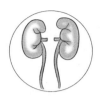

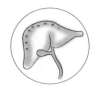

虚寒证

病因：胞脉系于肾，若阳气素虚，妊娠以后肾阳更虚，引起胞宫寒冷，血凝气滞。

证候：妊娠期间，小腹冷痛，面色㿠白，形寒肢冷，纳少便溏。舌淡苔薄白，脉沉弱。

治法：暖宫止痛，养血安胎。

 1

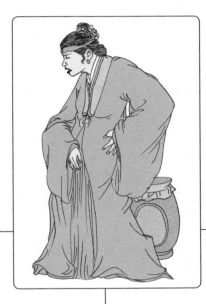

气郁证

病因：肝主藏血，孕后血聚于下养胎，肝血虚损易郁，引起血行不畅，进而胞脉受阻。

证候：孕后胸腹胀满疼痛，以两胁最严重，嗳气吐酸，烦躁易怒，舌苔薄腻，脉象弦滑。

治法：疏肝解郁，理气行滞。

 2

第七章 关注半边天：妇科疾病

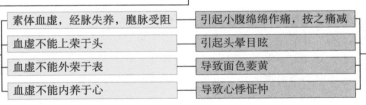

血虚证 3

素体血虚，经脉失养，胞脉受阻	引起小腹绵绵作痛，按之痛减	
血虚不能上荣于头	引起头晕目眩	
血虚不能外荣于表	导致面色萎黄	
血虚不能内养于心	导致心悸怔忡	

应当养血行气，缓急止痛

当归芍药散		
配方	用量	功效
当归	12克	补血活血
芍药	64克	养血和肝
川芎	32克	行血止痛
茯苓	16克	健脾利湿
泽泻	32克	清热利湿
白术	16克	健脾燥湿

用法：将这6味药捣为散剂，取1克用酒调和，每天服用3次。

223

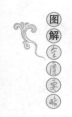

❹ 妊娠身重所致：

小便不利

妊娠期发生的小便病变，有"小便困难"和"小便不利"两种，前者是津液不足而导致的；后者则是气化受阻、水气内停的缘故。

▓ 血虚郁热

【译文】妇人怀孕后，如果小便困难，而饮食正常，可服用当归贝母苦参丸（药方见 225 页）治疗；若治疗男子小便不通，可加滑石 2 克。

【简释】妇人妊娠期间，如果出现小便艰难而饮食正常的现象，可判断病邪在下焦，而不在中焦。因为怀孕之后，血虚有热，气郁化燥，膀胱津液不足，导致小便不通利，可用当归贝母苦参丸清热除湿。药方中的当归活血润燥；贝母利气解郁，还可治疗热淋；苦参除热结，利湿热，与贝母配伍，还能清肺及散膀胱郁热；三药合用，可使血得所养，郁热解除，膀胱通调，因而小便自然通利。

▓ 气化不行

【译文】妇人怀孕期间，头面及周身浮肿，身体沉重，小便不通利，怕冷，像是被水泼洒一般打寒战，站立时感觉头晕，可服用葵子茯苓散（药方见 225 页）治疗。

【简释】妊娠期间出现水肿，后世也称"子肿"。多发生在妊娠中晚期，由于小便不利，水气内停，外溢体表，因而水肿、身体沉重；营卫失调，所以怕冷；清阳不升，因而起身时头晕目眩。治疗时可用葵子茯苓散通窍利水，使小便通利；水有了去路，则阳气得以伸展，于是各种病症自然就消除了。

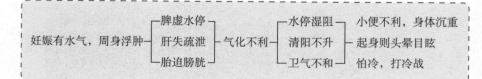

妊娠有水气，周身浮肿 ── 脾虚水停 / 肝失疏泄 / 胎迫膀胱 ── 气化不利 ── 水停湿阻 / 清阳不升 / 卫气不和 ── 小便不利，身体沉重 / 起身则头晕目眩 / 怕冷，打冷战

妊娠小便不利的辨证论治

妊娠小便不利指妊娠期间，小便不通，甚至小腹胀急疼痛，心烦不得安卧。

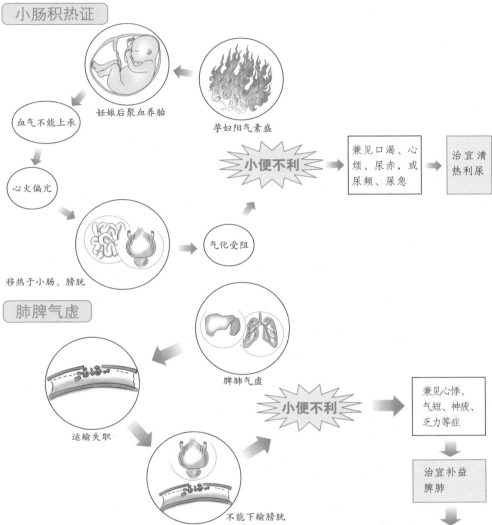

小肠积热证

妊娠后聚血养胎

血气不能上承

孕妇阳气素盛

心火偏亢

小便不利 → 兼见口渴、心烦、尿赤，或尿频、尿急 → 治宜清热利尿

移热于小肠、膀胱

气化受阻

肺脾气虚

脾肺气虚

运输失职

小便不利 → 兼见心悸、气短、神疲、乏力等症 → 治宜补益脾肺

不能下输膀胱

葵子茯苓散	
配方	用量
葵子	64 克
茯苓	12 克

用法：将以上2味药捣为散，每次服1克，每天3次。小便通利后，病情则可痊愈。

当归贝母苦参丸	
配方	用量
当归	16 克
贝母	16 克
苦参	16 克

用法：将以上3味药研末，加蜜做成小豆大小的丸，每次服3丸。可逐渐加至10丸。

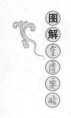

⑤ 母子安康之法：

养胎安胎

妇人妊娠期间，由于耗血过多，肝脾损伤，会出现腹部胀痛、小便困难等症，严重的还会影响胎儿，因而安胎养胎法很早就受到人们的重视。

安胎养胎

【译文】妇人怀孕后，应当经常服用当归散（药方见 227 页），可使生产顺利，胎儿无疾病。产后的各种疾病，也可用此方治疗。

【简释】妇人妊娠，最应注意肝脾两脏，因为肝主藏血，血以养胎；脾主健运，可消化饮食、输送精微。妊娠以后，由于耗血过多容易血虚生热，脾不健运就会湿浊停留；血虚及湿热滞留，最易影响胎儿。用当归散养血健脾，清热化湿，可以起到安胎保胎的功效。

【译文】妇人怀孕后，可用白术散（药方见 227 页）来养胎。病情好转后，仍可继续服用此方。

【简释】由于妇人体质上的差异，妊娠之后，会出现相应的寒化或热化的病变。如果脾虚而寒湿中阻，会导致腹脘疼痛，口吐涎沫，不欲饮食，白带不绝，甚至胎动不安等症。因而需要用白术散健脾温中，除寒湿以养胎。

伤胎

【译文】如果妇人怀孕时伤胎，出现腹部胀满、小便困难、腰以下肿胀沉重，如同患了水气病一样的症状，是因为怀孕七个月时，手太阴心经应当养胎而不养，导致心气滞满的缘故。治疗时应当针灸劳宫与关元穴，泻除滞实的心气；如果小便能稍微通利，病情就会好转。

【简释】怀孕七个月，子宫胀大而感到腹部胀满，压迫膀胱因而小便困难，从腰以下沉重无比。究其病因，是因为妊娠七个月，肺通调水道的功能减弱，膀胱气化受到阻滞，因而出现小便困难的症状。

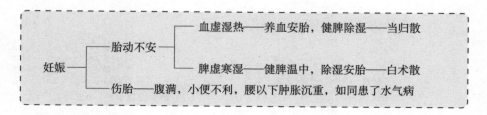

妊娠 —— 胎动不安 —— 血虚湿热 —— 养血安胎，健脾除湿 —— 当归散
　　　　　　　　　　　　 脾虚寒湿 —— 健脾温中，除湿安胎 —— 白术散
　　　 伤胎 —— 腹满，小便不利，腰以下肿胀沉重，如同患了水气病

可安胎的食物

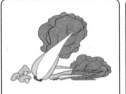

新鲜蔬菜

可预防孕晚期的先兆子痫病。

蜂蜜

促进睡眠并预防便秘。

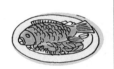

鱼类

避免胎儿脑发育不良。

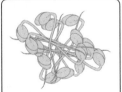

黄豆芽

促进胎儿组织器官的建造。

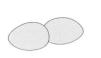

鸡蛋

促进胎儿的大脑发育。

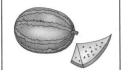

冬瓜和西瓜

帮助消除下肢水肿。

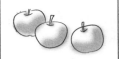

苹果

促进脑发育并预防胎儿畸形。

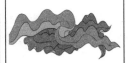

海带和碘盐

避免胎儿智能低下。

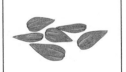

葵花子

降低流产的危险性。

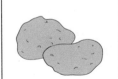

马铃薯

减轻孕吐反应。

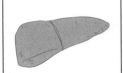

动物肝

避免发生缺铁性贫血。

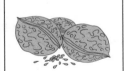

核桃和芝麻

安胎并促进胎儿脑发育。

当归散	
配方	用量
当归	64克
黄芩	64克
芍药	64克
川芎	64克
白术	32克

用法：将以上5味药捣为散，用酒送服1克，每天2次。

白术散	
配方	用量
白术	4克
川芎	4克
蜀椒（去汗）	3克
牡蛎	2克

用法：将这4味药捣为散，用酒送服1.7克，白天3次，夜晚1次。如果病人只是腹痛，可加芍药；如果病人心窝处疼痛，可增加川芎的用量；如果病人心烦、呕吐、腹痛、不能进食，应加入细辛4克，大的半夏20枚。服药后，再用醋浆水送服；如果呕吐，可用酸浆水送服；如果服后仍呕吐不止，可再服用小麦汁；如果呕吐已经停止却又口渴，可服用大麦粥。

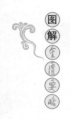

二、妇人产后病

❻ 产后护理的重点：

新产三病

刚生产后的妇人，容易患三种病，即痉病、郁冒病（症状为头晕目眩）、大便困难，故称"新产三病"。皆是产后亡血伤津、气血不足所致。

【译文】 有人问：刚生产后的妇女，容易患上三种病，一是痉病，二是郁冒，三是大便困难，到底什么原因呢？

老师回答：刚生产后血液亏虚不足，出汗又多，容易感受风邪进而形成痉病；产后失血多，又因汗多亡阳，所以感受寒邪而形成郁冒；产后失血、汗多，耗损津液严重，导致胃中干燥，因而大便艰难。

产妇患郁冒病，脉象微弱，呕吐得不能进食，大便坚硬，只有头部出汗。这些症状主要是由于产后血虚，导致阳气逆上；阳气逆上必然昏厥，想要缓解昏厥的症状，必须使全身都出汗。由于血虚阴亏，阳气壅盛，以致孤阳上出，挟着津液外泄，所以只有头部出汗。产妇之所以容易出汗，主要是因为阴亏血虚，阳气偏盛，治疗时必须让其全身出汗，使过盛的阳气随着汗液而排出，以调和阴阳。如果病人大便干燥，呕吐得不能进食，可服用小柴胡汤（药方见 183 页）治疗。

如果服用小柴胡汤后，郁冒病有所缓解，也能进食，但过了七八天后又发热的，属于胃实证，应服用大承气汤（药方见 41 页）治疗。

【简释】 形成新产三病的病机虽稍有差别，不过共同点为妇人产后导致亡血伤津，气血不足。上文着重论述了郁冒的病机：妇人产后感受寒邪，导致阳气不能外达，因而上冲至头，形成头晕目眩、烦闷不舒的郁冒病。

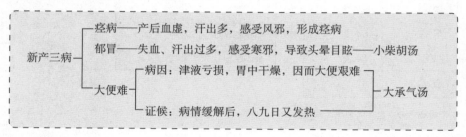

新产三病
- 痉病——产后血虚，汗出多，感受风邪，形成痉病
- 郁冒——失血、汗出过多，感受寒邪，导致头晕目眩——小柴胡汤
- 大便难
  - 病因：津液亏损，胃中干燥，因而大便艰难
  - 证候：病情缓解后，八九日又发热
  ——大承气汤

新产三病辨证论治

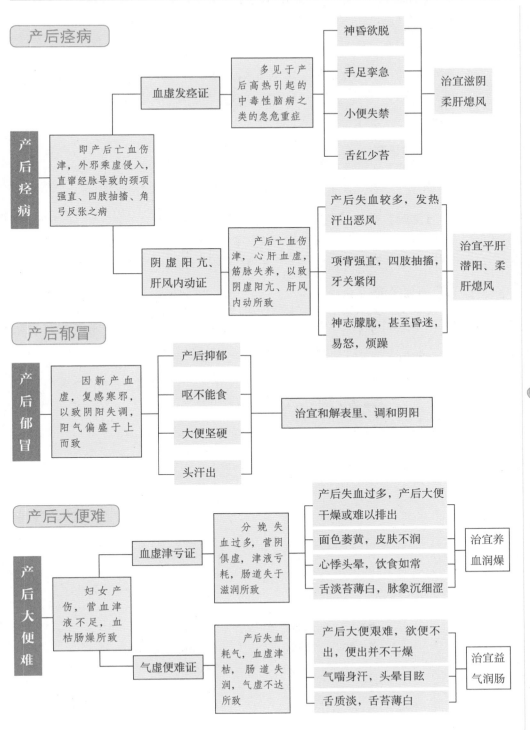

产后痉病

产后痉病 即产后亡血伤津，外邪乘虚侵入，直窜经脉导致的颈项强直、四肢抽搐、角弓反张之病

- **血虚发痉证** — 多见于产后高热引起的中毒性脑病之类的急危重症
  - 神昏欲脱
  - 手足挛急
  - 小便失禁
  - 舌红少苔
  - → 治宜滋阴柔肝熄风

- **阴虚阳亢、肝风内动证** — 产后亡血伤津，心肝血虚，筋脉失养，以致阴虚阳亢、肝风内动所致
  - 产后失血较多，发热汗出恶风
  - 项背强直，四肢抽搐，牙关紧闭
  - 神志朦胧，甚至昏迷，易怒，烦躁
  - → 治宜平肝潜阳、柔肝熄风

产后郁冒

产后郁冒 因新产血虚，复感寒邪，以致阴阳失调，阳气偏盛于上而致

- 产后抑郁
- 呕不能食
- 大便坚硬
- 头汗出
- → 治宜和解表里、调和阴阳

产后大便难

产后大便难 妇女产伤，营血津液不足，血枯肠燥所致

- **血虚津亏证** — 分娩失血过多，营阴俱虚，津液亏耗，肠道失于滋润所致
  - 产后失血过多，产后大便干燥或难以排出
  - 面色萎黄，皮肤不润
  - 心悸头晕，饮食如常
  - 舌淡苔薄白，脉象沉细涩
  - → 治宜养血润燥

- **气虚便难证** — 产后失血耗气，血虚津枯，肠道失润，气虚不达所致
  - 产后大便艰难，欲便不出，便出并不干燥
  - 气喘身汗，头晕目眩
  - 舌质淡，舌苔薄白
  - → 治宜益气润肠

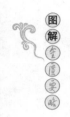
❼ 产后常见病:

腹痛

妇人产后,由于气血虚少,常会出现腹中拘急、隐隐作痛的症状,其病机可细分为血虚里寒、气血瘀滞、瘀血内着、瘀热互结等。

🔥 血虚里寒

【译文】妇人生产后,腹中隐隐作痛,应当服用当归生姜羊肉汤(药方见 107 页)治疗。此方还能治疗腹中寒疝气痛及虚劳不足之证。

【简释】妇人产后腹部疼痛,是因为产后血气虚少,不荣则痛。其症状为腹中拘急,隐隐作痛,喜温按。当归生姜羊肉汤中的当归养血止痛;生姜温中散寒;羊肉性温,是血肉的大补之品,有止痛利产妇的作用。

🔥 气血瘀滞

【译文】妇人产后如果腹部疼痛,心烦,胸闷不能安卧,可服用枳实芍药散(药方见 233 页)治疗。此方也可以治疗痈脓,用麦粥送服。

【简释】产后余血不净,情志不畅,引起气血瘀滞,腹部疼痛,烦闷不安。枳实芍药散中的枳实能行血中之气;芍药调和血气,止腹痛;大麦粥调养胃气。服药后气血得以宣通,腹痛、烦闷自然也就消除了。

产后腹痛	血虚里寒——腹中疼痛——当归生姜羊肉汤
	气血瘀滞——腹痛,烦闷不安,不得安卧——枳实芍药散
	瘀血内结——腹部疼痛,服用枳实芍药散不愈——下瘀血汤
	瘀热互结——产后七八天,小腹坚硬疼痛,未见太阳表证——大承气汤

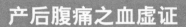

产后腹痛之血虚证

产后腹痛，指新产之后以小腹疼痛为主症的疾病，主要是气血运行不畅所致，有虚实之分。虚者以血虚多见，是产后失血、胞宫失养、气血运行无力所致。

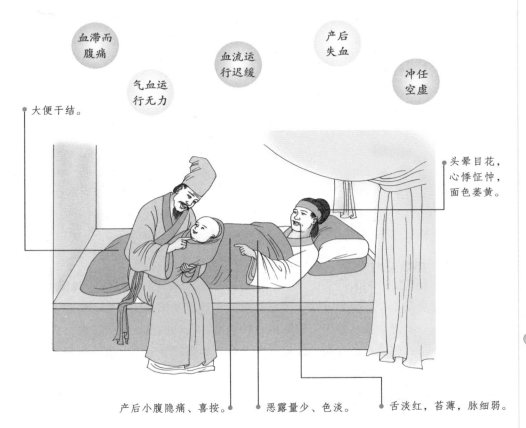

血滞而腹痛

气血运行无力

血流运行迟缓

产后失血

冲任空虚

大便干结。

头晕目花，心悸怔忡，面色萎黄。

产后小腹隐痛、喜按。

恶露量少、色淡。

舌淡红，苔薄，脉细弱。

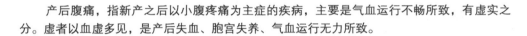

第七章 关注半边天：妇科疾病

治产后腹痛的便方

① 桂片5～10克，红糖20克，用水煎服。

② 红糖100克，鲜生姜10克，用水煎服。

③ 母鸡1只（约2千克），黄芪、党参、山药、大枣各33克，隔水蒸熟食用。

④ 干芹菜（连根、茎、叶）约100克，用水煎服。

⑤ 益母草30克、艾叶9克，用水煎服。若体虚可加党参12克同煎。

⑥ 黄芪30克、生蒲黄15克（包煎），用水煎服。

⑦ 当归9克、大白芍15克、炙甘草5克，用水煎服。

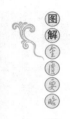

☙ 瘀血内结

【译文】老师说：产妇腹部疼痛，一般会用枳实芍药散治疗。如果病人服药后腹痛没有缓解，是腹中有瘀血停滞于肚脐下部的原因，应当服用下瘀血汤（药方见 233 页）治疗。此方对瘀血导致的月经不调也有不错的疗效。

【简释】产后腹痛，服用枳实芍药散不见好转，应当考虑是瘀血凝滞于胞宫，其症状多为小腹刺痛，拒按，按压时感觉有硬块，脉象沉结或沉涩，舌头青紫或有瘀斑。由于瘀血凝滞时间已久，枳实芍药散无法胜任，此时应当攻坚破瘀，适宜服用下瘀血汤。药方中的大黄、桃仁、䗪虫攻血之力较为猛烈，加蜜做成丸，是为了舒缓药性不使其突然发力，用酒煎可以引导药进入血分。

当归生姜羊肉汤、枳实芍药散、下瘀血汤三种药方，都可以治疗产后腹中疼痛，不过所治病证的病机有所不同。当归生姜羊肉汤主治血气虚寒导致的腹痛；枳实芍药散主治气滞血郁引起的腹痛；下瘀血汤则主治瘀血内停而致的腹痛。临床运用时，应仔细辨别腹痛的特点和兼症，然后根据病机选药方。

☙ 瘀热互结

【译文】妇人产后七八天，没有出现太阳表证，却感觉小腹坚硬疼痛，这是恶露不尽、瘀血停滞于子宫导致的。如果兼见大便艰难，烦躁不安，发热，脉象微而实，每天下午三四点钟烦躁、发热加重，不能进食，食后胡言乱语，夜晚会有所好转，便可判断是由于邪热停滞于内、壅结在膀胱所导致的。应当服用大承气汤（药方见 41 页）治疗。

【简释】恶露指胎儿娩出以后，子宫内遗留的余血和浊液。在正常情况下，一般会在二十天左右排尽。如果超过这个时间仍然淋漓不断，称为"恶露不尽""恶露不绝""恶露不止"。如果停留不下，或下得很少，称为"恶露不下"。

妇人产后八九日，小腹坚硬疼痛，没有太阳证，因而可知不是太阳病随经瘀热在里的蓄血证，而是由于瘀血内阻子宫导致的恶露不尽。

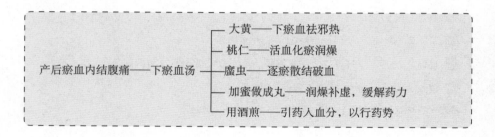

产后腹痛之瘀血证

产后腹痛主要是气血运行不畅所致，有虚实之分。实者以血瘀为主，多因肝郁气滞或受寒导致瘀血。

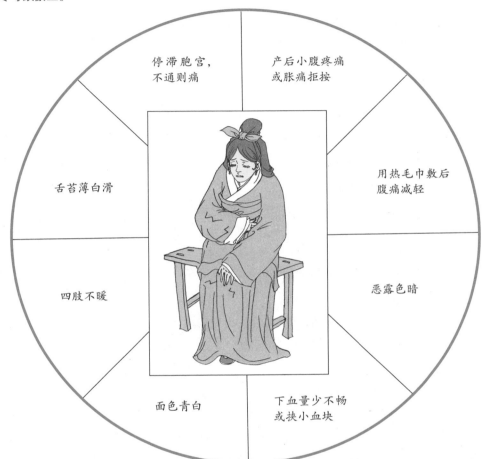

停滞胞宫，不通则痛

产后小腹疼痛或胀痛拒按

舌苔薄白滑

用热毛巾敷后腹痛减轻

四肢不暖

恶露色暗

面色青白

下血量少不畅或挟小血块

第七章　关注半边天：妇科疾病

脉象弦紧

枳实芍药散

配方	用量	制法
枳实	等份	烧黑
芍药	等份	

用法：将以上 2 味药捣成散剂，每次服 1 克，每天 3 次。

下瘀血汤

配方	用量	制法
大黄	12 克	
桃仁	20 枚	
蟅虫	20 枚	熬，去足

用法：将以上 3 味药研末，加蜜做成 4 丸，用 0.2 升酒煎 1 丸，取 0.16 升，一次服下。起初排出的瘀血颜色如同猪肝色。

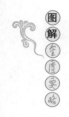

❽ 产后中风的危害：

发热

妇人产后正气大虚，若感受风邪，容易导致身体发热，同时伴随头痛、怕冷、干呕、面赤、气喘等症状。

🔥 中风

【译文】妇人生产后，感受风邪，病情拖延数十天仍未见好转，症状为轻微头痛、怕冷、经常发热、心下痞满烦闷、干呕、汗出等；病情虽然已拖延很久，但仍停留在太阳中风证。这种情况仍然可服用桂枝汤（药方见107页），以解表祛寒，调和营卫。

【简释】产后正气虚弱，风邪外袭，其病邪在表。病情持续数十天不见好转，其中头痛、恶寒、经常发热、干呕、出汗等症都是因太阳表证未解，只有心下痞满烦闷是产后正气虚损、中焦失运之症。由于太阳表证未解，虽然已拖延很久，仍可以用桂枝汤调和阴阳和营卫，祛散表邪。

🔥 热盛

【译文】妇人生产后感受风邪，出现发热、面色红、气喘、头痛等症状，可服用竹叶汤（药方见235页）治疗。

【简释】此处的感受风邪，是风从外入，病邪在表，因而头痛、发热；产后内虚，虚热上浮，所以面赤、气喘。此证的病因是产后正气大虚，风邪乘虚侵表，因而导致虚实夹杂。考虑到产后体虚的因素，可用竹叶汤扶正祛邪，疏风清热，兼顾标本。另外，如果从面赤从虚阳上浮的角度考虑，临床症状如果和本证相同，用药时首先应当回阳救逆，等阳气恢复之后再作他论，而不应当像本方这样，将竹叶、防风、桔梗等与人参、附子配伍。因为用药时兼顾的面越多，则力量就越不足。

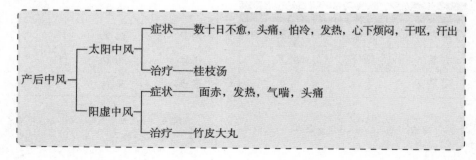

产后中风的病因及症状

产后发热多因产后中风引起，产后中风指产后感受外邪而引起的病证，产后气血骤虚，腠理不密，外邪乘虚侵入所致，不宜作为普通中风治疗。

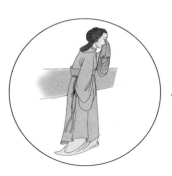

气血两虚证

病因： 妇女在月子里筋骨腠理之门大开，气血虚弱，内外空虚，风寒湿邪乘机侵入。

症状： 浑身怕冷、怕风、出虚汗，关节疼痛，遇冷遇风疼痛加重，好穿厚衣，严重的病人夏天穿棉衣。

情志忧郁证

病因： 情绪忧郁引起肝气郁结，气血不畅，气血受滞容易失去营养，风邪乘机侵入。

症状： 浑身怕冷、怕风，关节疼痛、麻木、抽搐、胀痛等。

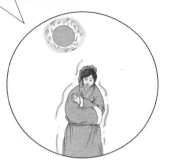

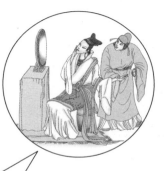

房事伤阴证

病因： 妇女在月子需禁房事，否则会伤阴、伤精，阴精两亏导致筋骨空虚，风邪乘虚侵入。

症状： 浑身怕冷、怕风，关节疼痛，兼见浑身沉重无力，腰酸疼，不耐疲劳，部分病人伴有风湿与类风湿症状。

竹叶汤		
配方	**用量**	**功效**
竹叶	1把	体轻上行，解上体风热之邪
葛根	12克	解肌发汗，升达津液
防风	4克	散风祛邪
桔梗	4克	开提肺气，升清以降浊
桂枝	4克	行营卫，解太阳风邪
人参、甘草	各4克	益气补中，生津固脱
附子（炮）	1枚	温阳纳气
大枣、生姜	15枚、20克	调和营卫

用法： 将这10味药用2升水煮取0.5升，分3次温服，盖被发汗。如果病人颈项强直，可用大附子1枚，破开如豆大，煎药掠去沫；如果病人呕吐，可加入半夏0.1升。

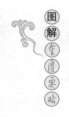

⑨ 阴血亏损所致：

呕利

妇人产后疾病中，呕吐和腹泻是比较常见的，其中呕吐是由于中气不足、胃失和降导致的；腹泻则是痢疾之热毒炽盛引起的。

烦呕

【译文】妇人在哺乳期间，中气虚弱，如果出现心烦意乱、呕吐的现象，应当安中益气，可用竹皮大丸（药方见本页）治疗。

【简释】妇人产后哺乳期，由于乳汁排出很多，中气更加亏虚。气阴不足，虚热扰心，则心中烦躁；中气不足，胃失和降，则呕逆不止。治疗时可用竹皮大丸，药方中的甘草、桂枝相配伍，重甘微辛；用枣肉调成丸，意在补中之虚；竹茹、石膏、白薇甘寒清热，除烦止呕；重用甘草，以安中益气。

热利

【译文】妇人生产后，气血不足，又因腹泻导致气血虚极，可服用白头翁加甘草阿胶汤（药方见本页）治疗。

【简释】上文所述的产后下利，应当是痢疾之热毒炽盛导致的，因而称为"热利"。可用白头翁汤清热、解毒、止泻，加甘草、阿胶可养护正气。此方除了治疗产后热利外，凡是属于疫毒痢而阴血虚的病证，都可以使用。

竹皮大丸

生竹茹 2克 石膏 2克 桂枝 1克 白薇 1克 甘草 7克

用法：将以上 5 味药研末，用枣肉与药混合做成弹子大小的丸，每次 1 丸，白天服 3 次，夜晚服 2 次。如果出现发热的现象，可将白薇增量至 0.6 克；如果病人烦躁气喘，可加入枳实 0.3 克。

白头翁加甘草阿胶汤

白头翁 8克 甘草 8克 阿胶 8克 秦皮 12克 黄连 12克 柏皮 12克

用法：将以上药（除阿胶）用 1.4 升水煮取 0.5 升，加入阿胶溶化，分 3 次温服。

产后呕吐与产后下利

产后呕吐

产后仍呕吐不止。

败血犯脾胃 → 产后恶露排出量少，积为败血散于脾胃所致；或是败血散于脾胃，脾受之便不能健运精微，胃受之则不能受纳水谷所致 → 治宜活血祛瘀，降逆和胃

脾虚气滞犯胃 → 产后血去过多，脾虚气滞犯胃，导致产后呕吐。症状为腹胀呕吐，兼见气短乏力，面色不华，且产后下血量多 → 治宜益气和胃，降逆止呕。不能用普通止呕药治之，以免复伤正气，病更难治

产后下利

产后下利指产后腹泻、痢疾类疾病。多因产后脾胃衰弱，被饮食、外邪所伤；脾传化失司而下利；肾脾俱虚而泄泻；败血渗入大肠等所致。

产后下利

饮食所伤	饮食所伤兼外邪伤阴	脾肾同病	败血犯大肠
症状为下利且腹胀痛，里急窘迫等。	症状为下痢脓血，发热腹痛，里急后重；兼见身体困倦，虚烦不眠，唇干口渴等。	症状为五更时脐下痛，肠鸣腹泻，泻后则舒，完谷不化，腹部畏寒，喜暖喜按。	便血，腹中刺痛，无里急后重；兼见恶露量少，排出不爽。
治宜健脾消食导滞	治宜养血清利湿热	治宜温肾涩肠止泻	治宜祛瘀润肠通便

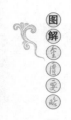

三、妇人杂病

❿ 妇科病总述：
病因病理

妇人杂病的病因主要有虚、积冷、结气。虚指气血虚少不足；积冷指遭受寒邪侵袭，寒冷久积；结气指气机郁结，气滞血瘀。

【译文】妇人患病，其病因通常是虚损、积冷与结气，导致月经失调甚至闭经，往往拖延数年时间，这是由于积冷与结气凝结于子宫内、寒邪损伤经络所导致的。如果积冷与结气凝结在上焦，就会影响肺，导致咳吐涎沫，时间久了还会形成肺痈病，使得形体消瘦。如果积冷与结气凝结在中焦，会形成绕脐疼痛的寒疝病；或导致肝失宣泄，出现腹痛及两胁疼痛；如果寒邪化热壅结在中焦，会引起脐下关元处疼痛。脉象数而没有疮疡，全身肌肤枯燥得像鳞甲一样，此病也会出现在男子身上，不单发生于女性。如果积冷与结气凝结于下焦，则会导致肝肾病变；引起妇人下血不多，月经不调，前阴彻痛，小腹怕冷；或是疼痛牵引到腰脊部，向下连于气街，发生冲气急痛，两腿膝部和小腿疼痛不止，严重的还会突然眩晕昏厥，神志失常，与厥逆癫痫的症状类似；或是忧愁，悲伤易怒，这些都是由于妇女患带下病所导致的，并非鬼神作祟。

如果患病长时间不愈，便会导致身体消瘦，脉象虚弱，怕冷。妇人常见有三十六种疾病，这些疾病千变万化，十分复杂，医者应当仔细辨析脉象的变化，区分阴阳、虚实、紧弦等脉象，并根据病证的不同，确定用针或是用药物进行治疗，才能使病人转危为安。这样做是因为有些疾病虽然症状相同，但脉象差异非常大，因而必须仔细分辨，千万不要认为这些话是多余的。

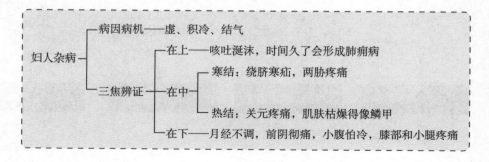

妇人杂病 —— 病因病机 —— 虚、积冷、结气

三焦辨证 —— 在上 —— 咳吐涎沫，时间久了会形成肺痈病

在中 —— 寒结：绕脐寒疝，两胁疼痛
　　　　热结：关元疼痛，肌肤枯燥得像鳞甲

在下 —— 月经不调，前阴彻痛，小腹怕冷，膝部和小腿疼痛

妇人三十六疾

妇人三十六疾，包括十二症、九痛、七害、五伤、三痼，后来泛指妇科诸病。

十二症 指妇科的十二种经带病证	所下之物如膏状	所下之物如黑血	所下之物如紫汁
	所下之物如赤肉	所下之物如脓痂	所下之物如豆汁
	所下之物如菜羹	所下之物如凝血	所下之物如清血，血似水
	所下之物如米泔	所下之物如月经，时前时后	经期不稳定

九痛 指妇人九种痛证	阴中痛伤	阴中淋痛	小便即痛
	寒冷痛	月水来时腹痛	气满并痛
	汁出阴中如虫啮痛	胁下皮痛	腰痛

七害	一指七种病因	害食	害气	害冷
		害劳	害房	害妊　害睡
	一指七种病症	窍孔痛不利	中寒热痛	小腹急坚痛
		藏不仁　子门不端引背痛	月经乍多乍少	害吐

五伤	穷孔痛	中寒热痛	小腹急牢痛
	藏不仁	子门不正引背痛	

三痼 是女子三种较为顽固的疾病	羸瘦不生肌肤	绝产乳	经水闭塞

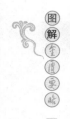

⑪ 经期子宫感染的危害：

热入血室

血室，狭义指子宫，广义包括子宫、肝、冲任脉。热入血室指妇人月经来潮时，又外感风寒，由于血室空虚、表邪乘机侵入的病证。

【译文】妇人患太阳中风证，出现恶寒发热症状已经七八天，发作时间有一定规律，月经也受到影响而停止，这是热入血室的原因。邪热与血液凝结，因而发病症状类似疟疾，寒热发作有规律，可服用小柴胡汤（药方见183页）治疗。

【简释】热入血室，指妇人月经期而外感风寒发热，外邪乘虚而直入血室。妇人患太阳中风证，七八天后本应没有寒热症状，可如今寒热往来现象仍存在，且发作有规律。究其病因，是热入血室、热与血相结而致。由于血室内属于肝，肝与胆互为表里，所以出现寒热往来如同患疟疾般的少阳证。

【译文】妇人感受寒邪而身体发热，刚好又遇到月经来潮，出现白天神志正常，夜晚神昏谵语、精神错乱、如同见到鬼一样的症状，这是热入血室导致的。在治疗时，不要损伤胃气以及上、中二焦，疾病能够自行痊愈。

妇人感受风邪，出现发热、怕冷的症状，刚好又遇到月经来潮，七八天之后，身热已经消退，却又见脉象迟，身体冰凉，胸胁胀满如同患了结胸证，且胡言乱语，这是热入血室导致的。治疗时可用针灸法刺期门穴，以泻肝胆实热。

妇人患阳明病，下血不止，神志不清，胡言乱语，这也是热入血室导致的。如果只有头部出汗，治疗时可针灸期门穴，以泻肝胆实热，使病人全身都微微出汗，这样疾病就能痊愈。

【简释】热入血室除了与月经来潮有关之外，妇人患阳明病，由于里热太盛，虽然不在月经期，热邪也可能侵入血室。

热入血室
- 月经停止，寒热往来如同患疟疾——小柴胡汤
- 胸胁胀满如同患结胸证，神志不清，胡言乱语——针刺期门穴
- 患阳明病，下血不止，神志不清，胡言乱语——针刺期门穴

热入血室的预后和治疗

热入血室，指妇女在经期或产后，感受外邪，邪热乘虚侵入血室导致的病证。症状为下腹或胸胁硬满，寒热往来；白天神志清醒，夜晚胡言乱语、神志异常等。

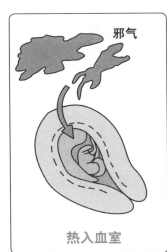

邪气

热入血室

妇人感受寒邪而身体发热，恰遇月经来潮，出现白天神志正常，夜晚神昏谵语、精神错乱、如同见鬼的症状。

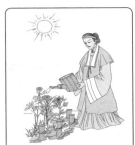

治疗时如果没有损伤胃气及上、中二焦，疾病便能自行痊愈。

妇人患太阳中风证，出现恶寒发热症状已经七八天，发作有一定规律，月经也因此停止。邪热与血液凝结，因而发病类似疟疾，寒热发作有规律，可服用小柴胡汤治疗。

妇人感受风邪，出现发热、怕冷的症状，恰遇月经来潮，七八天之后，身热已经消退，却又见脉象迟，身体冰凉，胸胁胀满如同患了结胸证，且胡言乱语。

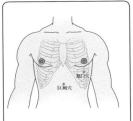

治疗时可针灸期门穴，以泻肝胆实热。

期门穴位于胸部，乳头直下，与巨阙穴齐平，第六肋间隙。治疗伤寒热入血室、胸胁胀满疼痛、呕吐、呃逆、腹胀、泄泻、饥不欲食、喘咳、疟疾等。针灸时可斜刺 0.5～0.8 寸。

妇人患阳明病，下血不止，神志不清，胡言乱语，只有头部出汗。

第七章 关注半边天：妇科疾病

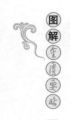

⑫ 心神失养之证:

情志疾患

妇人的情志疾患,指由于情志抑郁或思虑过度导致的疾病,大致可分为咽中肉阻(情志不畅、气郁生痰而致)和脏躁(思虑过度、心脾受损而致)两种。

咽中肉阻

【译文】妇人感觉咽喉中好像有肉块梗塞,吐不出也咽不下,可服用半夏厚朴汤(药方见 243 页)治疗。

【简释】妇人咽喉中痰凝气滞,大多由于情志不畅,气郁生痰,痰与气相结,凝滞于咽喉之中。其症状为:咽喉中感觉有东西阻塞,吐不出来也咽不下去,而且不妨碍饮食,后世称之为"梅核气"。治疗时可用半夏厚朴汤开结化痰,顺气降逆。此药方也可视为辛开苦降剂,生姜、苏叶升散,厚朴苦降,茯苓可利水,半夏可化痰。

脏躁

【译文】妇人患脏躁病,症状为悲伤哭泣,精神失常,好像有神灵驱使一样,频繁打呵欠和伸懒腰,可服用甘麦大枣汤(药方见 243 页)治疗。此方也可用于补益脾气。

【简释】脏躁病,多由情志抑郁或思虑过度,心脾受损,导致脏阴不足而成。其症状为:经常悲伤哭泣、情志抑郁、情感冲动、心烦失眠等,严重的还会出现类似癫痫的痉挛症状,发作之后,身体精神都非常疲倦。

有人曾问:脏躁的脏指什么脏腑? 有人认为指五脏,有人说是心脾,也有人说子宫,众说纷纭。西方人则认为是子宫。而张仲景也将脏躁归入妇人杂病中,可见中西医不谋而合,大概是因为妇人多患此病的缘故。治疗时可用甘麦大枣汤宁心安神,补脾益气。本方用药看似轻描淡写,事实上经现代医学验证,此药方具有较好的安定作用。

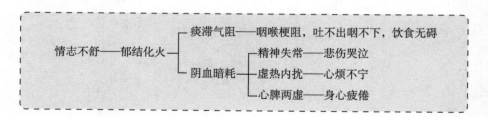

情志不舒——郁结化火——痰滞气阻——咽喉梗阻,吐不出咽不下,饮食无碍
阴血暗耗——精神失常——悲伤哭泣
虚热内扰——心烦不宁
心脾两虚——身心疲倦

脏躁病之辨证分析

脏躁病指女子精神忧郁，烦躁不安，无故悲泣，哭笑喜怒无定，呵欠频作、不能自控的病证。如果发生于妊娠期，称为"孕悲"；发生在产后，则称"产后脏躁"。

心血不足证
病因：忧愁思虑，心脾两伤，营血不足；或产后精神受创，失血过多，心失血养，神不守舍。
症状：神志恍惚，喜怒无常，呵欠频频，心烦不安，心悸失眠，舌淡苔薄，脉象细弱无力。

阴虚火旺证
病因：情志一向激动或久郁化火，火灼阴液，上扰心神。
症状：心烦易怒，夜不能寐，梦多善惊，坐卧不定，时悲时笑，便秘，舌红苔黄，脉象细数。

痰火上扰证
病因：身体素来脏虚或五志过极化火，熬津成痰，痰火上扰清窍。
症状：心胸痞闷，喉中痰黏，烦乱易怒；严重时狂怒，殴打旁人，拉扯衣物，或意识不清，语无伦次。

肝肾内亏证
病因：年岁渐增，肝肾亏虚，阴阳失调，虚火上扰心神。
症状：神志恍惚，无故悲伤哭泣，呵欠频频，彻夜不寐，身热汗出，心悸神疲，苔薄，脉细。

半夏厚朴汤	
配方	用量
半夏	9 克
厚朴	12 克
茯苓	16 克
生姜	20 克
干苏叶	8 克

用法：将这5味药用1.4升水煮取0.8升，分4次温服，白天3次，夜晚1次。

甘麦大枣汤	
配方	用量
甘草	12 克
小麦	64 克
大枣	10 枚

用法：将以上3味药用1.2升水煮取0.6升，分3次温服。

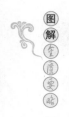

⑬ 困扰妇人几千年的病患：

月经病变

月经之病是妇科常见病，大致可分为月经过多和经水不下两种类型，二者都由瘀血导致，前者因瘀血阻滞胞宫而致，后者则因瘀血内阻、血不归经引起。

虚寒兼瘀

【译文】 有人问：妇人已有五十岁，下体出血数十天不止，傍晚时即发热，小腹拘急，腹部胀满，手心烦热，口唇干燥，这是什么原因呢？老师回答：这是因为月经不调。有什么根据呢？因为病人曾经流产过，仍有瘀血停滞在小腹内没有完全排除。如何知道瘀血还没有除尽呢？从口唇干燥的症状就可以推知，此病可以服用温经汤（药方见 245 页）治疗。此方也可以治疗妇人小腹寒冷，久不受孕；兼治崩漏下血，或月经量多及月经迟迟不来。

【简释】 妇人五十岁时，冲任皆虚，月经理应停止，如今反而下血十几天不止，可知属于月经病。由于病人曾经流产，小腹内有残余的瘀血停留，因而小腹痞满拘急。又因为瘀血而引起下血不止，如此一来阴血更加耗损。阴虚而生内热，所以手心发热，傍晚时身体发热。瘀血不排出，新血无法再生，津液便不能上润，所以口唇干燥。由于此病是瘀血引起的，故应当攻瘀下瘀，但病人已五十岁，冲任脉虚，攻瘀的药物不宜使用，采用温经的方法更为妥当，可使瘀血得温而行。

【译文】 如果寸口部脉象弦而大，弦脉表示气血衰弱，气血衰弱而脉象浮大时表示芤脉；气血衰弱属于寒证，芤脉属于虚证，寒与虚相搏，称为"革脉"。妇人患此病，会导致小产或漏下，可服用旋覆花汤（药方见 115 页）治疗。

【简释】 此段译文已见于"虚劳"篇中，旋覆花汤有疏肝散结、活血通络的功效，是治疗"肝着"的方剂，此处用于治疗虚寒导致的半产、漏下似乎不太相符，因而疑有误。

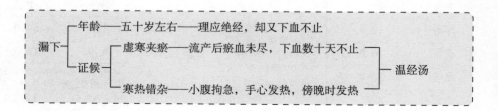

月水大下之证——崩漏

崩漏指妇女非周期性子宫出血，其发病急骤、暴下如注、大量出血者为"崩"；病势缓、出血量少、淋漓不绝者为"漏"。

崩漏的病因辨证

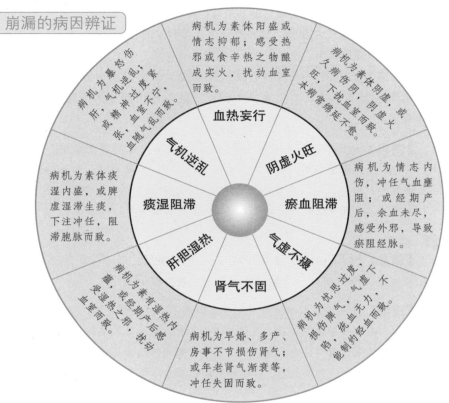

病机为素体阳盛或情志抑郁；感受热邪或食辛热之物酿成实火，扰动血室而致。

病机为素体阴虚，或久病伤阴，阴虚火旺，下扰血室而致，本崩带绵延不愈。

病机为暴怒忧伤肝，气机逆乱；或精神过度紧张，血随气乱而致。

病机为情志内伤，冲任气血壅阻；或经期产后，余血未尽，感受外邪，导致瘀阻经脉。

病机为素体痰湿内盛，或脾虚湿滞生痰，下注冲任，阻滞胞脉而致。

血热妄行

气机逆乱

阴虚火旺

痰湿阻滞

瘀血阻滞

肝胆湿热

气虚不摄

肾气不固

病机为素有湿热内蕴，或经期产后感受湿热之邪，扰动血室而致。

病机为忧思过度，损伤脾气，气虚下陷，统血无力，不能制约经血而致。

病机为早婚、多产、房事不节损伤肾气；或年老肾气渐衰等，冲任失固而致。

治崩漏的良方

温经汤		
配方	用量	功效
吴茱萸	12克	温经散寒
生姜、桂枝	各8克	温经散寒
阿胶、当归、川芎	各8克	养血和营
芍药、牡丹皮（去心）	各8克	养血调经
人参、甘草	各8克	益气统血
半夏（去心）	8克	润燥降逆
麦门冬（去心）	12克	润燥降逆

用法：将这12味药用2升水煮取0.6升，分3次温服。

245

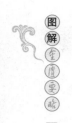

瘀阻

【译文】 妇人月经不调，小腹胀满疼痛，月经一个月来两次，可服用土瓜根散（药方见本页）治疗。

【简释】 因瘀血阻滞于冲任、子宫，所以小腹痞满疼痛，月经不利；瘀血内阻，血不归经，因而还会出现一个月来两次月经的情况，而且还伴随着其他瘀血症状。治疗时可用土瓜根散，以桂枝、芍药调和营卫，土瓜根、䗪虫攻破瘀血，用酒送服可以增助药势。瘀血去除后，月经自然也就正常了。

【译文】 妇人月经闭塞不下或月经量过少，都是瘀血壅结于子宫导致的，可服用抵当汤（药方见本页）治疗。此方还可治疗男子膀胱胀满拘急而有瘀血。

【简释】 经脉瘀闭因而月经不通，治疗时应当用抵当汤破瘀积，使经血排下。不过，必须审察病人脉象属实证才可以用此方。不然的话，如果妇人经闭是由于血枯脉绝而导致的，补益阴血尚恐来不及，再误用攻下，必定会惹出祸端。就药力来说，此方攻逐瘀血的力量比土瓜根散要猛烈得多。

虚寒

【译文】 妇人陷血（经血漏下之证），血色发黑，量不多却淋漓不止，可服用胶姜汤（药方未见，疑是"妊娠"中的胶艾汤）治疗。

【简释】 陷经即经血漏下之意。经血淋漓不止，颜色发黑，属于冲任虚寒、无法摄血引起的。服用胶姜汤，可温补冲任，养血止血。胶姜汤方缺失，可用胶艾汤加炮姜煎制。值得注意的是，经血漏下、颜色发黑的证候，虽然大部分属于虚寒，但也有属于瘀血郁热的，因而必须全面考虑，根据病证进行治疗。

土瓜根散

土瓜根　白芍　桂枝　䗪虫各3克

用法： 将以上4味药研末，以黄酒送服，每日3次，每次约1克。

- -

抵当汤

水蛭30个，炒　虻虫30个，去翅足，炒　桃仁20个，去皮尖　大黄12克，用酒洗

用法： 将以上四味药用水1升，煎煮成0.6升，去掉药渣，温服0.2升，服药后不下血的，可以继续服。

经闭的常见证型

经闭，即现代医学所称的"闭经"，指女子年逾十六周岁，月经尚未来潮，或已来潮，非怀孕而又中断六个月以上的现象。其常见的证型如下：

1. 肾虚精亏型

病因： 先天不足，体弱多病；或多产房劳，肾气不足，精亏血少而致。

症状： 月经初潮较迟，量少，色淡红，渐至经闭，耳鸣眩晕，腰膝酸软，潮热汗出，手足心热，舌淡红少苔，脉弦细或细涩。

治法： 宜补肾益精。

食疗： 取鳖1只和瘦猪肉100克，一起煮汤，调味服食，每天一次，每月连服数天。

2. 气血虚弱型

病因： 大病、久病、产后失血；或脾虚生化不足，冲任血少而致。

症状： 月经后期量少色淡，渐至经闭，面色苍白，头晕乏力，失眠健忘，气短懒言，肌肤、毛发缺少光泽，舌淡，脉虚弱无力。

治法： 宜补益气血。

食疗： 黄芪、枸杞各30克，乳鸽1只。将乳鸽洗净，黄芪用布包，一起放入炖盅内隔水炖熟，调味后饮汤食肉。隔天炖服一次，每月服4～5次。

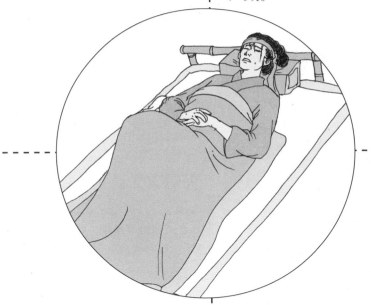

3. 气滞血瘀型

病因： 情志失调，精神过度紧张；或受刺激，气血瘀滞不行而致。

症状： 经期先后不定，渐至或突然经闭，心烦易怒，乳房、胸胁、小腹胀痛，舌暗有瘀点，脉弦涩。

治法： 宜理气活血祛瘀。

食疗： 益母草50～100克，橙子30克，红糖50克。用水煎服，每天1次，连服数天。

4. 痰湿凝滞型

病因： 肥胖之人，多痰多湿，痰湿阻滞冲任而致。

症状： 月经后期，渐至经闭，形体肥胖，胸闷体倦，食欲不振，带下量多色白，舌苔白腻，脉弦滑。

食疗： 宜祛痰燥湿。

食疗： 苍术30克，粳米30～60克。先将苍术用水煎，去渣取汁，再放入粳米煮粥，每天1次，连服数天。

第七章 关注半边天：妇科疾病

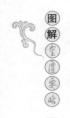

❶❹ 病菌作乱：

带下

带下即妇人白带异常的病证，一般由湿热或寒湿之邪聚于前阴而引发，治疗时通常使用栓剂，纳入阴中，使药物直接作用于病处。

湿热

【译文】妇人月经停闭或经行不畅，子宫内有瘀血凝结不散，由于瘀血没有排尽，便形成湿热而排出白带，可用矾石丸（药方见 249 页）治疗。

【简释】由于瘀血凝结于子宫，瘀而化热，于是月经紊乱，且从阴道下白物，即白带，或黄色恶臭，或兼阴痒难忍，类似于现代医学中的阴道霉菌感染。矾石丸为外用栓剂，名曰"坐药"，纳入阴中，可反复使用。

【译文】如果少阴脉象滑而数，前阴就会生疮，治疗前阴腐蚀糜烂，可以用狼牙汤（药方见 249 页）外洗。

【简释】少阴属肾，肾主二阴，少阴脉象滑而数，说明下焦有湿热。如果湿热之邪聚于前阴，时间久了则会导致阴中溃烂痛痒。治疗时可用狼牙汤洗阴中，旨在杀虫止痒，清热燥湿。

寒湿

【译文】如果阴部有冷感，可将蛇床子散（药方见 249 页）做成栓剂，纳入阴中。

【简释】妇人带下，阴中奇痒，自己感觉阴中寒冷，则说明寒湿之邪聚于阴中，应用蛇床子散做成栓剂，纳入阴中，直接温其阴中，燥湿杀虫。

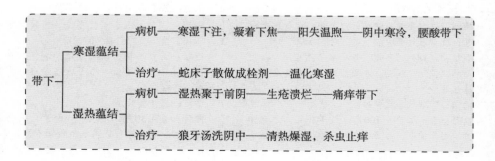

带下病的辨证论治

带下病是以带下量多，或色、质、气味发生异常为主要表现的妇科常见病证，临床以白带、黄带、赤白带为多见。

忧思气结，损伤脾气

恣食厚味，酿生湿热

感受湿毒、寒湿之邪

饮食不节

房事不节，年老久病，损伤肾气，脾肾不能运化水湿，带脉失约

情志不畅，肝郁脾虚，湿热下注

劳倦过度

证型	症状	治则
脾虚湿困证	带下量多色白、质黏稠、无臭气、绵绵不断，面色淡白或萎黄，四肢冰冷，精神疲倦，食欲不振，便溏，舌淡胖苔白腻，脉象缓弱	健脾渗湿
胞宫虚寒证	白带清冷、量多、质稀如水或透明如鸡子清、有腥气、绵绵不断，腰酸如折，小腹寒冷，小便清长，大便溏泄，面色晦暗，舌淡苔薄白，脉象沉迟	暖宫散寒、祛湿止带
胞宫湿热证	带下黏稠量多，色黄绿如脓，或挟血液，或浑浊如米泔，有腥秽臭气，阴中灼热瘙痒，或小腹痛，小便短黄，或有腹部掣痛，口苦咽干，舌红苔黄腻，脉象濡数或滑数	清热解毒、除湿止带
瘀滞胞宫证	带下赤白，小腹胀痛或刺痛，行经困难，舌质紫暗，脉象弦涩	活血行滞止带
阴虚内热证	带下色黄或赤，阴中灼热，心烦失眠，头晕耳鸣，手足心热，腰酸，口燥咽干，舌红少苔，脉象细数	滋阴清热

治带下病的良方

矾石丸

矾石 3克，烧 杏仁 1克

用法：将以上2味药研末，加蜜制成枣核大小的丸，放入阴道里。如果病情未改善，可以继续使用。

狼牙汤

狼牙 12克

用法：将上药用 0.8 升水煮取 0.1

升，用布缠在筷子上如同蚕茧般大小，浸入药液洗涤阴中，每天4次。

蛇床子散

蛇床子仁 适量

用法：将上药研为细末，取白粉少许混合均匀，做成红枣大小的丸，用布裹后放入阴道中，可驱除阴中寒湿。

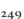

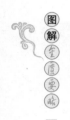

⑮ 妇科常见证：

腹痛

妇科杂病中，腹部疼痛多与子宫有关，如产后或经后风邪进入子宫，产后胎水未下尽与恶血凝结于子宫等，都可引起腹痛，且伴随着腹满。

血凝气滞

【译文】妇人感受六十二种风邪，风邪与血气相搏，导致气血停滞不行而腹部刺痛，可服用红蓝花酒（药方见 251 页）治疗。

【简释】六十二种风邪，泛指一切外感邪气。妇人经后和产后，风邪最容易侵入子宫，与血气相搏，导致腹中刺痛。治疗时可用红蓝花酒（红蓝花即红花），以红花的辛温，活血温经止痛；酒则能助红花以行血气。

肝脾不调与中焦虚寒

【译文】妇人患各种腹痛证，可服用当归芍药散（药方见 223 页）治疗。妇人腹部疼痛，可服用小建中汤（药方见 83 页）治疗。

【简释】妇人腹部疼痛的发病原因，大多是气血瘀滞、肝脾不调所致，当归芍药散调和肝脾，是治疗此证的常用基础药方之一。

妇人腹痛
┌ 腹中血气刺痛——红蓝花酒——活血祛风，行瘀止痛
├ 腹中各种疾痛——当归芍药散——养血疏肝，健脾利湿
└ 妇人腹中疼痛——小建中汤——建中培土，补气生血

女子腹痛常见病——痛经

女子腹痛很多与月经有关，其中痛经就是极其常见的妇科腹痛病。

痛经的程度

重度痛经

经期或其前后小腹疼痛难忍，坐卧不安，兼见腰部酸痛，面色苍白，四肢厥冷，冷汗淋漓，呕吐腹泻，采用止痛措施无明显缓解。严重影响工作学习和日常生活，必须卧床休息。

据调查，14～25岁的年轻女性中，少数人曾发生过重度痛经。

中度痛经

经期或其前后小腹疼痛难忍，兼见腰部酸痛，恶心呕吐，四肢冰冷，采取止痛措施疼痛暂缓。

14～25岁的年轻女性中，将近半数有过中度痛经的经历。

轻度痛经

经期或其前后小腹疼痛明显，兼见腰部酸痛，但能坚持工作，每月无全身症状，有时需要服止痛药。

调查显示，高达88%的年轻女性受轻度痛经的困扰。

缓解痛经的方法

1. 饮食均衡
多吃蔬菜、水果、鸡肉，少吃多餐。

2. 禁酒
若非喝不可，须限制在两杯内。

3. 保持温暖
在腹部放置热敷垫或热水瓶。

4. 运动
月经来临前走路或其他适度运动。

5. 蜂蜜牛奶法
睡前喝一杯加一勺蜂蜜的热牛奶。

红蓝花酒		
配方	用量	功效
红蓝花	4克	活血行瘀

用法：将上药用0.2升酒煎煮成0.1升，初次服用半量，如果刺痛不止可再服。

大黄甘遂汤		
配方	用量	功效
大黄	16克	行瘀泻浊
甘遂	8克	逐水破积
阿胶	8克	养血扶正

用法：将以上3味药用0.6升水煮取0.2升，每天1次，瘀血可排出。

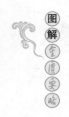
⑯ 膀胱发病：

转胞

转胞，膀胱扭转不顺而致，故得其名；症状表现为小便不通利，小腹急胀而痛等。

【译文】有人问：妇人患病后，饮食正常，但心中烦热得难以平卧，反而倚靠床喘息不已，这是什么原因呢？

老师回答：这种病称为"转胞"，主要是因为小便不通利，膀胱之系缠绕不顺而导致；只需要通利小便，疾病就可痊愈，应当服用肾气丸（药方见138页）治疗。

【简释】转胞，指膀胱之系缠绕不顺，这是病因，也是古人的推想。在古人看来，或许膀胱转动，其附属的尿管等物纠结缠绕，因而水道不通，这无疑暴露了古代解剖学的不发达；又或许是怀孕后胎儿压迫膀胱，导致小便不通，这种说法更有失偏颇，如果因为增大的胎儿压迫，应当小便频数才是。根据今天的医学知识判断，小便不通利而有尿液在膀胱中存留，急性的是由括约肌麻痹导致的，慢性的则大多因男子老年前列腺肥大压迫尿液而引起。

古人认为，转胞的病因非常复杂，上文所述是因为肾气虚弱、膀胱不得气化而导致的。事实上，肾功能障碍确实可能导致无尿，不过这类病人应当全身都出现疾病症状。肾气丸有补肾化气、通利小便的作用，可使气化恢复正常；小便通利后，各种症状自然也就消失了。后世医书中对于此证解决方法很多，不拘于肾气丸一方。

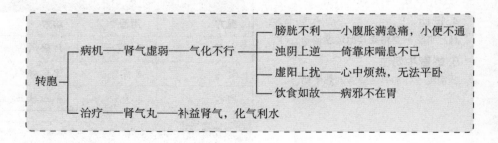

转胞 ── 病机 ── 肾气虚弱 ── 气化不行 ── 膀胱不利 ── 小腹胀满急痛，小便不通
浊阴上逆 ── 倚靠床喘息不已
虚阳上扰 ── 心中烦热，无法平卧
饮食如故 ── 病邪不在胃
治疗 ── 肾气丸 ── 补益肾气，化气利水

转胞的病因辨析

　　转胞，也称"胞转"，胞即膀胱，指脐下急痛、小便不通之证。很多情况下，"转胞"成为小便不通的代称。

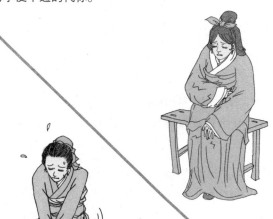

寒热所迫，膀胱躁动所致。

惊忧暴怒，气迫膀胱，使膀胱屈而不舒所致。

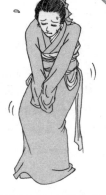

强忍小便，如忍尿疾走、忍尿入房、饱食忍尿等所致。

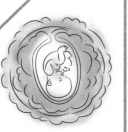

妇人怀孕后期胎满压迫膀胱所致。可令孕妇平卧床上，脚抬高，使胎不压迫膀胱，小便自通。

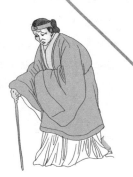

年老体虚，肾衰失于统摄水道所致。

　　怀孕后胎儿压迫膀胱，导致小便不通的说法，如今看来有些不妥。事实证明，膀胱受增大的胎儿压迫，不但不会小便不通，反而会出现小便频数的症状。

　　根据现代医学知识判断，小便不通确实和肾虚、年长有关，肾虚的确可导致无尿，且会出现全身症状；而许多老年男子因前列腺肥大压迫膀胱也是导致小便不通的重要原因。可见，转胞并非仅限于女性。

第七章　关注半边天：妇科疾病

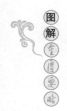

⑰ 尴尬之证：

阴吹

阴吹，指妇人前阴出气有声，如同后阴矢气之声。此证发生的病因非常复杂，也较为常见，从古至今一直存在，多发生于经产体弱的妇人。

【译文】妇人如果胃气下泄，前阴出声好像后阴矢气一样喧然有声，则是由于肠间大便燥结而导致的，可用猪膏发煎（药方见 161 页）润肠通便。大便通畅后，阴吹即可止。

【简释】阴吹指肠道内气体不走后阴而从前阴排出，如同放屁声，且声音很大。阴吹这种疾病并不罕见，古书有载："阴吹正喧，乃妇人恒有之疾，然多隐忍不言，以故方书不载。"阴吹大多见于经产体弱的妇女，幼女及少女极少发生。阴吹的病因非常复杂，现代医学认为有以下几种情况：1. 阴道壁及盆底组织松弛；2. 先天畸形，肛门与阴道都在阴道前庭开口；3. 后天发生的直肠与会阴撕裂；4. 滴虫性阴道炎，此病多表现为带下、阴痒，伴随阴吹的情况很少；5. 神经官能症，发生的特点为病人自己感觉阴道有出气感，但听不到声响。上述各种病因中，以第一种最为常见。

对于阴吹的治疗，文中认为可用猪膏发煎，以润导通便。经研究，此方对某些阴吹情况确实可改善，但并非万全之策，应当针对病因病机的不同，采取相应的方法治疗。比如若是由滴虫性阴道炎而导致，应当治疗滴虫；如果因精神因素，即神经官能症，则应重点进行心理治疗。

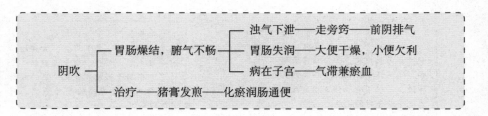

阴吹的中西医辨析

引起阴吹的原因很多，中医所说的阴吹，多指阴道壁和盆底组织松弛及一些神经官能症。常发生于身体虚弱、精神抑郁、气机不畅的经产妇。

中医的阴吹证型

肠燥型
病因：热结胃肠，腑气不通，胃气下泄，逼走前阴而致。
症状：阴吹较剧，连续不断，兼见大便秘结，口渴烦热，脘腹胀满，舌苔黄腻，脉弦滑。
治法：润燥通便，调理气机。

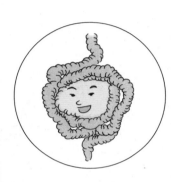

气虚型
病因：脾胃虚弱，中气不足，运行无力，腑气不循常道，别走旁窍而致。
症状：阴吹时断时续，时轻时重，兼见面黄无华，神疲倦怠，气短乏力，舌淡白，脉细弱。
治法：益气升清，调理脾胃。

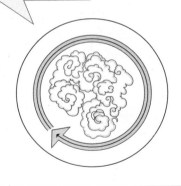

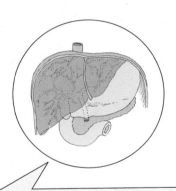

肝郁型
病因：情志郁结，气机不畅。
症状：阴吹作响，兼见胸闷脘痞，两胁胀痛，心烦易怒，舌红苔黄，脉弦。
治法：疏肝解郁，调达气机。

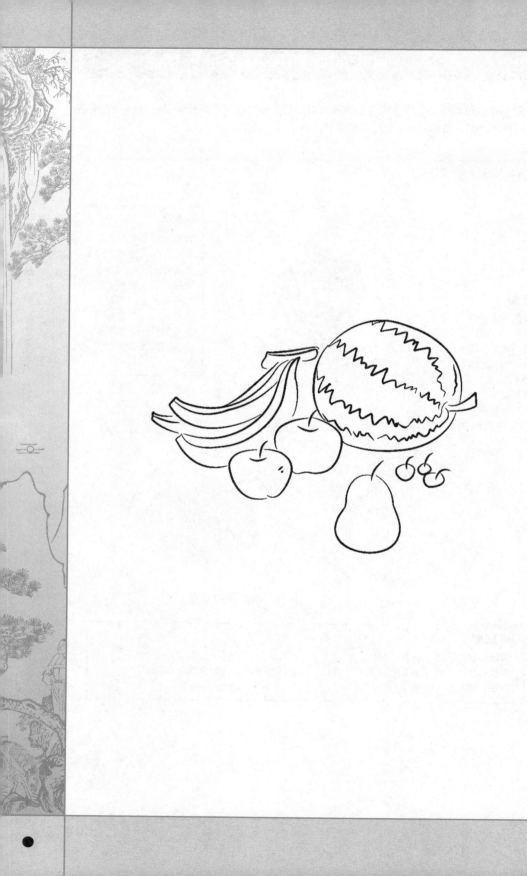

第八章

食疗养生：杂方、食物禁忌

本章具体论述各种食疗方和食物禁忌，包括猝死、尸蹶、缢死、暍死、溺死、跌伤等外科杂证的急救方治，及各种动物、植物类食物的饮食卫生及食物中毒的治疗方药，处处体现了张仲景的食疗法思想。

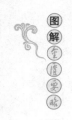

❶ 日常养生之法：

杂疗方

本章主要讲述猝死、尸蹶、缢死、暍死、溺死及跌伤等内外科杂证的急救方治。药方虽杂，却提供了丰富多样的治疗方法，单独成篇以备急用。

---

1. 退五脏虚热，可以服用四时加减柴胡饮。

四时加减柴胡饮

冬三月：加柴胡 2.4克　白术 2.4克　陈皮 1.5克　大腹槟榔 4枚，皮与籽并用　生姜 1.5克　桔梗 2.1克

春三月：加枳实，减白术，共6味

夏三月：加生姜 0.9克　枳实 1.5克　甘草 0.9克，共8味

秋三月：加陈皮 0.9克，共6味

用法：将以上各药切碎，分为3份，每份用 0.6升水煮取 0.4升，分3次温服，间隔时间为人行走四五里的时间。如果病人四肢沉重，可加入甘草少许，每份药再分为3小份，每1小份用 0.2升水煮取 0.14升，温服。再混合药渣重新煎煮，分为4服。

2. 长服诃梨勒丸（疑非仲景方）。

诃梨勒丸

诃梨勒 陈皮 厚朴各 12克

用法：将以上3味药研成细末，加蜜做成梧桐子大小的丸，用酒送服 20丸，可逐渐加量至 30丸。

3. 治疗心腹间各种急性病，可用三物备急丸。

三物备急丸

大黄 干姜 巴豆去皮心，熬，外研如脂，各 4克

用法：上药应精选佳品，先将大黄、干姜捣成末，然后放入研末后的巴豆，共同捣一千来下，制成散剂；或者加蜜做成丸，放密器中储藏更好。

如果病人心腹胀满，突然疼痛如同锥刺，气息喘急，口噤不开，如同猝死的尸体一样，可以用暖水或酒送服大豆大小的药丸 3～4丸。如果病人服不下药，可以抬起病人的头，将药灌下，一会儿就能苏醒；如果仍没有苏醒，可再喂3丸药，等病人腹中肠鸣，吐出或泻下后就可痊愈。如果病人牙关紧咬，必要时就要打落牙齿强行灌药。

何为猝死

猝死指平时貌似健康的人，因潜在的自然疾病突然发作或恶化，而发生的急骤死亡。

猝死的特点和病因

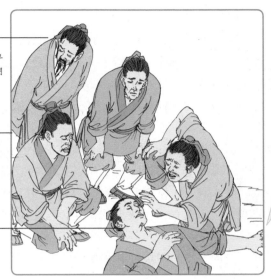

特点一

死亡出乎意料：死者往往平时看起来很健康，死亡前期还正与周围的人谈话。

特点二

死亡急骤：从发病到死亡仅有极短的时间。

特点三

自然死亡或非暴力死亡：死者并没有受到外部伤害，身体上也没有外伤。

猝死病因

导致猝死的最常见病因是心脏疾病，尤其以冠心病、急性心肌梗死最为多见。另外，猝死病因还包括脑出血、肺栓塞（肺部瘀血形成血栓阻塞肺动脉）、哮喘、过敏、呼吸疾病、毒品等。

猝死的诱因

精神因素

如狂喜、悲伤、惊惧、愤怒、过度兴奋或紧张等。

体力活动

剧烈运动（如奔跑）、过度疲劳、搬重物等。

外伤或感染

如刀、枪形成的致命伤。

其他

如暴饮暴食、过冷过热及性交等。

猝死也可能发生在安静状态，如休息、睡眠或谈话间。

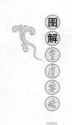

4. 治疗伤寒长期不愈，可服用紫石寒食散。

紫石寒食散

紫石英　白石英　赤石脂　钟乳锤炼　栝蒌根　防风　桔梗　文蛤　鬼臼各3克
太一余粮3克,烧　干姜　炮附子去皮　桂枝去皮,各1.2克

用法：将以上 13 味药捣成散剂，用酒送服 1 克。

5. 治疗猝死的处方：将薤捣汁灌入鼻子中。

又方：割取雄鸡冠的血，用管子吹入鼻子中。取鸡蛋大小的猪脂，用 1 升苦酒煮沸后灌入喉咙中。取鸡肝及血涂在病人脸上，再用灰围在其身旁，病人可立即苏醒。取大豆 14 粒，用鸡蛋清和酒混合后送服，每天 1 次。

6. 治疗猝死且身体大热的处方。

取矾石 32 克，用 2 升水将其煮到半溶化，为病人泡脚，应使水淹没脚踝。

7. 治疗猝死且张着嘴、角弓反张的处方。

针灸病人手脚各 14 针，再喂服五毒诸膏散（有巴豆的那种）。

8. 治疗尸蹶脉动无气，因气息不通，所以安静如同死去一样的处方。

取菖蒲屑，吹入病人两鼻孔中，再将桂屑放于其舌下。

又方：剪取病人左边的一缕头发约一寸长，烧成灰，用酒混合，为病人灌下，立即见效。

9. 治疗猝死及因突然的刺激而导致精神失常或昏死，可服用还魂汤。

还魂汤

麻黄12克,去节　杏仁去皮尖,70个　甘草4克,炙

用法：将以上 3 味药，用 1.6 升水煮取 0.6 升，去渣，分 3 次温服。

中药的服用方法

传统医学博大精深，除了用于治疗的八法外，还包括一些服药方法。正确的服药方法不仅要保证和提高中药的疗效，还要尽量避免服用中药带来的不适。

服药事项	要点阐释	具体内容
择时服药	掌握服药与进食的顺序	1. 胸膈以上的疾病，如肺脏、头面部疾患，先进食后服药 2. 胸腹以下的疾病，如脾胃、肛肠处疾患，先服药后进食 3. 如果病在四肢血脉，应早晨空腹服药 4. 若病位在骨髓，可在晚上吃饱饭后服药
	根据不同药物选择不同进服时间	1. 补肾药、行水利湿药和催吐药应在清晨服用 2. 发汗解表药适宜中午服用 3. 驱虫和泻下药，适宜在夜晚空腹服用 4. 滋养阴血药应在夜晚 21 ～ 23 点服用 5. 安神药应在临睡前服
分型服药	寒证要热服热证要冷服	解表药如治感冒的药应趁热服用，并在服后加衣盖被，以增强发汗的效果
	根据中药剂型选择适当服法	1. 对丸剂、颗粒剂，颗粒较小的可直接用温开水送服，颗粒较大的要分成小粒吞服，质地偏硬的可用开水溶化后服用 2. 散剂和粉剂，用蜂蜜调和服用，或装进胶囊中吞服 3. 蜜膏剂和冲剂以开水冲服 4. 糖浆剂可直接吞服
减轻苦味	配用甜味中药	配用甘草等甜味中药及在药中加入适量糖
	选择汤药最佳温度进服	初春、深秋和冬季时为 42℃ 左右，春末、早秋或夏秋时以 34℃ 为佳
	服药后漱口	尽快服药，服后漱口，减少药汁在味蕾上的残留

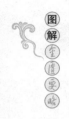

12. 治疗自缢的人，如果从白天持续到晚上，虽然身体已发冷，但仍有救。假如从晚上持续到第二天早上，则有一定的治疗难度；若是在夏季，夜晚比白天短，天气又热，尚且能够救治。又一说：如果心下微温，即使一天以上，仍有救治的办法。

慢慢抱解，千万不要截绳，铺上棉被令病人全身都躺在被上。一个人用脚踏在病人肩膀上，用手稍微梳理其头发不停轻轻拉，切不可猛然拉拽；另一人用手不停按压病人胸部；再找一人摩擦病人的四肢并使其弯曲，如果身体已经僵硬，可使些力气强行弯曲四肢，并按摩病人腹部。这样进行一顿饭的时间，病人便口中有气，呼吸恢复，眼睛睁开，但按摩仍然不要停止，否则就会前功尽弃。一会儿之后，让病人喝些桂汤及粥含在口中，喉咙得润后，逐渐就能咽下，喝下一点就可以了。如果让两个人用管子向病人耳朵里吹气，效果更好，这种方法没有救不活的。

13. 治疗中暍昏死，不能使病人冷，一旦遇冷就会不治而死。

14. 上述治疗自缢、中暍昏死的方法，都是张仲景所为，其意义非常重大，是在紧急情况下，煎煮草药来不及时，所能实施的急救方法。"伤寒"篇中的暍病，并非此处的遇热之暍。

15. 治疗坠马及一切筋骨折损的处方。

绯帛 如手大，烧灰　乱发 如鸡蛋大小，烧灰　久用炊单布 1 尺，烧灰　桃仁 49 个，去皮尖，熬　甘草 如中指节，炙，切碎　大黄 4 克，切碎，用水浸泡　败蒲 1 握 3 寸

用法：上药中取前 5 味，用适量童子小便煎汤，汤成后放入一大盏酒，然后加入大黄，去药渣，分 3 次温服。将败蒲切碎煎汤洗浴，然后盖上厚被，等泻下数次之后，疼痛即可消除。泻下之物和洗浴之水都呈红色，不要惊慌，是瘀血的缘故。

外伤出血的急救法

指压法

适用于中等或较大的动脉出血的急救。用手指或手掌把出血的血管上端（即出血的近心端）用力压向下面的骨骼，阻断血液来源以达到暂时止血的目的。不同的出血部位，应选择不同的指压点。

颜面部出血

在下颌角前约半寸凹陷处，将面动脉压于下颌骨上。

头顶及颞部出血

在耳前对准下颌关节上方，压迫颞浅动脉。如果双侧出血，可同时压迫两侧颞浅动脉。

头颈部出血

在气管外侧，甲状软骨旁，胸锁乳突肌前缘，用拇指按压颈总动脉，另外四指放在颈后部，将血管用力压于颈椎上。禁止同时压迫双侧颈总动脉，否则可能导致心脏骤停。

上臂下部、前臂及手出血

压迫上臂内侧肱动脉于肱骨上。

手掌及手指出血

双拇指分别压迫腕横纹上内侧和外侧。自救时可用健侧手握紧伤侧手腕。

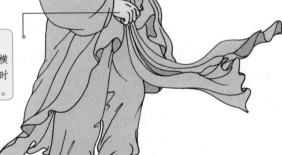

足部出血

用双拇指分别压迫足中部近脚踝处和足跟内侧与内踝之间的动脉。

肢体抬高法

将出血的肢体抬起并保持高于胸部，用于四肢远端的出血，一般不单独用。

止血带止血法

四肢大动脉的出血可用一米长的橡皮带或手帕、领带、长袜、丝巾等折叠成带状，先将伤肢抬高，然后将代用止血带缠绕在伤口近心端（先垫好衬垫）并用力勒紧。每隔一小时（寒冷季节半小时）松开1～2分钟，以防肢体坏死。

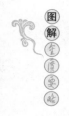

② 病从口入：

禽兽鱼虫禁忌

本篇论述了禽、兽、鱼、虫等动物类食物的饮食卫生以及食物中毒的治疗方药，突出了"预防重于治疗"的养生思想。

1. 人吃各种食物，是为了维持生命，但如果饮食不当，反而会损伤身体。人可以不服食药液，但能够不饮食吗？我发现如今的人，不懂得调理饮食，导致疾病生成，即使不是因为饮食而生病，为了保持健康，也应当注意日常饮食的禁忌。人吃的各种食物，有的对身体有益，有的对身体有害，有益的可以强身健体，有害的则会生成病患，并最终成为危证，这类疾病都很难治疗。凡是煎煮药汤治病时，虽然急于救治，但不可喝热药，各种病毒遇热后会更加严重，因而应当等凉了之后再服用。

2. 肝病忌辛，心病忌咸，脾病忌酸，肺病忌苦，肾病忌甘；春不食肝，夏不食心，秋不食肺，冬不食肾，四季不食脾。这是因为春季人的肝气旺盛，脾气衰败，如果再食用肝，会使肝气更盛，脾气更衰败，将不可救治。另外，肝气旺的时候，不能使极盛之气入肝，否则可能伤魂魄。在肝不旺盛即虚损时进行补益最好，其余脏器可照此法。

3. 凡是动物的肝脏，都不要轻易食用，尤其是自己死的动物。

4. 凡是心脏都是神思的归宿，不要食用。

5. 凡是肉和肝脏，落地后不沾泥土的，不可食用。

6. 猪肉在水中漂浮的，不可食用。

7. 各种肉、鱼类食物，如果狗不吃、鸟不啄，便不可食用。

8. 各种肉类，不干燥，用火烧不动，遇水自己动的，不可食用。

9. 肉中如果有红点，则不可食用。

10. 牲畜的肉，不断流热血的，不可食用。

11. 吃肥肉及热羹时，不能喝冷水。

12. 各种脏器及鱼类食物，掉落在尘土上却不沾染的，不可食用。

13. 馊饭、烂肉、臭鱼，吃后都对人体有害。

14. 自己死去且嘴巴紧闭的动物，其肉不可食用。

15. 各种自己死的牲畜，大多是瘟疫所致，因而含有病毒，不可食用。

16. 吃生肉，又喝大量奶，会生寄生虫。

食物性味与人体需求（一）

食物归经

食物对人体的营养作用，还表现在各种食物对人体脏腑、经络、部位的选择性上，也就是通常所说的"归经"；不同的饮食，归经也不同。因而要有针对性地选择适宜的饮食，以尽可能发挥食物对人体的营养作用。

① **葱归肺经**
可用于肺气不宣引起的咳嗽

② **苦瓜归心经**
可用于心火上炎、口舌生疮

③ **茶叶归肝经**
可明目清肝

④ **无花果归心、大肠经**
可用于外痔、脱肛和小儿吐泻

⑤ **马齿苋归肝、大肠经**
可用于痢疾、疮痈、湿疹等

⑥ **枸杞子归肝、肾经**
可补肾益精，养肝明目

⑦ **桑寄生归肝、肾经**
可补肝肾，强筋骨

⑧ **莲子归脾经**
可益肾固精，养心安神

五行与饮食禁忌

肝病禁辛，心病禁咸，脾病禁酸，肾病禁甘，肺病禁苦。五脏分属五行，肝属木，心属火，脾属土，肺属金，肾属水。五行相克的关系是金克木，水克火，木克土，火克金，土克水。而五行与五味的对应关系是金味辛，水味咸，木味酸，火味苦，土味甘。

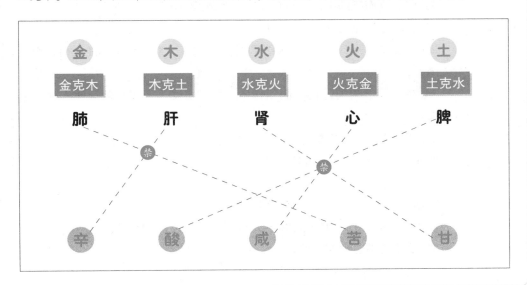

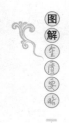

17. 得瘟疫而死的牛，其肉吃后会使人腹泻不止；也可能导致积病，应当用泻下药攻下。

18. 藏在米罐中的肉有病毒，如果经过一个夏季后再食用，会导致肾病。

19. 因食用自己死的动物而中毒，其治疗处方为：

取黄柏屑，捣碎后服用1克。

20. 因食用密器中储藏的隔夜肉或屋檐水滴漏的肉类而中毒，其治疗处方为：

烧狗屎，用酒送服1克；也可服用人乳汁；服用0.6升生韭汁，效果也很好。

21. 因食用米缸中储藏的干肉而中毒，其治疗处方为：

将大豆煮浓汁，饮服数次即可解毒。此方也可治疗因食用狸肉或屋檐水滴漏的肉类而引起的中毒。

22. 治疗吃生肉而中毒的处方：

挖地深3尺，取下面的泥土27克，用1升水煮沸数次，澄清汁，服下0.2升，即可痊愈。

23. 治疗吃动物肝脏而中毒的处方：

将豆豉用水浸泡后，绞取汁，服下数升。

24. 没有皮肤角质块的马脚，不可食用。

25. 吃酸马肉时，应当饮酒，否则会伤人性命。

26. 马肉不能吃热的，否则会损伤心脏。

27. 马鞍下面的肉不能吃，否则伤人性命。

28. 马肉、狍肉一起吃，吃饱喝醉后睡觉，这是大忌。

29. 驴肉、马肉与猪肉一起吃，容易导致霍乱。

30. 马肝和马毛，不能随便食用，容易中毒。

31. 因瘟疫而死的牛，眼睛是红色或黄色的，千万不可食用。

32. 青牛肠不能与狗肉一起食用。

33. 牛肺从三月到五月，其中有马尾状的虫子，割去后也不能食用，否则对人体有害。

34. 牛、羊、猪肉，都不能用楮木、桑木蒸烧，否则吃后会使人腹内生寄生虫。

35. 治疗吃蛇、牛肉中毒欲死的处方：

喝1升人乳汁，立刻就能见效。

又方：

用泔水洗头，再饮服1升，效果很好。

将牛肚切碎，用2升水煮取0.2升，趁热喝下，出大汗后即可痊愈。

36. 治疗吃牛肉中毒的处方：

阴虚之体质者	应多吃些补阴的食物，如芝麻、糯米、蜂蜜、乳品、甘蔗、蔬菜、水果、豆腐、鱼类等清淡食物，对于葱、姜、蒜、椒等辛辣之品则应少吃
阳虚之体质者	应多吃些温阳的食物，如羊肉、狗肉、鹿肉等，在夏日三伏时，每伏可食附子粥或羊肉附子汤一次，配合天地阳旺之时，以壮人体之阳
气虚之体质者	在饮食上要注意补气，药膳"人参莲肉汤"可常服食；粳米、糯米、小米、黄米、大麦、山药、大枣等食物，都有补气作用，也应多吃
血虚之体质者	应多吃桑葚、荔枝、松子、黑木耳、甲鱼、羊肝、海参等食物，因为这些食物都有补血养血的作用
阳盛之体质者	平时应忌辛辣燥烈食物，如辣椒、姜、葱、蒜等，对于牛肉、狗肉、鸡肉、鹿肉等温阳食物宜少吃，可多食水果、蔬菜、苦瓜。因酒属辛热上行之品，故应戒酒
血瘀之体质者	要多吃些具有活血祛瘀作用的食物，如桃仁、油菜、黑大豆等；酒需长饮，醋可多食，因二者均有活血作用
痰湿之体质者	应多吃些具有健脾利湿、化瘀祛痰作用的食物，如白萝卜、紫菜、海蜇、洋葱、扁豆、白果、赤小豆等，对于肥甘厚味之品，则不应多吃
气郁之体质者	可少量饮酒，以活动血脉，提高情绪，平时应多吃一些能行气的食物，如佛手、橙子、柑皮、荞麦、茴香菜、火腿等

第八章 食疗养生：杂方、食物禁忌

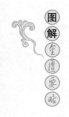
将甘草煮汁饮服。

37. 有宿热的羊肉，不可食用。

38. 羊肉不能与生鱼、乳酪一起食用，否则对人有害。

39. 羊蹄甲中有白珠子，称为"羊悬筋"，吃后会使人癫狂。

40. 白羊长有黑脑袋，吃其头会使人发作肠痈。

41. 羊肉与生椒一起吃，会损伤人的五脏。

42. 猪肉与羊肝一起吃，会使人心中烦闷。

43. 猪肉与生胡荽一起吃，会使人烂脐。

44. 猪脂不能与梅子一起吃。

45. 猪肉与葵子一起吃，会使人少气。

46. 鹿肉不能与蒲白一起做羹食用，否则使人生烂疮。

47. 麋脂与梅子、李子一起食用，孕妇吃后会导致婴儿青盲眼，男子吃后会伤精。

48. 獐肉不能与虾及生菜、梅子、李子一起食用，否则使人生病。

49. 有痼疾的人，不能吃熊肉，否则会终身不愈。

50. 吃狗、鼠肉若有余剩，会使人生瘘疮。

51. 吃狗肉后不消化，心下坚硬；或腹部胀满，口干大渴，心急发热，胡言乱语如同癫狂；或者腹泻不止，可用如下处方治疗：

杏仁 30克，合皮研细

用法：将上药放入3升热水中搅拌均匀，分3次服用。若能下出肉片，可立即痊愈。

52. 妇人怀孕期间，不能吃兔肉、山羊肉，以及鳖、鸡、鸭肉，否则会使孩子变哑。

53. 兔肉不能与白鸡肉一起吃，否则使人脸发黄。

54. 兔肉与干姜一起吃，会形成霍乱。

55. 凡是自己死去的鸟，如果口不闭、翅不合，都不可食用。

56. 各种家禽的肉，如果其肝是青色的，吃后必伤人性命。

57. 乌鸡却长有白色脑袋，不可食用。

58. 鸡肉（一说鸡蛋）不能与胡荽、大蒜一起食用，否则容易滞气。

59. 山鸡不能与鸟兽的肉一起食用。

60. 雉肉长期食用，会使人身瘦。

61. 鸭蛋不能与鳖肉一起食用。

62. 妇人怀孕期间吃麻雀肉，会使孩子长大后淫乱。

63. 麻雀肉不能与李子一起食用。

食五谷以养人

内经的配膳原则

五谷为养

谷类是养育人体之主食，是人体必需的糖类与热量的主要来源。它一般是指黍、稷、麦、稻、豆五种。

五果为助

水果富含维生素、糖和有机酸等。饭后食用可助消化，同时它也是平衡饮食的辅助食物。它一般是指枣、李、杏、栗、桃五种。

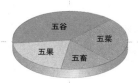

五菜为充

蔬菜富含多种微量元素和营养素，是饮食中不可缺少的辅助食品。它一般是指葵、韭、藿、薤、葱五种。

五畜为益

肉食多含高蛋白、高脂肪、高热量，而且所含人体必需的氨基酸齐全，是人体修补组织与增强抗病能力的重要营养物质。它一般是指牛、犬、羊、猪、鸡五种。

摩腹养生法

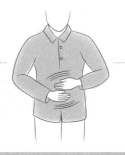

　　先搓热双手，然后双手相重叠，置于腹部，用掌心绕脐沿顺时针方向由小到大转摩36周，再逆时针方向由大到小转摩36周。此种摩法能增进胃肠蠕动，理气消滞，增强消化功能和防治胃肠疾病。

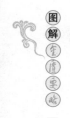

64. 不要吃燕肉，否则落水后会被蛟龙吞食。

65. 中毒箭而死的鸟兽，其肉也有毒，误食后治疗的处方为：

将大豆煮汁与盐水一起服下，可解毒。

66. 鱼头上有白色珠状纹，一直连到背部，食用后会伤人性命。

67. 鱼头中如果没有腮，千万不能食用，否则害人性命。

68. 鱼若没有肠胆，不能食用。男子吃后导致阳痿，女子吃后则不孕。

69. 鱼头上好像有角的，不能食用。

70. 鱼的眼睛闭着的，不能食用。

71. 六甲之日，不能吃有鳞甲的动物。

72. 鱼肉不能与鸡肉一起食用。

73. 鱼肉不能与鸬鹚肉一起食用。

74. 用腌、糟方法加工过的鲤鱼，不能与小豆藿一起食用；这种鱼子不能与猪肝一起食用，否则对人有害。

75. 鲤鱼不能与狗肉一起食用。

76. 鲤鱼不能与猴肉、雉肉（一说猪肝）一起食用。

77. 鳀鱼不能与鹿肉一起食用，否则使人筋甲拘挛。

78. 腌、糟过的青鱼，不能与生胡荽、生葵配上面食一起食用。

79. 鳝鱼、鳝鱼不能与白犬血一起食用。

80. 龟肉不能与酒、水果一起食用。

81. 鳖的眼睛凹陷或厌下部位有"王"字纹的，不可食用。鳖肉也不能与鸡肉、鸭肉一起食用。

82. 龟、鳖肉不能与苋菜一起食用。

82. 虾如果没有须，或腹部以下呈黑色，煮熟后反而变白的，不可食用。

84. 吃脍（指切得很细的鱼或肉）时喝乳酪，会使人腹中生虫形成积病。

85. 吃脍之后，在心胸中难以消化，吐不出也排不下，久而久之形成积病，治疗的处方为：

橘皮 4克 大黄 8克 朴硝 8克

用法： 以上 3 味药，用 0.3 升水煮取 0.2 升，每天 1 次。

86. 吃脍过多，不能消化，而形成积病，治疗的处方为：

将马鞭草捣汁服用。或取姜叶汁饮服 0.2 升。也可服用涌吐药，吐出即愈。

87. 吃鱼后中毒，心中烦乱不安，治疗的处方为：

将橘皮煎浓汁服用，即可解毒。

88. 治疗吃鯸鮧鱼中毒的处方：

取芦根煮汁服用，即可解毒。

89. 蟹的双目相向，且脚上长斑，眼睛发红，不可食用。

90. 治疗吃蟹中毒的处方：

将紫苏煮汁饮服 0.6 升。或将紫苏子捣取汁饮服，效果更好。

又方：取冬瓜汁饮服 0.4 升，也可吃冬瓜。

91. 凡是没有经历过霜的蟹都有毒，必须煮熟后才能食用。

92. 蜘蛛落入食物中，会使食物有毒，不可食用。

93. 蜜蜂、苍蝇、虫子、蚂蚁等爬过的食物，吃后会使人生瘘。

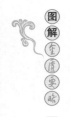

❸ 健康饮食：
果实菜谷禁忌

本篇论述果实、谷物、蔬菜等植物类食物的饮食卫生，以及食物中毒的救治方剂。从中可看出张仲景的食疗法思想。

1. 果子生吃容易使人生疮。

2. 果子落地后过夜，虫子、蚂蚁啃噬过的，人千万不能吃。

3. 生米储藏多日，出现破损后，吃后对人体有害。

4. 桃子吃多了使人发热，但是不能入水洗浴，否则容易导致长期难愈的寒热病。

5. 杏子不熟，吃后对人体有害。

6. 梅子过多食用，对人的牙齿有害。

7. 李子不可过多食用，否则使人诸脉变弱。

8. 山林中捕到的禽兽不可多食，否则使人诸脉变弱。

9. 橘柚不可过多食用，否则令人口舌感觉不到五味。

10. 梨不可多吃，会使人中寒；金疮患者和产妇尤其不能食用。

11. 樱桃、桃子、杏子不可多吃，容易损伤人的筋骨。

12. 安石榴不能多吃，容易损伤人的肺。

13. 胡桃不能多吃，容易引发痰饮。

14. 生枣吃多了，会使人热渴气胀；寒热羸瘦的人，尤其不能食用。

15. 治疗吃各种水果中毒的处方：

将猪骨烧后研末，用水送服 1 克。也可治疗因吃马肝、屋檐水滴漏到的肉而引起的中毒。

16. 木耳呈红色，或向上卷曲的，不可食用。菌类食物向上卷曲或呈红色，都不能食用。

17. 吃菌类食物中毒，心中闷乱难忍，治疗的处方为：

饮服 0.2 升人粪汁，饮服一二升土浆，取大豆煮浓汁饮服，服各种吐利药，都可解毒。

18. 吃枫柱菌中毒后哭泣不止，可同上治疗。

19. 误食野芋中毒，烦乱欲死，也可同上治疗。

20. 蜀椒闭口的有毒，误食后伤人咽喉，使人气息欲绝，或吐下白沫，身体冰冷麻木，可急救的处方为：

取肉桂煎汁饮服，或喝一二升凉水，或吃些蒜，或饮服地浆，或煮浓豉汁饮服，都可解毒。

21. 正月里不要吃生葱，否则会使人面生游风。

22. 二月里不要吃蓼草，否则对肾有害。

23. 三月里不要吃小蒜，否则伤人志性。

24. 四月、八月里不要吃胡荽，否则伤人心神。

25. 五月里不要吃韭菜，否则使人乏力。

26. 五月五日不要吃一切生菜，否则引发各种疾病。

平衡膳食

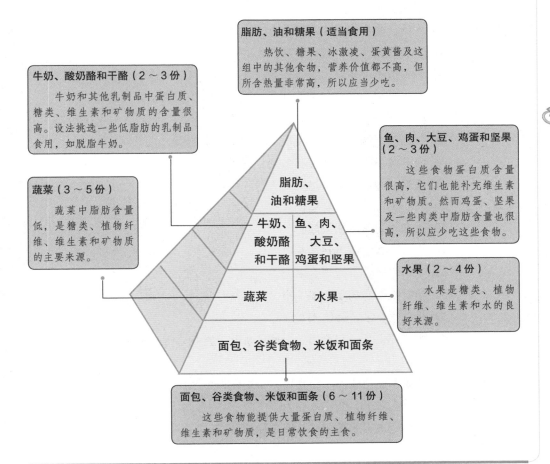

食物金字塔

食物金字塔建议，每人每天应从这六组食物中摄入定量的食物。运动量大或处于成长发育阶段的个体对每组食物摄入量应多一些。

脂肪、油和糖果（适当食用）

热饮、糖果、冰激凌、蛋黄酱及这组中的其他食物，营养价值都不高，但所含热量非常高，所以应当少吃。

牛奶、酸奶酪和干酪（2～3份）

牛奶和其他乳制品中蛋白质、糖类、维生素和矿物质的含量很高。设法挑选一些低脂肪的乳制品食用，如脱脂牛奶。

鱼、肉、大豆、鸡蛋和坚果（2～3份）

这些食物蛋白质含量很高，它们也能补充维生素和矿物质。然而鸡蛋、坚果及一些肉类中脂肪含量也很高，所以应少吃这些食物。

蔬菜（3～5份）

蔬菜中脂肪含量低，是糖类、植物纤维、维生素和矿物质的主要来源。

水果（2～4份）

水果是糖类、植物纤维、维生素和水的良好来源。

面包、谷类食物、米饭和面条（6～11份）

这些食物能提供大量蛋白质、植物纤维、维生素和矿物质，是日常饮食的主食。

脂肪、油和糖果

牛奶、酸奶酪和干酪

鱼、肉、大豆、鸡蛋和坚果

蔬菜

水果

面包、谷类食物、米饭和面条

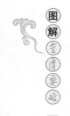

27. 六月、七月里不要吃茱萸，否则伤人神气。

28. 八月、九月里不要吃姜，否则伤人神。

29. 十月里不要吃辣椒，否则损人心脏，伤人心脉。

30. 十一月、十二月里不要吃薤，否则使人多鼻涕、唾沫。

31. 四季中都不要吃生葵，否则使人饮食不消化，引发各种疾病。不但食物中不能放，药中也不要用，一定要谨慎对待。

32. 患病尚未痊愈时吃生菜，必定使人手脚肿。

33. 夜晚吃生菜，对人有害。

34. 十月里不要吃被霜打过的生菜，否则使人面无光泽，目涩心痛，腰痛；或引发心疟，发病时手指甲和脚指甲都发青，精神萎靡。

35. 葱、韭刚生芽时，吃后容易伤人心气。

36. 喝白酒时吃生韭菜，会加重人的病情。

37. 生葱不能与蜜一起食用，否则伤人性命。尤其忌食独瓣蒜。

38. 枣和生葱一起食用，会使人生病。

39. 生葱和雄鸡肉、雉肉、白犬肉一起食用，会使人七窍常年流血。

40. 吃糖、蜜后四天内不能吃生葱、韭菜，否则使人心痛。

41. 夜晚吃姜、蒜、葱，容易伤人心。

42. 芜菁根不可多吃，否则使人胀气。

43. 薤不可与牛肉一起做羹食用，否则使人生积病，韭菜也是。

44. 莼菜不可多吃，否则容易引发痔疮。

45. 野莴苣不能与蜜一起食用，否则使人生内痔。

46. 白莴苣不能与乳酪一起食用，否则使人生蛲虫。

47. 黄瓜吃多了，会发热病。

48. 葵心不可食用，容易伤人；叶子凉、黄背红茎的，也不能吃。

49. 长期吃胡荽，使人健忘。

50. 病人不能吃胡荽和黄花菜。

51. 芋不可多吃，否则会生病。

52. 孕妇吃姜，孩子会多手指。

53. 蓼草吃多了，会使人心痛。

54. 蓼草和生鱼一起食用，会使人阴吹（直肠之气从前阴排出，如同放屁声）且疼痛。

55. 芥菜不能与兔肉一起食用，否则使人生恶病。

56. 小蒜吃多了，会伤人心力。

57. 治疗误食引起烦躁或其他烦躁的处方：

取豆豉煮浓汁饮服。

58. 钩吻与芹菜相似，误食后会伤人性命，解毒的处方为：

取荠苨 32 克，用 1.2 升水煮取 0.4 升，分 2 次温服。

59. 有一种叫水莨菪的植物，叶子呈圆形有光泽，有毒，误食会使人精神错乱，如同中风，或吐血，治疗的处方为：

将甘草煮汁服用，即可解毒。

60. 春秋二季，龙带精进入芹菜中，人如果食用就会致病。发病时手臂发青，腹部胀满，疼痛难忍，称为"蛟龙病"。治疗的处方为：

取硬糖 60 克，每天服 2 次，吐出 3 ～ 5 枚蜥蜴状物，即可痊愈。

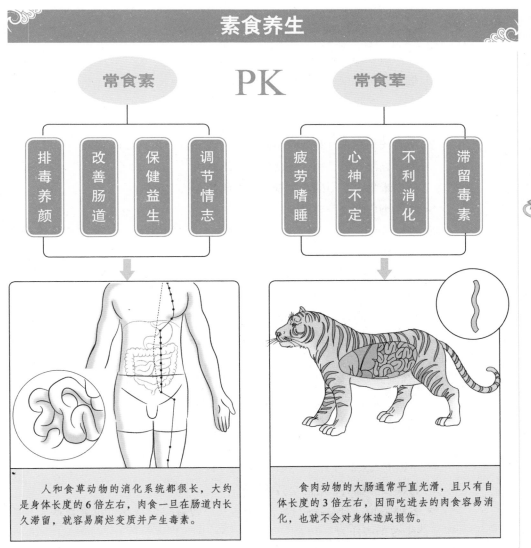

素食养生

常食素　PK　常食荤

常食素：排毒养颜　改善肠道　保健益生　调节情志

常食荤：疲劳嗜睡　心神不定　不利消化　滞留毒素

人和食草动物的消化系统都很长，大约是身体长度的 6 倍左右，肉食一旦在肠道内长久滞留，就容易腐烂变质并产生毒素。

食肉动物的大肠通常平直光滑，且只有自体长度的 3 倍左右，因而吃进去的肉食容易消化，也就不会对身体造成损伤。

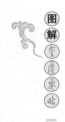

61. 治疗吃苦瓠中毒的处方：

清晨时取稻麦等植物的秆茎，煮取汁，数次服用后即可痊愈。

62. 扁豆过冷及过热时，都不可食用。

63. 长期吃小豆，会使人枯燥。

64. 吃大豆屑时，忌吃猪肉。

65. 长期吃大麦，会使人生癣。

66. 荞麦面吃多了，会使人落发。

67. 过量吃盐，容易伤脾。

68. 吃冰冷的食物，容易损伤牙齿。

69. 吃热的食物时，不要喝冷水。

70. 喝酒时吃生苍耳，会使人心痛。

71. 夏天大醉后流汗，不能用冷水洗浴，也不能扇风，否则会致病。

72. 饮酒后大忌针灸腹部和背部，否则会发寒热。

73. 醉酒后不要饱食，否则会发寒热。

74. 喝酒且吃猪肉后，睡在稻麦秆中，会使人身体发黄。

75. 吃饴糖时，切忌喝酒。

76. 所有的酒和水，只要映照的人影晃动不稳，就不能喝。

77. 醋和乳酪一起食用，会使人腹中生血块。

78. 喝白米粥时，不能吃生苍耳，否则使人长期发热。

79. 喝甜粥后吃盐，容易引起呕吐。

80. 食物用犀牛角筋搅拌后起沫，或浇在地上堆起如坟状的，吃后定会毙命。

81. 治疗饮食中毒而烦闷不安的处方：

苦参 12 克　苦酒 0.2 升

将上药煮沸 3 次，饮服，吐出食物后即可痊愈。也可用水煮。

又方：饮服犀牛汤效果更好。

82. 贪吃过多不消化，心腹坚满疼痛，治疗的处方为：

盐 30 克　水 0.6 升

将上药煮到盐溶化，分 3 次服用，吐出食物后即可痊愈。

83. 误食生矾石，会损伤人的心肝，应当禁水。

84. 商陆用水服用，会伤人性命。

85. 用葶苈子外敷头疮，会因药物进脑而毙命。

86. 水银进入人或牲畜的耳朵，会导致死亡。

87. 苦楝没有籽的，吃后会致人死亡。

88. 各种毒物，多是通过毒性使人生病，没有一定规律，可煮甘草荠苨汁饮服，能解各种毒性。

生物钟养生法

人的一切生命活动，都是在生物钟的支配下进行的。人类在生活过程中，有许多生理现象都要受到自身存在的一种与时间因素有关的物质的控制。

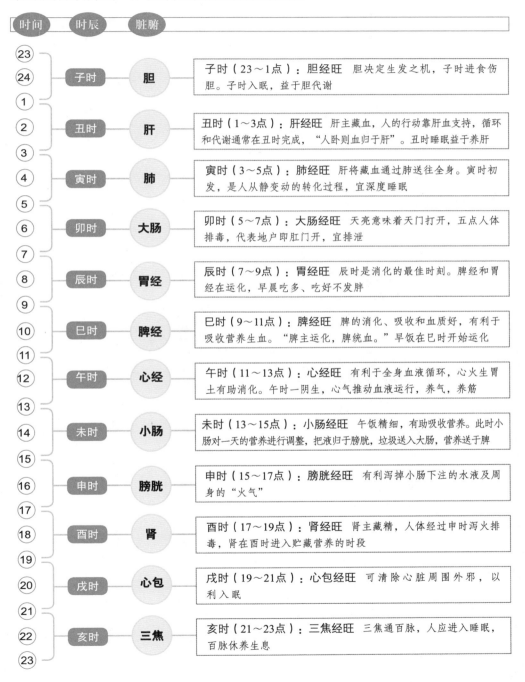

时间	时辰	脏腑	
23 24 1	子时	胆	子时（23~1点）：胆经旺　胆决定生发之机，子时进食伤胆。子时入眠，益于胆代谢
1 2 3	丑时	肝	丑时（1~3点）：肝经旺　肝主藏血，人的行动靠肝血支持，循环和代谢通常在丑时完成，"人卧则血归于肝"。丑时睡眠益于养肝
3 4 5	寅时	肺	寅时（3~5点）：肺经旺　肝将藏血通过肺送往全身。寅时初发，是人从静变动的转化过程，宜深度睡眠
5 6 7	卯时	大肠	卯时（5~7点）：大肠经旺　天亮意味着天门打开，五点人体排毒，代表地户即肛门开，宜排泄
7 8 9	辰时	胃经	辰时（7~9点）：胃经旺　辰时是消化的最佳时刻。脾经和胃经在运化，早晨吃多、吃好不发胖
9 10 11	巳时	脾经	巳时（9~11点）：脾经旺　脾的消化、吸收和血质好，有利于吸收营养生血。"脾主运化，脾统血。"早饭在巳时开始运化
11 12 13	午时	心经	午时（11~13点）：心经旺　有利于全身血液循环，心火生胃土有助消化。午时一阴生，心气推动血液运行，养气，养筋
13 14 15	未时	小肠	未时（13~15点）：小肠经旺　午饭精细，有助吸收营养。此时小肠对一天的营养进行调整，把液归于膀胱，垃圾送入大肠，营养送于脾
15 16 17	申时	膀胱	申时（15~17点）：膀胱经旺　有利泻掉小肠下注的水液及周身的"火气"
17 18 19	酉时	肾	酉时（17~19点）：肾经旺　肾主藏精，人体经过申时泻火排毒，肾在酉时进入贮藏营养的时段
19 20 21	戌时	心包	戌时（19~21点）：心包经旺　可清除心脏周围外邪，以利入眠
21 22 23	亥时	三焦	亥时（21~23点）：三焦经旺　三焦通百脉，人应进入睡眠，百脉休养生息

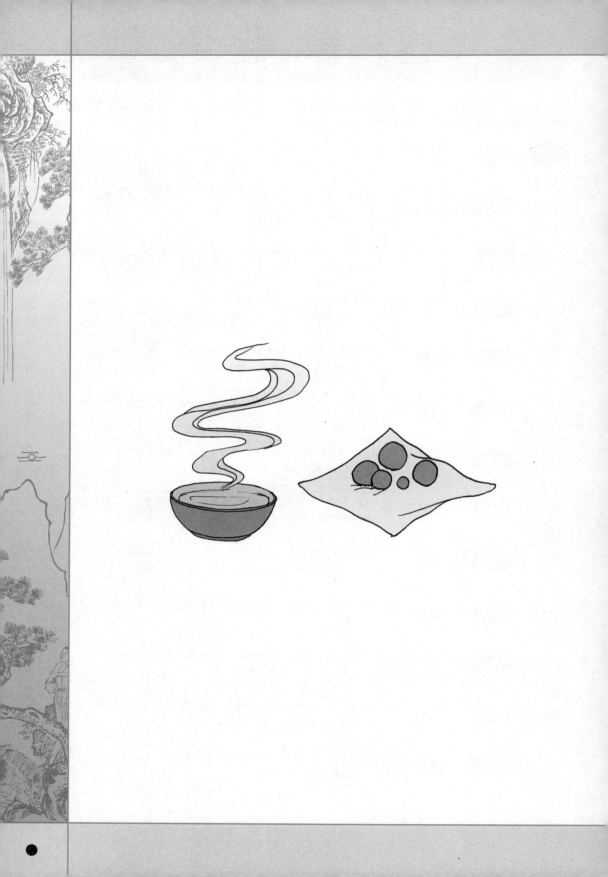

第 九 章

站在圣人的肩膀上:《金匮要略》中的思想

张仲景所著《金匮要略》,因其至高的学术价值,被后世医家推崇为"方书之祖"。本章着重论述《金匮要略》的重要价值,如脏腑辨证思想、寒热虚实观、瘀血病证解读及中医治疗八法等,都对后世产生了深远影响。

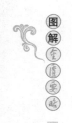

❶ 《金匮要略》的精髓：

脏腑辨证法

脏腑辨证是《金匮要略》的灵魂，《金匮要略》论治杂病，正是以脏腑辨证为主，强调了疾病深浅轻重的不同层次。

脏腑辨证，是根据脏腑的生理功能、病理表现，对疾病所反映的临床症状、体征等进行分析归纳，从而推断出疾病部位、性质、正邪盛衰情况的一种辨证方法，是中医辨证理论的重要组成部分。五脏是一个统一的整体，脏腑之间也存在着表里相合的关系。因而脏腑病证之间具有相互传变、交叉错杂的特点，从而形成各种脏腑同病、数脏合病的证候。脏腑辨证具体来说，可以从心、肺、脾、肝、肾几方面探讨。

🔥 心与小肠病辨证

心居胸中，心包络护卫于外，为心主之宫城。手少阴心经循臂内侧后缘，下络小肠，与小肠互为表里，心开窍于舌。心的主要生理功能有两种：一是主血脉，即推动血液在脉道中运行不息；二是主神志，为人体精神和意识活动的中枢。心的病变主要表现在心脏本身及其主血脉功能的失常，也包括心神意识活动的异常。主要症状为心痛、心悸、心烦、失眠、多梦、神昏、健忘、狂妄、脉结代或促等。另外，某些舌体病变，如舌痛、舌疮等症也从心病辨治。

小肠居腹中，主传化物，有泌别清浊的功能。小肠的病变主要表现在传导功能和泌别清浊功能的失常，症状为脐腹坠胀、肠鸣泄泻、疝气痛、尿赤涩而痛等。

🔥 肺与大肠病辨证

肺居胸中，上连气道、喉咙，开窍于鼻，外合皮毛，其经脉起于中焦，下络大肠，与大肠相表里。肺的生理功能主要为主气、司呼吸，参与宗气的合成，贯注心脉以运行全身；又主宣发、肃降，通调水道。肺的病变症状主要是胸闷、胸痛、呼吸不利、喘息少气、鼻塞流涕、咳吐痰血及水肿等。

大肠居腹中，接受经过小肠泌别清浊后所剩下的食物残渣，再吸收其中多余的水液，形成大便，经肛门排出体外。大肠的传导糟粕的功能与肺的肃降功能密切相关。大肠的病变症状主要为腹胀腹痛、便秘、泄泻、下痢脓血等。

脏腑辨证（一）

心与小肠病辨证

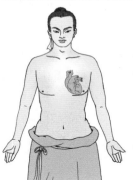

心的病变包括心脏本身的失常和心神意识活动的异常，症状为心痛、心悸、心烦、失眠、多梦、神昏、健忘、狂妄等。

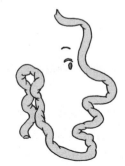

小肠的病变主要表现在传导功能和泌别清浊功能的失常，症状为脐腹坠胀、肠鸣泄泻、疝气痛、尿赤涩而痛等。

肺与大肠病辨证

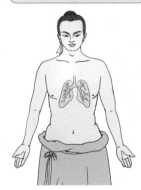

肺的病变症状主要是胸闷、胸痛、呼吸不利、喘息少气、鼻塞流涕、咳吐痰血及水肿等。

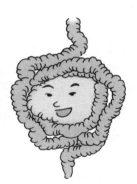

大肠的病变症状主要为腹胀腹痛、便秘、泄泻、下痢脓血等。

脾与胃病辨证

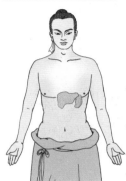

脾的病变症状主要为腹胀腹痛、浮肿、出血、泄泻便溏、内脏下垂等。

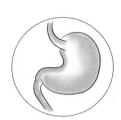

胃的病变症状主要为胃脘痛、嗳气、呕吐、呃逆等。

第九章 站在圣人的肩膀上：《金匮要略》中的思想

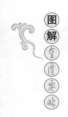
脾与胃病辨证

脾位居中焦，与胃互为表里。脾主四肢肌肉，开窍于口。脾的生理功能主要为主运化，一是运化水谷精微以濡养四肢肌肉；二是运化水湿，参与水液的代谢。脾又主统血，即统摄血液使其运行时不溢于脉外。脾气上升为顺，生理特性喜燥恶湿。脾的病变症状主要为腹胀腹痛、浮肿、出血、泄泻便溏、内脏下垂等。

胃居中焦，主受纳、腐熟水谷，为水谷之海。胃气下降为顺，生理特性喜湿恶燥。因而胃与脾相辅相成，共同完成对食物的消化、吸收和输布。胃的病变症状主要为胃脘痛、嗳气、呕吐、呃逆等。

肝与胆病辨证

肝位居右胁、膈下腹中，肝与胆经脉相连，互为表里。肝主疏泄，具有调畅气机、调和气血、舒畅情志、协助脾胃升清降浊、促进食物消化与吸收等功能；又主藏阴血，有濡养内脏、滋养筋脉、上荣头目等功能。肝的疏泄功能失常会导致气机失调，情志改变；藏阴血功能失常则引起血不归经，妄行出血。肝病常见症状为胸胁小腹痛、烦躁易怒、头晕胀痛、肢体振颤、手足抽搐及月经不调、睾丸胀痛等。

胆主决断，胆异常则惊悸、胆怯、失眠、多梦。胆病常见症状为口苦发黄、惊悸、失眠等。

肾与膀胱病辨证

肾位居腰府，属下焦。肾为先天之本、生命之根，与膀胱互为表里。肾主生殖生长，在病理上表现为发育迟缓、宫寒不孕、阳痿遗精。肾主纳气，为气之根，在病理上表现为心悸气喘、呼多吸少。肾主骨生髓通于脑，在病理上表现为骨骼萎软、耳鸣耳聋、健忘失眠。肾主水司二便，为水下之源，在病理上表现为二便异常、水肿。肾开窍于耳及二阴，在病理上表现为耳鸣耳聋。腰为肾之府，在病理上表现为腰膝酸软而痛。肾其华在发，在病理上表现为发白早脱。

膀胱居小腹，在病理上表现为小腹胀痛。其生理功能主要为储存尿液，在病理上表现为尿频、尿急、尿痛、尿闭、遗尿、尿血等症状。

脏腑辨证（二）

肝与胆病辨证

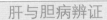

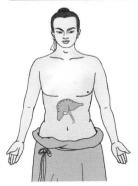

肝病常见症状为胸胁小腹痛、烦躁易怒、头晕胀痛、肢体振颤、手足抽搐及月经不调、睾丸胀痛等。

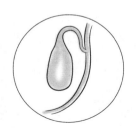

胆失常则惊悸、胆怯、失眠、多梦。胆病常见症状为口苦发黄、惊悸、失眠等。

肾与膀胱病辨证

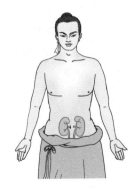

肾的病变症状包括发育迟缓、宫寒不孕、阳痿遗精、心悸气喘、耳鸣耳聋、健忘失眠、二便异常、水肿、腰膝酸软等。

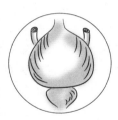

膀胱的病变症状为尿频、尿急、尿痛、尿闭、遗尿、尿血等。

脏腑兼病辨证

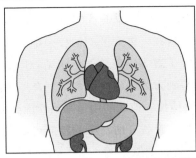

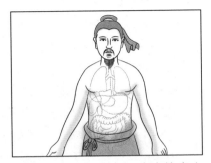

凡是同时出现两个以上脏器的病变，即为脏腑兼病。脏腑兼病大多表现在五脏之间生克乘侮的关系上，如水火既济失调的心肾不交证等；具有表里关系的脏腑，其病变也属于脏腑兼病的范畴。

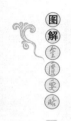

② 把握病性与病势：

《金匮要略》中的寒热虚实观

寒热，表示病证的性质；虚实，提示邪正盛衰的趋势。"寒者热之，热者寒之""实则泻之，虚则补之"，正是中医临床辨证最基本的立足点。

什么是寒热虚实

寒热，是辨别疾病性质的两纲。寒证，指感受寒邪，阳虚阴盛，阴偏盛，机体的机能活动衰减所表现的证候。其症状为：恶寒喜暖、面色苍白、口淡不渴、小便清长、大便稀溏、舌质淡等。热证，指感受热邪，阳盛阴衰，阳偏盛，机体的机能活动亢进的证候。其症状为：发热喜凉、面红目赤、口渴饮冷、大便燥结、舌红苔黄而干等。

虚实，是分辨邪正盛衰的两纲。凡是机体功能衰退、低下、不足，或维持生理活动的物质缺损所引起的证候，都称为"虚证"；凡邪气较盛而正气不足的病证，都称为"实证"。虚证一般见于重病、久病之后，或身体一向虚弱又失于调养而正气不足，导致脏腑、气血、阴阳等亏损。实证大多是邪气亢盛所表现的证候，实证虽然邪气盛，但正气尚能抗邪，还没有到亏损的程度，因而往往是邪正相争的激烈阶段；多为外邪侵入人体，或内脏功能失调，代谢障碍，使得痰饮、水湿、瘀血等滞留于体内所致。

寒热虚实在《金匮要略》中的体现

寒热虚实，从症状到病机再到治法，既可以分开，又密不可分，这种认识贯穿在《金匮要略》病证的治疗中，称为"辨证论治的指导思想"，是中医经典的精髓所在，也是临证取效的根本。

《金匮要略》与《伤寒论》相比，如果说前者的证治偏重于杂病，那么寒热虚实错杂的情况也就更明显。这在许多病证的治疗中都能够体会，特别是疾病慢性化之后，比如虚劳，除了腹痛里急之外，兼见心悸、吐血、四肢酸痛、手足烦痛等症，其治疗的基础方为小建中汤和肾气丸。小建中汤是寒热错杂的典型表现之一，其用调整桂枝、芍药的用量来治疗虚劳的兼见症状，显示了桂枝汤加减变化的微妙之处。肾气丸所对应的腰痛也已经不是单纯的情况，因而在药方的布局上构思缜密，配伍严谨，寒热虚实兼顾。

八纲辨证

《金匮要略》中除体现了寒热虚实观外，完整的八纲辨证更是其突出特点。八纲即除了寒热虚实之外，还有阴阳表里两组辨证标尺。其中阴阳是八纲辨证的总纲，统领表里、寒热、虚实三对纲领。

寒证

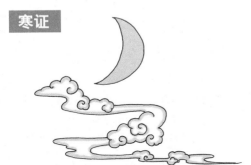

感受寒邪，阳虚阴盛，阴偏盛，机体的机能活动衰减的证候。表现为：恶寒喜暖、面色苍白、口淡不渴、小便清长、大便稀溏、舌质淡等。

热证

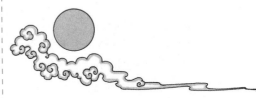

感受热邪，阳盛阴衰，阳偏盛，机体的机能活动亢进的证候。表现为：发热喜凉、面红目赤、口渴饮冷、大便燥结、舌红苔黄而干等。

虚证

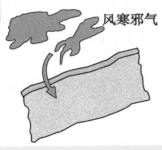

风寒邪气

机体功能衰退、低下、不足，或维持生理活动的物质缺损的证候。一般见于重病、久病之后，或身体一向虚弱又失于调养而正气不足，导致气血亏损。

实证

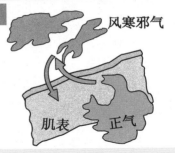

风寒邪气

肌表　正气

邪气较盛而正气不足的证候。虽然邪气盛，但正气尚能抗邪，还没有到亏损的程度，往往是邪正相争的激烈阶段。

表证

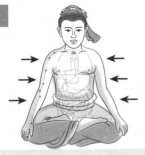

表现在体表（皮肤和肌肉组织）的证候，如咽喉疼痛、鼻塞、咳嗽、寒战、发热等。

里证

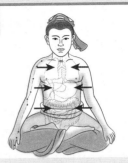

病邪侵犯身体内部（内脏）的证候，如食欲不振、恶心、剧烈咳嗽、高热、口渴等。

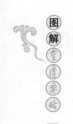
③ 首次立瘀血这一病名：

《金匮要略》中的瘀血病证

《金匮要略》立瘀血这一病名，意在强调瘀血的诊断标准，以引起后人对瘀血的重视，书中所载的化瘀良方，也在后世治疗瘀血病的临床中起到指导作用。

什么是瘀血

瘀血，指体内有血液停滞，包括离经之血积存体内，或血行不畅，阻滞于经脉及脏腑内的血液，均称为"瘀血"。瘀血既是疾病过程中形成的病理产物，也是某些疾病的致病因素。

瘀血的形成有两方面原因：一是由于气虚、气滞、血寒、血热等导致血行不畅而凝滞。气为血帅，气虚或气滞，便无法推动血液正常运行；或寒邪侵入血脉，引起经脉挛缩拘急，血液凝滞不畅；或热入营血，血热相搏等，都可形成瘀血。二是由于内外伤、气虚失摄或血热妄行等导致血离经脉，积存于体内而形成瘀血。

瘀血的病证虽然复杂繁多，但其症状有几个共同点：疼痛多为刺痛，痛处固定不移，拒按，夜间疼痛加重；肌肤局部出现青紫肿胀，瘀血积于体内长久不散，便形成积，用手按感觉有痞块，固定不移；出血，血色多呈紫暗色，并伴有血块。

《金匮要略》中如何治疗瘀血

在《金匮要略》中，瘀血作为病名提出，是要提醒人们重视结果，一旦瘀血形成，应及时应对。虽然在相关原文下未见具体的处方，但在其他病证中却能见到瘀血的方治，这体现出瘀血的治疗是随病而异，瘀血作为其他病证过程中伴随的一个过程或结果，毫无疑问要考虑其他病证的病机，因而瘀血的治疗基本都和其他病证联系在一起。具体展开的话，有清热化瘀、消积化瘀、补虚化瘀、行气化瘀、温经化瘀等。

瘀血一旦形成，《金匮要略》中的治疗方剂有鳖甲煎丸、大黄䗪虫丸、桂枝茯苓丸、硝石矾石散等。如果在瘀血形成过程中进行干预，特别对于一些急性病，《金匮要略》对阴阳毒的发斑施以升麻鳖甲汤；对腹痛者施以当归芍药散、大黄甘遂汤；在妇科病中有下瘀血汤、土瓜根散、抵当汤的逐瘀，有温经汤的调补化瘀，还有红蓝化酒的活血止痛等。

《金匮要略》中的瘀血病证

第九章 站在圣人的肩膀上：《金匮要略》中的思想

顺应四时的养生原则

诊断标准	病机	相关病证	具体表现
满 （自己不感觉腹部胀满，别人看起来胀满）	气滞	积病	漏下
		患积聚、疟母而感觉痞满坚硬	痞块
		患肝着病或胸痹病而痞闷、疼痛	疼痛
燥 （口燥，只想漱口不想咽下，口干燥而不渴）	津液受损	因虚劳而体乏无力	虚极羸瘦
		因虚劳而腹满不能进食	腹满
青 （舌青唇干）	血瘀	因虚劳而两眼黯黑	目黯黑
		因虚劳而肌肤如鳞甲般粗糙	肌肤粗糙
涩 （脉象微大而来迟）	血瘀	黑疸、女劳疸	面黑目青、大便黑、腹满
		患妇科病：血气刺痛、腹痛、下血不止、傍晚身体发热、小腹里急、手掌烦热、口唇干燥	腹痛不止
		肺痈、肠痈、阴阳毒	疼痛、肌肤粗糙、发热

瘀血证的疗法

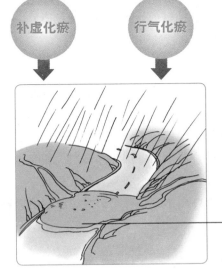

堵塞道路的泥土好比人体内的瘀血，阻塞经脉、气血的自然运行，应予以清除。

补虚化瘀

行气化瘀

消积化瘀

温经化瘀

清热化瘀

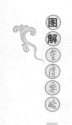

❹ 开创治法先河：

首创治疗八法

《金匮要略》开创了中医八法的诊治原则，即汗法、吐法、下法、和法、温法、清法、消法、补法，而成为历代立法制方的依据。

在治疗方法中，《金匮要略》确立了麻、桂等汤药的汗法，瓜蒂汤的吐法，承气汤的下法，柴胡汤的和法，理中汤的温法，白虎汤的清法，鳖甲煎丸的消法，建中汤的补法，开创了中医八法的诊治原则，《金匮要略》也因此被后世推崇为"方书之祖"。

汗法

又称"解表法"，指通过发汗，开泄腠理，逐邪外出，以解除表证的治疗方法。此法具有发汗解表、解肌、透疹、消散痈肿、消肿止痛等多种作用。主要用于外感热病的初期，对于麻疹未透、痈肿疮疡初起、水肿、痹证初期等也可使用。不过，运用汗法治疗疾病，不能发汗太过，一旦病邪祛除，就应该立即停止服药。

吐法

利用涌吐药或其他能引起呕吐的物理刺激（羽毛探喉等），使蓄积的痰饮宿食或毒物随呕吐排出的方法。适用于某些急症，如痰涎阻塞咽喉，妨碍呼吸；食物停滞胃脘，胀满疼痛；误食毒物时间不久，尚在胃中等。使用吐法治病后，不能恣意进食油腻煎炸等难以消化的食物，应当喝些瘦肉粥，以增强脾胃功能，便于胃和食管的修复。

下法

又称"泻下法"，指运用具有泻下作用的药物，攻逐体内积滞，通泻大便，以逐邪外出的治疗方法。具有通导大便，排除肠胃积聚，祛除实热，攻逐水饮、寒积等作用。根据药物作用效果的不同，下法分成寒下、温下、润下、逐水、攻瘀五种，分别用以治疗热邪与大便互相结聚、寒邪与大便互相结聚、燥邪与大便互相结聚、水邪与大便互相结聚、瘀血与大便互相结聚之病。另外，腹泻损伤体内水分，容易引起津液损伤，不能用药太猛太久，应该见好就收。

中医八法的适用证

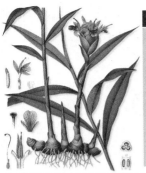

汗法常用药：生姜

汗法主要用于外感热病的初期，对于麻疹未透、痈肿疮疡初起、水肿、痹证初期等也可使用。

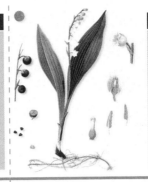

吐法常用药：藜芦

吐法适用于某些急症，如痰涎阻塞咽喉，妨碍呼吸；食物停滞胃脘，胀满疼痛；误食毒物时间不久，尚在胃中等。

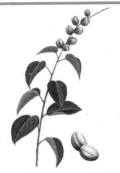

下法常用药：巴豆

下法可治疗热邪与大便相结聚、寒邪与大便相结聚、燥邪与大便相结聚、水邪与大便相结聚、瘀血与大便相结聚之病。

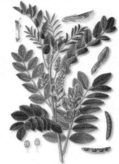

和法常用药：甘草

和法常用于治疗少阳病，症状为时冷时热、胸胁胀满、食欲不振、心烦想呕吐、口苦咽干、目眩等。

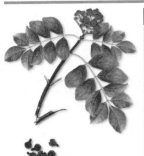

温法常用药：吴茱萸

温法分为温中祛寒、回阳救逆、温阳利水、温经散寒四种类型，适用于寒邪滞留三阴的里寒证候。

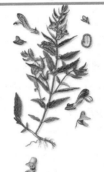

清法常用药：黄芩

清法适用于热在气分，属于实热的证候；清热解毒适用于时疫温病，热毒疮疡等病；清热凉血适用于热入营血的证候。

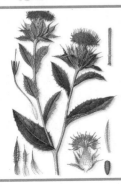

消法常用药：红花

凡是由气、血、痰、湿、食等壅塞而形成的积滞痞块，都可以用消法治疗。

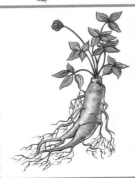

补法常用药：人参

补法分为补气、补血、补阳、补阴、补心、补肝、补肺、补脾、补肾等法，其中补脾、补肾在补法中占有重要地位。

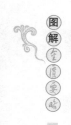

和法

通过和解或调和，使表里寒热虚实的复杂证候、阴阳气血的偏盛偏衰归于平复，从而达到祛除病邪、恢复健康的治疗方法。它作用缓和，性质平和，应用广泛，可以用来治疗多种疾病。和法在临床上常用来治疗少阳病，症状为病人有时发热有时恶寒、胸胁胀满、不想吃饭、心烦想呕吐、口苦咽干、目眩。

温法

又称"祛寒法"，是用温热药治疗寒证的方法。适用于寒邪滞留三阴的里寒证候。根据里寒证所在脏腑经络部位的不同，及病情的轻重缓急之别，温法可分为温中祛寒、回阳救逆、温阳利水、温经散寒四个类型。血液不足或津液已经损伤的病人，不能用温法来治疗；即使是身体强壮的病人，使用时也要注意配一些滋养阴津的药物。

清法

又称"清热法"，指运用寒凉性质的方药，通过其泻火、解毒、凉血的作用，以解除热邪的治疗方法。清热泻火适用于热在气分，属于实热的证候；清热解毒适用于时疫温病、热毒疮疡等病；清热凉血适用于热入营血的证候；清热养阴适用于温热病后期余热未尽、阴液已经受损的证候，或阴虚火旺之证。由于清法所用药物多寒凉，易损人阳气，尤易伤脾胃之阳，所以不宜久用。

消法

消散和破削体内有形积滞，以祛除病邪的治疗方法。凡是由气、血、痰、湿、食等壅塞而形成的积滞痞块，都可以用此法。消法与下法都能消除有形之邪，但二者作用不同，下法是在燥屎、瘀血、痰饮等有形实邪必须急于排除，且有可能排除的情况下使用；消法则是在慢性的积聚，尤其是气血积聚而成的积瘕痞块，不可能且无条件排除的时候采用。下法是猛攻急下，消法是渐消缓散。不过，消法虽较下法缓和，但仍属祛邪之法，对于纯虚无实之证最好禁用。

补法

运用具有补益气、血、阴、阳作用的药物组方，以治疗各种虚证的方法。补法通过补益气血阴阳，增强脏腑的生理功能，从而起到机体抗御外邪、预防疾病的发生及祛病延年的作用。根据各脏腑不同的虚证，一般可分为补气、补血、补阳、补阴、补心、补肝、补肺、补脾、补肾等方法，其中补脾、补肾在补法中占有重要地位。

附录一：方剂索引

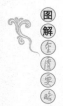

图解 金匮要略

附
录

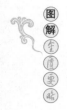

附录二：中药剂的剂量转换

　　《金匮要略》中所用剂量单位与现今所用的剂量标准不同。为避免读者产生误会，下文特意将文中所用剂量单位换算为现今所用的单位。其中，质量单位包括斤、两、分、铢、黍和钱匕，容量单位包括石、斛、斗、升、合、龠、撮、圭和方寸匕，长度单位包括尺、寸和分。

质量单位

　　1 斤 =16 两，1 两 =24 铢。1 两 =4 分，1 分 =6 铢，1 铢 =10 黍。

　　1 斤 =250 克，1 两 =15.625 克，1 分 =3.906 克，1 铢 =0.651 克。

　　1 钱匕：草木类中药重约 0.5 ～ 2 克。各散剂因具体药物不同，重量各异。

　　　　注：因煮服方法古今不同（汉代为一煎三服）的缘故，药方中的药物仅取其 1/3。为安全计，读者可按照 1 两为 4 克进行换算。

　　　　以麻黄汤为例：麻黄 3 两，桂枝 2 两，甘草 1 两，杏仁 70 个，以水九升，煮取二升半，分三次服，每次仅服八合药液，实为全方药量的三分之一，即"一服"。桂枝汤方后云："一服汗出病差，停后服，不必尽剂"，麻黄汤方后云："余如桂枝法将息"。既然一服就可以达到汗出病差的目的，所以麻黄汤原方三分之一的药量就是一次治疗量。由于现在采取了一剂药煮一次，一次服完的方法，所以今天的一剂药用经方的一次治疗量即可。

容量单位

　　1 石 =2 斛, 1 斛 =5 斗, 1 斗 =10 升, 1 升 =10 合, 1 合 =2 龠, 1 龠 =5 撮, 1 撮 =4 圭。

　　1 斗 =2000 毫升，1 升 =200 毫升，1 合 =20 毫升。

　　1 方寸匕：草木类中药重约 1 ～ 2 克。金石类中药重约 3 ～ 4 克。因具体药物不同，重量各异。

长度单位

　　1 尺 =10 寸，1 寸 =10 分。

　　1 尺 =23.20 厘米，1 寸 =2.32 厘米。

图书在版编目（CIP）数据

图解金匮要略 / 王羽嘉编著 . -- 长春 : 吉林科学
技术出版社 , 2020.3
ISBN 978-7-5578-6315-9

Ⅰ . ①图… Ⅱ . ①王… Ⅲ . ①《金匮要略方论》– 图
解 Ⅳ . ① R222.3-64

中国版本图书馆 CIP 数据核字 (2019) 第 226957 号

图解金匮要略
TUJIE JINGUIYAOLUE

编　　著	王羽嘉	
出版人	宛　霞	
责任编辑	隋云平	
策　　划	紫图图书 ZITO®	
监　　制	黄　利　万　夏	
特约编辑	曹莉丽	
营销支持	曹莉丽	
幅面尺寸	170 毫米 ×240 毫米	
开　　本	16	
字　　数	320 千字	
印　　张	20	
印　　数	13001—20000 册	
版　　次	2020 年 3 月第 1 版	
印　　次	2022 年 9 月第 3 次印刷	

出　　版	吉林科学技术出版社
地　　址	长春净月高新区福祉大路 5788 号出版大厦 A 座
邮　　编	130018
网　　址	www.jlstp.net
印　　刷	艺堂印刷（天津）有限公司

书　　号	ISBN 978-7-5578-6315-9
定　　价	79.90 元